緑茶はすごい！

健康寿命をぐんぐん延ばす

◎淹れ方・◎飲み方・◎選び方

監修
静岡県立大学
茶学総合研究センター
中村順行
海野けい子

中央公論新社

緑茶はすごい！

健康寿命をぐんぐん延ばす
淹れ方・飲み方・選び方

監修
静岡県立大学
茶学総合研究センター
中村順行
海野けい子

中央公論新社

はじめに

「平凡でごくありふれたこと」を意味する言葉に「日常茶飯事」があります。これは、「毎日ご飯を食べ、お茶を飲む」ように、ありふれた日常の様子が語源とされています。つまり、お茶は、私たちにとって、古くから「平凡でありふれた日常」に寄り添ってきた、最も身近な飲料であるということです。

そんな「日常茶飯事」だった日本茶が、いま変わりつつあります。

茶葉から急須で淹れるのが当たり前だった日本茶は、いまや、さまざまな淹れ方や飲み方がされるようになってきました。

急須で淹れるリーフ茶の消費量は、減少傾向にありますが、実は一世帯あたりの緑茶・茶飲料の消費量は、近年において変化はありません。なぜならペットボトル入りの緑茶飲料の消費量が、その分上がっているからです。日本人のライフスタイルが変化するにつれ、緑茶の飲み方も変わってきています。

世界での日本茶への注目度も変化しています。

それは、世界的な日本食ブームや健康志向による影響が大きいと思われます。アメリカでは粉末の抹茶が人気を博しており、ＥＵや台湾ではリーフ茶が人気。国によって傾向は異なるようですが、緑茶に含まれる機能性成分の健康効果には、世界の多くの人々が熱い視線を寄せています。

日本茶は、世界のお茶のなかでも稀な、蒸気で茶葉の発酵を止める「蒸製（むしせい）」でつくられています（ちなみに、中国をはじめとする多くの国では釜で炒る「釜炒り製（かまいりせい）」）。この「蒸製」や「釜炒り製」によって新鮮な茶葉の発酵を止めるからこそ、緑茶にしかない「緑茶カテキン」といった独自の機能性成分が含まれることになります。

この緑茶カテキンをはじめ、緑茶に含まれる機能性成分には、さまざまな健康効果があり、近年の研究によって科学的にそのメカニズムが明らかにされています。

ドラッグストアなどでは、通常の緑茶以外にも、これらの健康効果に注目したさまざまな機能性緑茶製品なども並んでいます。味や香りが中心だった緑茶の楽しみ方に加え、「健康飲料」としての価値が、日本だけでなく、世界中の関心事となっているのです。

それもそのはず、緑茶はもともと薬草として尊重されてきたもの。その効果が、現代になって科学的に解明されてきただけなのです。

本書では、そんな緑茶の健康効果を図解でわかりやすく解説しています。最新の研究データをもとにした、専門的なメカニズムも楽しく読める、まさに知的好奇心を満足させる一冊になっていると思います。これらの知識が皆さまの健康を保つための一助となるとともに、お茶を飲むときの会話のネタのひとつにでもなれば幸いに思います。「緑茶のある暮らし」の楽しさが、さらに広がることを心より願っております。

静岡県立大学 茶学総合研究センター

中村順行

海野けい子

日本人はすでに最先端の

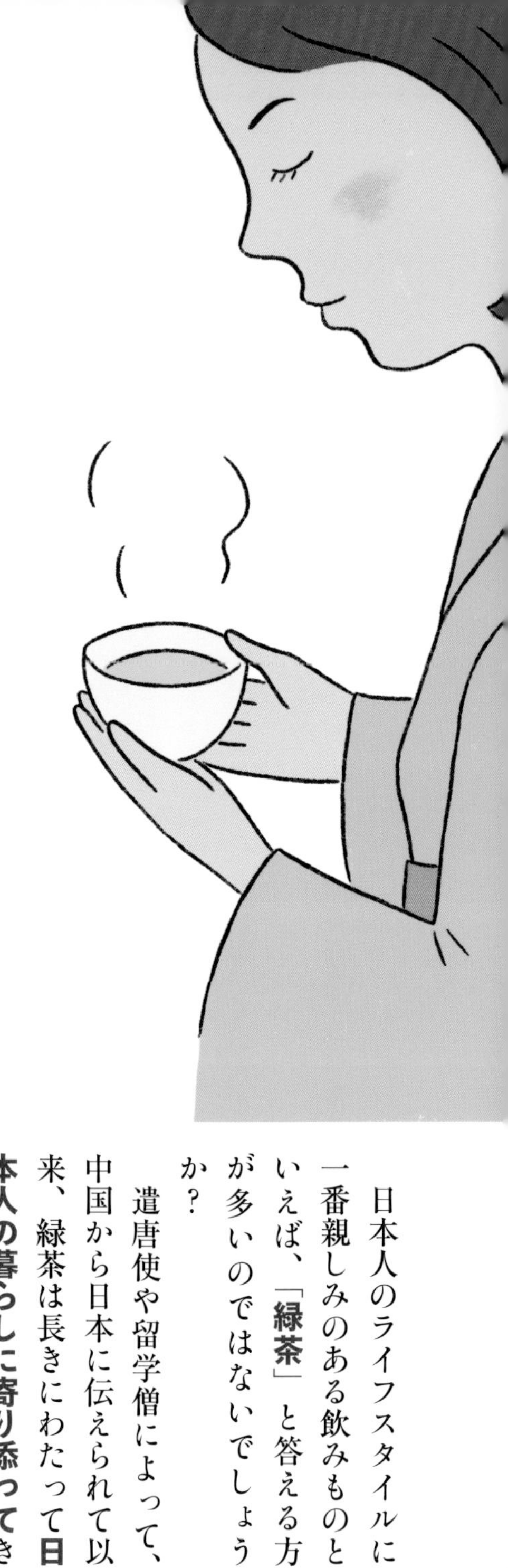

日本人のライフスタイルに一番親しみのある飲みものといえば、「**緑茶**」と答える方が多いのではないでしょうか？

遣唐使や留学僧によって、中国から日本に伝えられて以来、緑茶は長きにわたって**日本人の暮らしに寄り添って**きました。飲めば心が落ち着く、まさに私たち日本人にとっての心の拠り所「**ソウルドリンク**」といっても過言ではありません。

また、近年の健康ブームによって、緑茶は日本だけでなく**世界でも注目される飲みもの**となりました。緑茶の健康に作用するさまざまな機能性

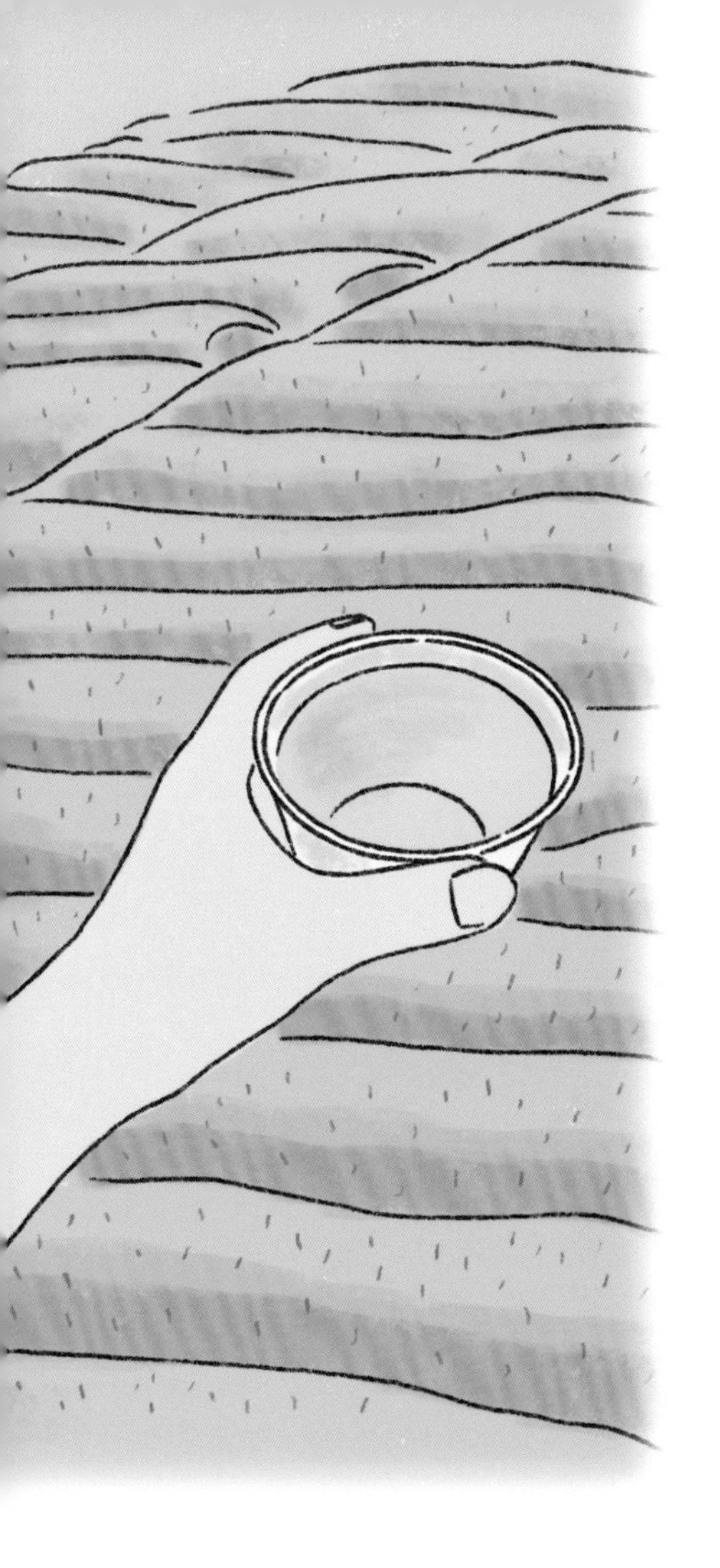

健康飲料を手に入れていた！

が、研究によって明らかになっています。

特に**緑茶特有のカテキン類**は、私たちの**健康を支えるさまざまな効果がある**ため、「健康飲料」としてもあらためて見直されています。

それもそのはず、茶はもともとは薬草。それが最近になって、科学的な研究が進んできたに過ぎません。しかも、**日常的に飲むことが健康につながる**ということがデータでも報告されています。

長きにわたって飲まれてきた緑茶。私たち日本人は、すでに「**最先端の健康飲料**」を手に入れていたのです。

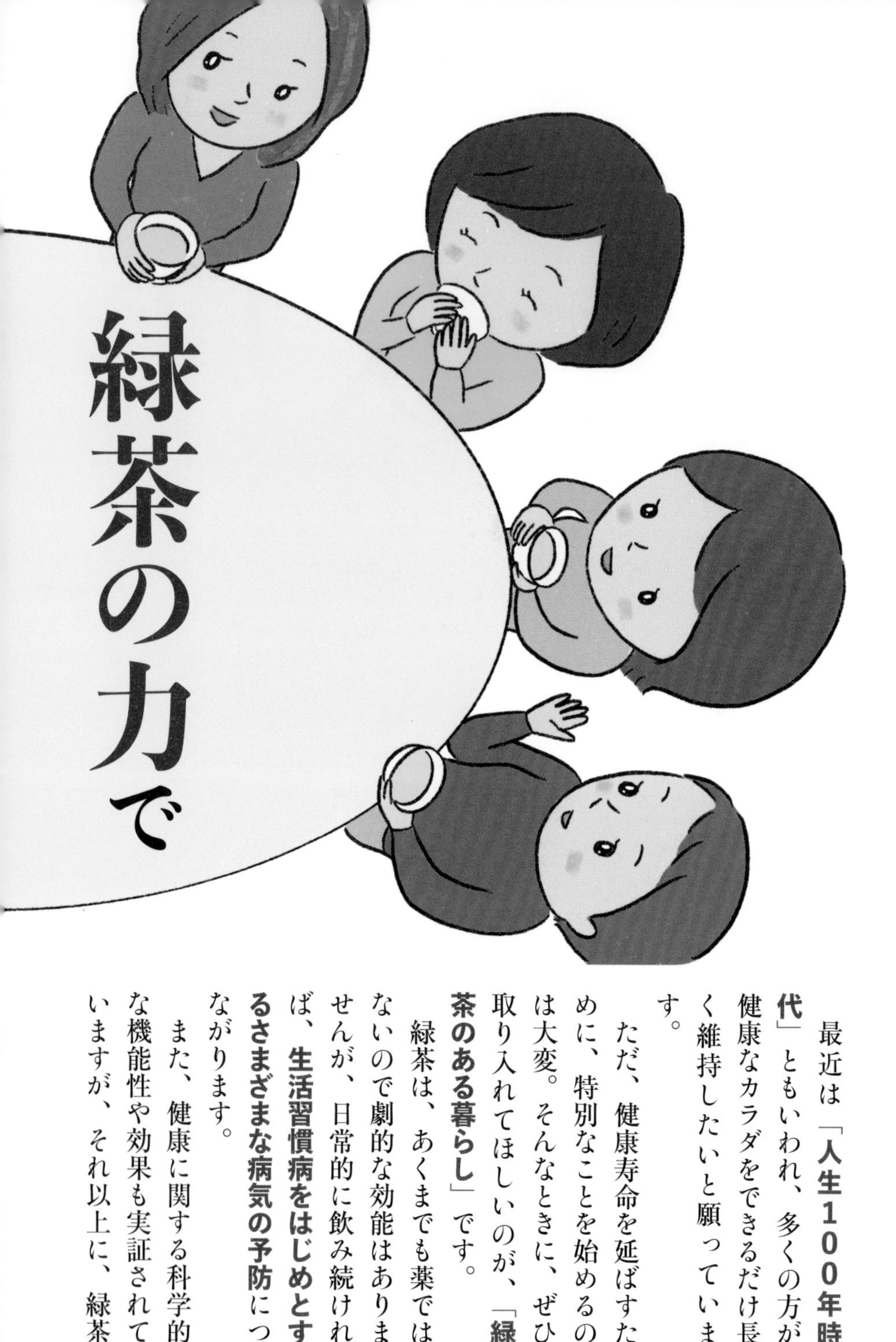

緑茶の力で

最近は「**人生100年時代**」ともいわれ、多くの方が健康なカラダをできるだけ長く維持したいと願っています。

ただ、健康寿命を延ばすために、特別なことを始めるのは大変。そんなときに、ぜひ取り入れてほしいのが、「**緑茶のある暮らし**」です。

緑茶は、あくまでも薬ではないので劇的な効能はありませんが、日常的に飲み続ければ、**生活習慣病をはじめとするさまざまな病気の予防**につながります。

また、健康に関する科学的な機能性や効果も実証されていますが、それ以上に、緑茶

元気に老いる！

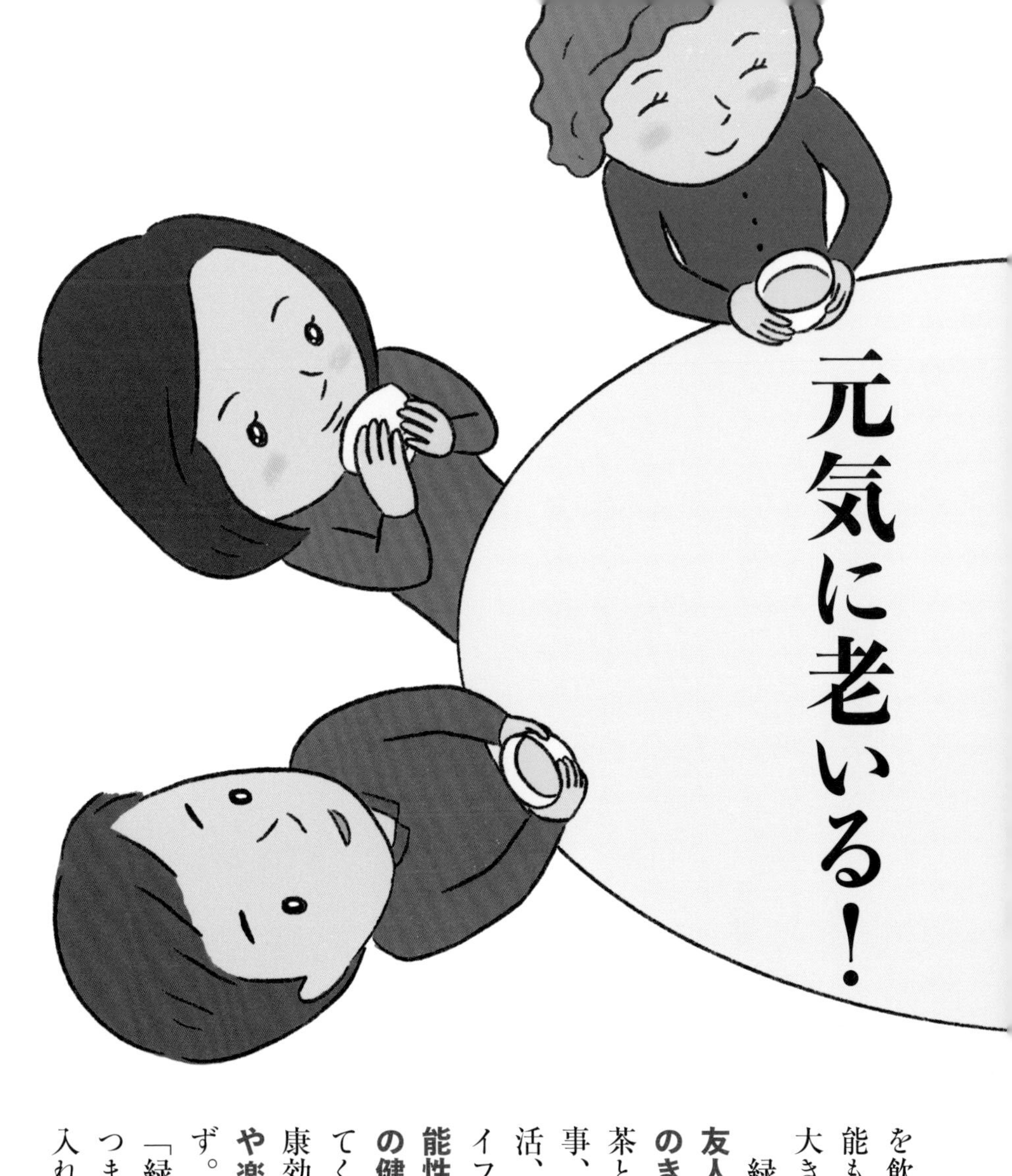

を飲むこと自体の間接的な効能も、健康寿命への貢献度が大きいといわれています。

緑茶を飲む機会は、**家族や友人とのコミュニケーションのきっかけ**をつくります。緑茶とともにゆっくり味わう食事、楽しい会話、充実した生活、そのような緑茶のあるライフスタイルが、**科学的な機能性との相乗効果で、私たちの健康を総合的にサポート**してくれます。また、緑茶の健康効果を知ることで、**飲み方や楽しみ方の幅も広がる**はず。

「緑茶のある暮らし」で、いつまでも健康なカラダを手に入れましょう。

目次

第3章

緑茶はカラダにいい！

緑茶と健康効果

第4章

緑茶は老けにくい！

緑茶と脳のはたらき

第5章

緑茶は楽しい！

緑茶のある暮らし

スタッフ
企画・編集：千葉慶博（KWC）
イラスト：田中美樹
カバーデザイン：渡邊民人（TYPEFACE）
本文デザイン：谷関笑子（TYPEFACE）
DTP：TYPEFACE

参考文献

『新版 茶の機能　ヒト試験から分かった新たな役割』（日本茶業中央会）
『茶の機能と科学』（朝倉書店）
『～消費者に応える!!～茶の健康効果20選』（日本茶業体制強化推進協議会）
『系統看護学講座　人体の構造と機能［１］解剖生理学　第11版』（医学書院）
『新しい歯の教科書　口内環境は、全身の健康につながる』（池田書店）
「お茶のページ」（農林水産省ホームページ　https://www.maff.go.jp/j/seisan/tokusan/cha/ocha.html）

※本書の欄外には、参考にした論文等のクレジットが掲載されています。本書に掲載の図等は、基本的にそれらを参考に改変して作成しています。

第1章

緑茶とはなにか？

緑茶の
基礎知識
①

緑茶を毎日飲む人ほど死亡リスクが低い⁉

緑茶の健康効果は科学的な効能だけではない！

「緑茶は健康によい」といわれてきましたが、その効果は実際どれくらいあるのでしょうか？

人間のカラダは複雑で、人それぞれ体質の個人差がありますし、生活習慣や環境もさまざま。そのため、病気の原因はひとつに絞ることができず、緑茶の効能との直接的な因果関係も「絶対」とはいえません。

しかし、国立がん研究センターの「日本人における緑茶摂取と全死亡および疾患別死亡リスク」という分析によると、**1日5杯以上緑茶を飲んでいる人の死亡リスクは、男女ともに低下。**また、緑茶を飲む量や頻度が増えるほど、**脳卒中や虚血性心疾患といった血管に関連する病気や、肺炎などの呼吸器疾患の死亡リスクが下がる**ことが示されています。がんの死亡リスクに関しては、部位や症例によってデータにばらつきがあり、明確な結論には至っていませんが、効果が報告された例も少なくありません。

これらのデータを見ると、緑茶はたしかに私たちの健康に関係しているのではないかと推測できます。

一方、緑茶に含まれる成分の「科学的な効能」だけでなく、「**緑茶を飲む習慣そのもの**」が、私たちの健康への貢献度が大きいともいわれます。「緑茶のある暮らし」は、食生活や行動、日常の楽しさといった**健康長寿につながる間接的な要素**をたくさんもたらしてくれるのです。

健康寿命を延ばすなら飲んだほうがよい！

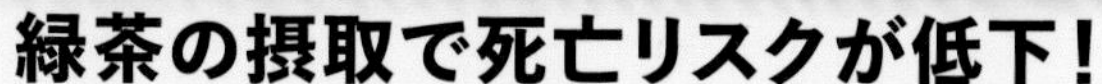

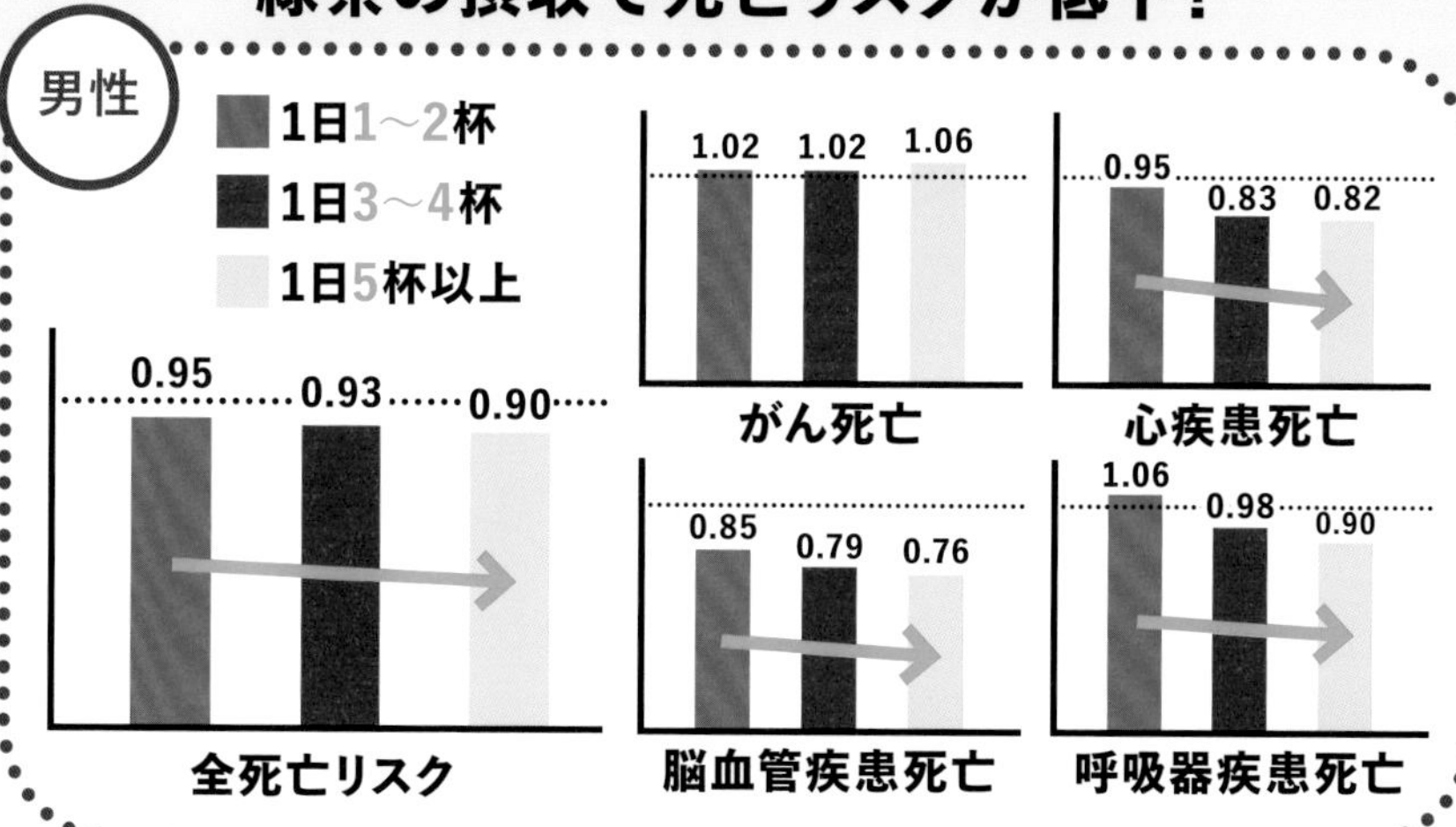

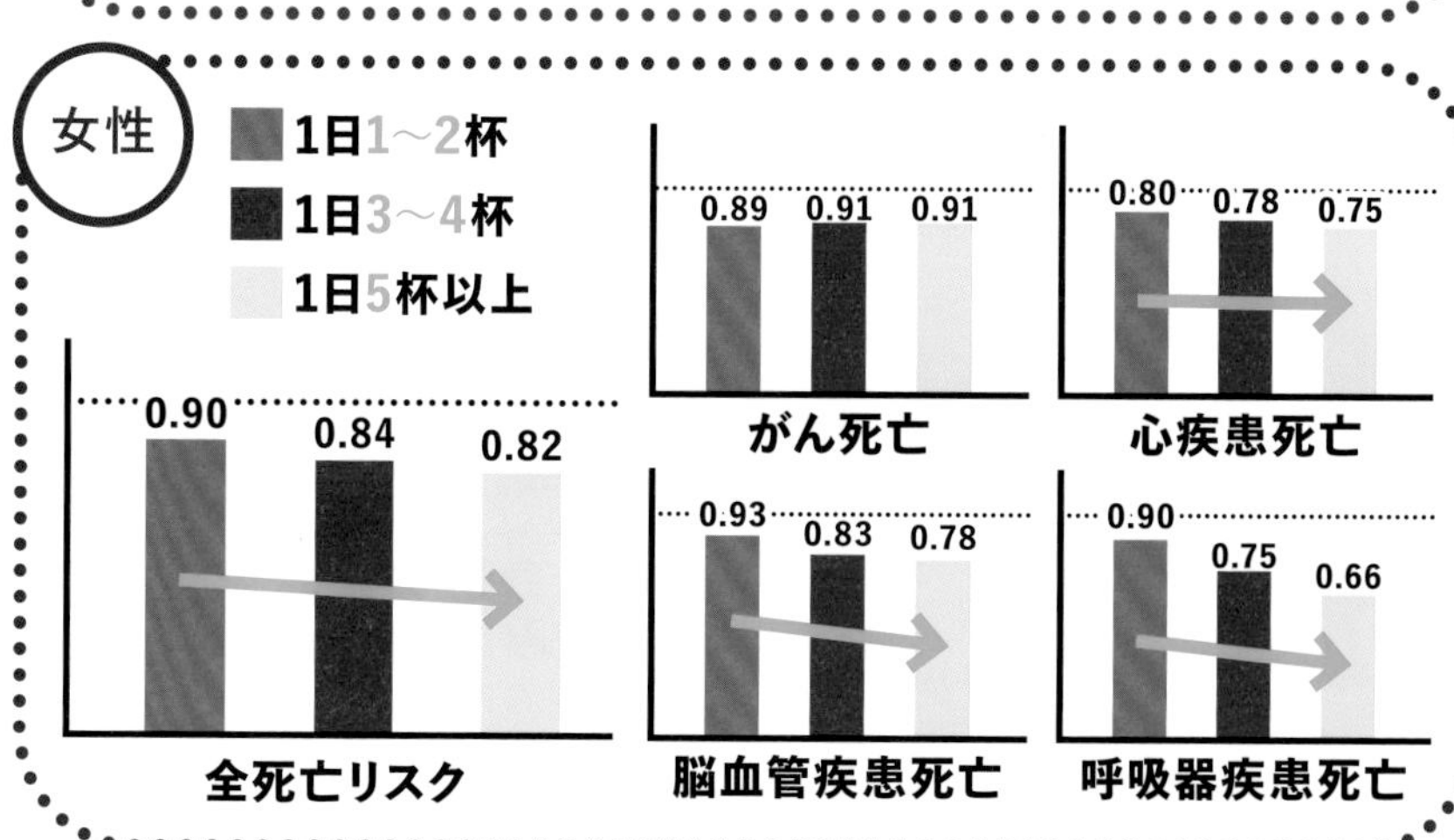

- 緑茶を飲む回数が多いほど死亡リスクが低下！
- 脳卒中や心疾患など血管系の死亡リスクが低下！
- がん死亡リスクは確かな結論に至っていない
- 呼吸器疾患の死亡リスクは女性が特に低下！

緑茶にはデータで測れない健康効果がたくさんある！

コミュニケーションのきっかけになる！

「お茶を飲む」というきっかけがあることで、家族や友人を気軽に誘うことができます。人と会い、お茶を飲む頻度が上がるほど健康に。

孤立を防ぐ！

健康的な暮らしを維持するには、社会とのつながりを保つことが大事。家族や友人とお茶を飲む機会があることで、孤立を防ぐことができます。

食べすぎない！

緑茶があることで、食事時間がゆっくり長くなり、早食いによる食べすぎも防ぎます。腹八分目の食事で健康的な食生活につながります。

会話することで飲み込む力を保つ！

家族や友人と会話することで、のどの力が鍛えられ、飲み込む力を保つことができます。誤嚥性肺炎の予防や、食事にも影響。

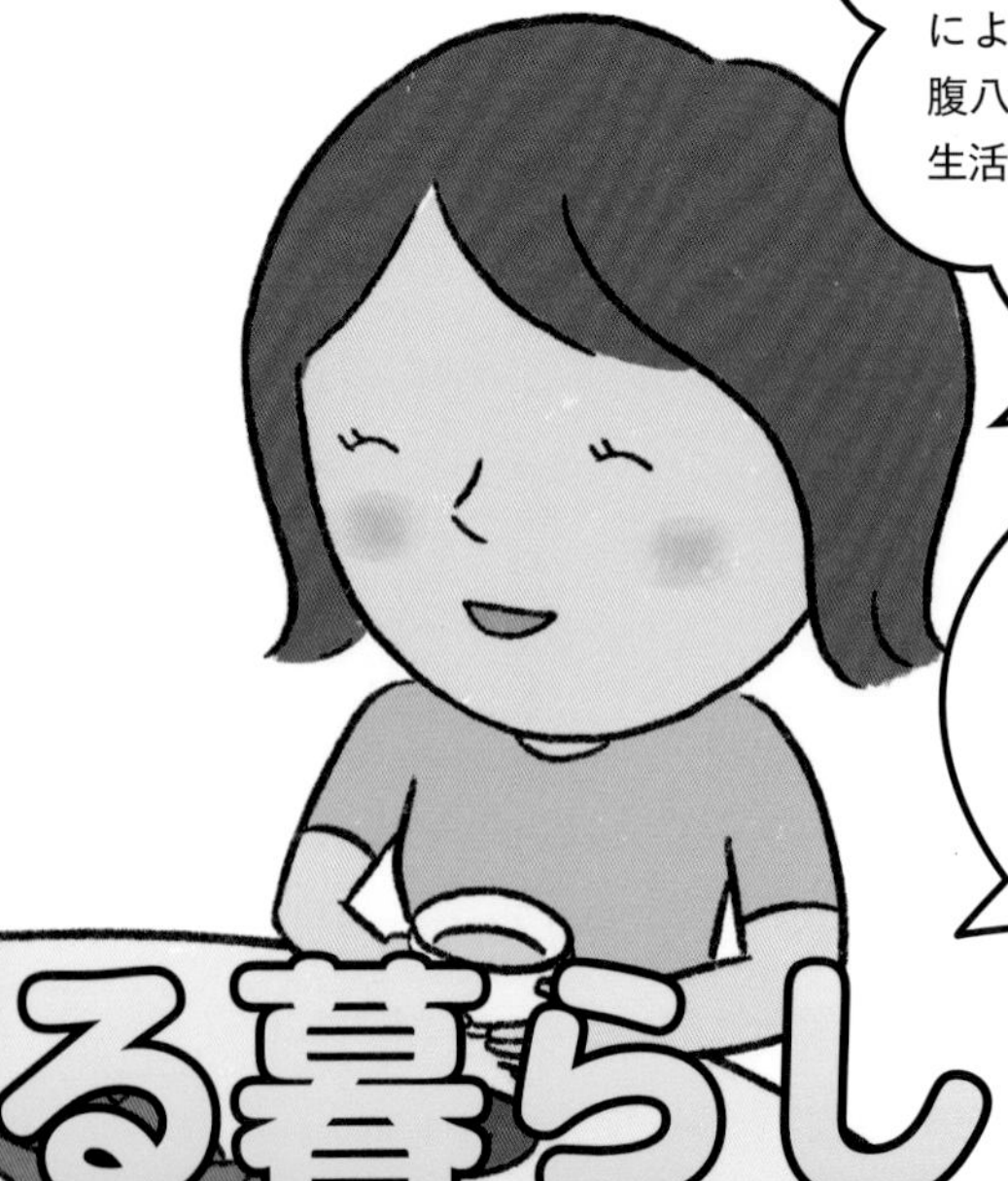

る暮らし

◉緑茶には幅広い健康効果がある！
◉緑茶を飲む習慣そのものが健康効果につながる！
◉緑茶は人と人をつなげ、楽しい人生のきっかけに！

歯を守って楽しい食事を！

食事やお茶会で唾液の分泌量が増加。唾液には歯の健康を保つ作用があり、緑茶の殺菌＆抗菌の相乗効果で歯を守ります。

外出することで足腰の筋力を保つ！

家族や友人とお茶を飲むために外出することが増えれば、足腰の筋肉を刺激することになり、寝たきりのリスクを軽減します。

日々の暮らしに生きがいや楽しさを！

社会とのつながりを保つことで、生きがいや充実感を抱くことにつながります。緑茶が楽しい人生の扉を開いてくれるかもしれません。

血糖値の急激な上昇を防ぐ！

食事時間が長くなれば、食べる速度がゆっくり遅くなり、血糖値の上昇もゆるやかに。糖尿病やメタボの予防につながります。

ストレスを軽減！

家族や友人との楽しいひとときを過ごすことで、心のストレスの解消に。過剰なストレスを抱え込まないことも健康寿命を保つには大切です。

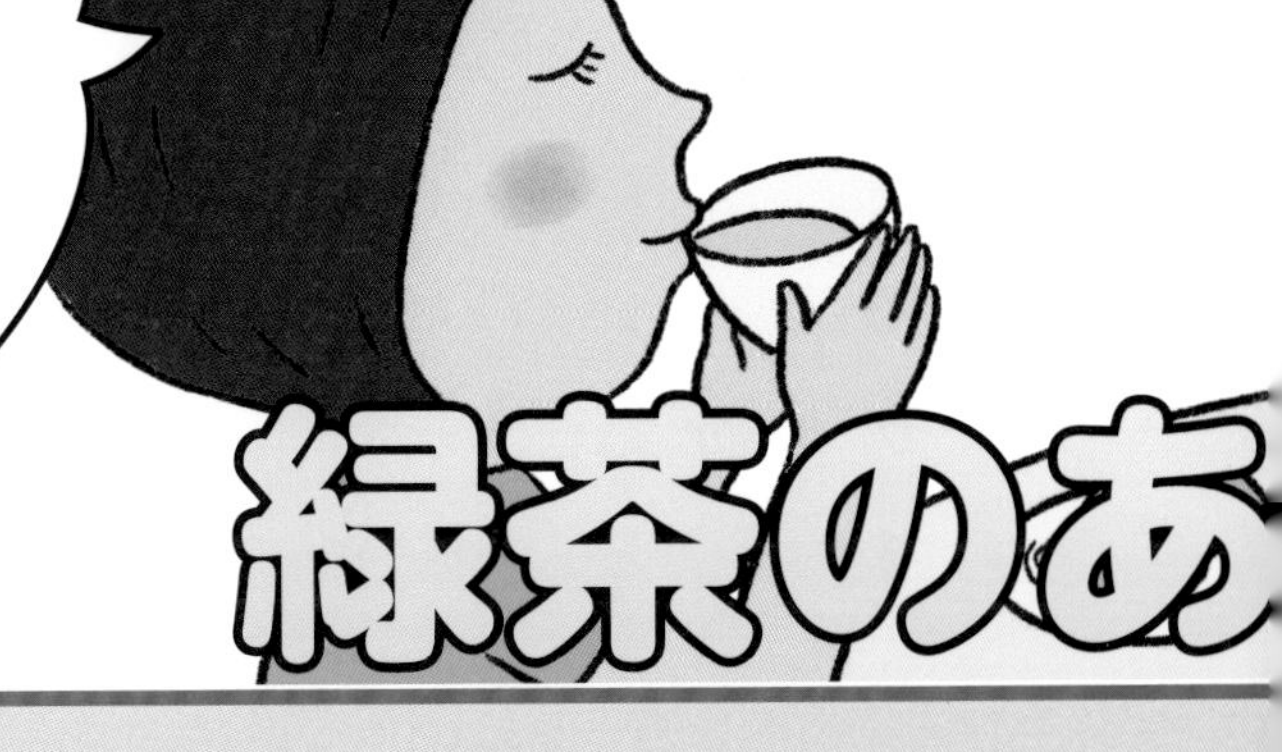

緑茶の基礎知識②

緑茶に含まれる成分は、まさに「健康オールスター」！

最強の健康成分「緑茶カテキン」をはじめさまざまな成分が含まれている！

緑茶には、さまざまな病気の予防や、不調の改善に効果があります。それには、主に緑茶に含まれる多様な成分が関係しています。

緑茶には炭水化物（主に食物繊維）やタンパク質などが豊富に含まれていますが、基本的に茶葉そのものではなく、**茶葉から水に溶け出した「浸出液」**を飲むことになります。そのため、茶葉そのものの成分と、実際に水に溶け出した成分とは含まれる割合が異なります。

緑茶に含まれる、水に溶けやすい成分（水溶性成分）の代表格は、**カテキン類**です。カテキン類は、ほとんどの植物に含まれる苦味や渋味、色素成分である**ポリフェノールの一種**であり、緑茶は植物のなかで**緑茶にしか含まれていない「緑茶カテキン（EGCGなど）」**を持ちます。この緑茶カテキンが、第2章以降で紹介するさまざまな健康機能を持っているのです。

また、覚醒効果のある**カフェイン**や、リラックス効果のある**テアニン**、抗酸化作用のある**ビタミンCやフラボノール**など、健康効果のある成分がたくさん含まれています。

さらに、**クロロフィルやサポニン、GABA**と いった、わずかに含まれている微量成分も、私たちのカラダの健康機能をサポートしています。

まさに、**緑茶は幅広い効果を持つ「健康オールスター」**ともいうべき成分を含んだ、最高の健康飲料なのです。

基本的に緑茶はお湯に溶け出した「浸出液」を飲む!

主な緑茶の成分(乾燥茶葉の場合)

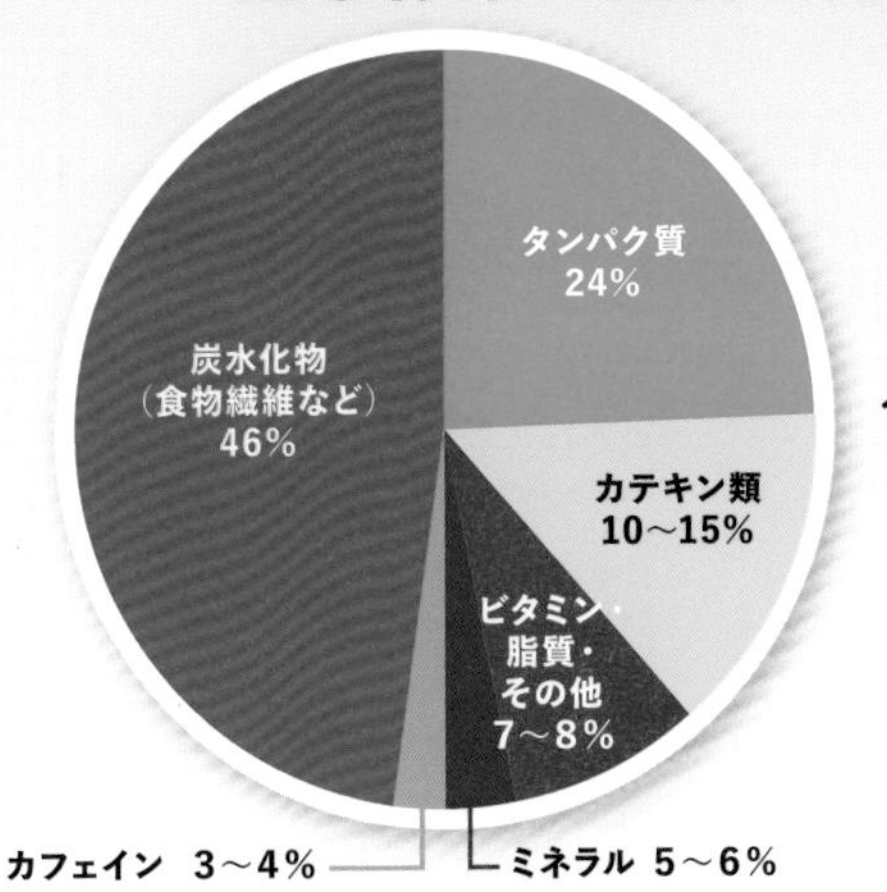

溶け出したときの成分とは違う!

基本的には、乾燥茶葉の状態ではなく、水に溶け出した「浸出液」を飲むことになるため、含まれる成分の割合は、淹れ方によって変化しますが、それも緑茶の魅力といえます。

水に溶けるか? 溶けにくいか?

水溶性成分　35%

- カテキン類
  抗酸化・抗菌・抗がん・生活習慣病予防・消臭・抗アレルギーなど
- カフェイン
  予防効果(眠気・二日酔いなど)・脂肪燃焼効果など
- フラボノール
  抗酸化・抗がん・免疫活性など
- ビタミンC
  抗酸化・免疫活性など
- ビタミンB群
  抗酸化・口内炎予防など
- サポニン
  抗喘息・抗菌・血圧抑制など
- テアニン
  リラックス効果・血圧抑制など

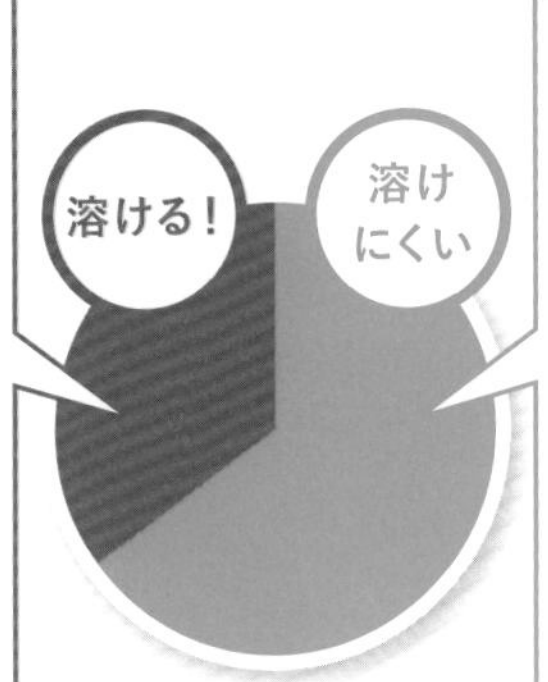

水難溶性成分　65%

- 食物繊維
  予防効果(便秘・大腸がん・心疾患など)
- タンパク質
  栄養
- βカロテン
  抗酸化・抗がん・抗糖尿・抗心疾患・免疫活性など
- ビタミンE
  抗酸化・抗がん・免疫活性など
- クロロフィル
  がん予防・抗突然変異・抗腫瘍・免疫活性など

◉茶葉そのものに多様な健康成分が含まれている!
◉水に溶け出した「浸出液」を飲むのが緑茶の特徴
◉淹れ方によって成分の割合が変わる!

『日本食品標準成分表』(四訂)
Etoh H., 新版 茶の機能*, 2013*

緑茶に含まれる成分は、まさに「健康オールスター」！

なぜ緑茶はこれほど多様な健康機能を持っているのか？

緑茶にしかないカテキン「EGCG」ってなに？

- EGCG（エピガロカテキンガレート）
- EGC（エピガロカテキン）
- ECG（エピカテキンガレート）
- EC（エピカテキン）

緑茶カテキンは主に4種

緑茶に含まれる主な緑茶カテキン類は、左記の4種。このうちEGCG（エピガロカテキンガレート）が、半分以上を占めます。第2章以降で詳しく紹介しますが、緑茶カテキン類は抗酸化作用や殺菌・抗菌作用など、多様な健康効果を持っています。

緑茶カテキンは守備範囲が広い！

EGCGが茶カテキンセンサーを刺激

緑茶カテキンのうち特にEGCGが、上記のような幅広い健康機能を持っています。私たちの細胞の表面にはEGCGを感知するセンサー（67LR）が備わっていて、EGCGが体内に入ると、そのセンサーが刺激され、これらの多様な健康機能が発揮されます。健康目的ならEGCGの割合を多く抽出した緑茶がおすすめです。

興奮とリラックスの相対する機能

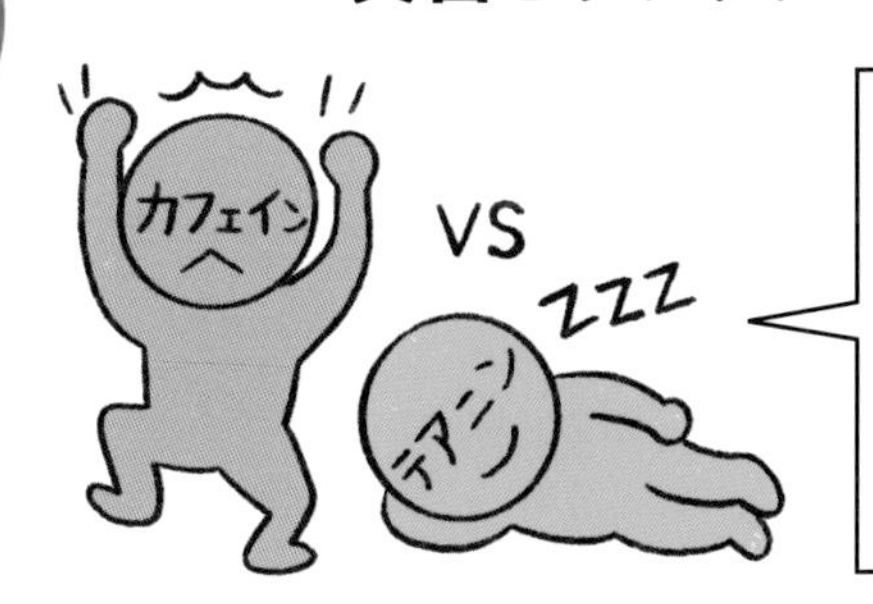

カフェインとテアニン

緑茶には興奮作用のあるカフェインと、リラックス効果のあるテアニンが含まれています。これらは自律神経にはたらきかけ、正反対の機能を発揮します。淹れ方や飲み方を工夫すると、パッと目覚めたり、よく眠れたり、生活のリズムを整えることに役立ちます。

カラダを細やかにサポートする機能

ビタミンやミネラルも豊富

緑茶は、抗酸化作用のあるビタミンＣやビタミンＢ群、体内の機能の細かいバランスを調節してくれるカリウムやカルシウムなど、ビタミンやミネラルが豊富です。肌の健康やさまざまな代謝など、カラダの機能を細やかにサポートしてくれます。

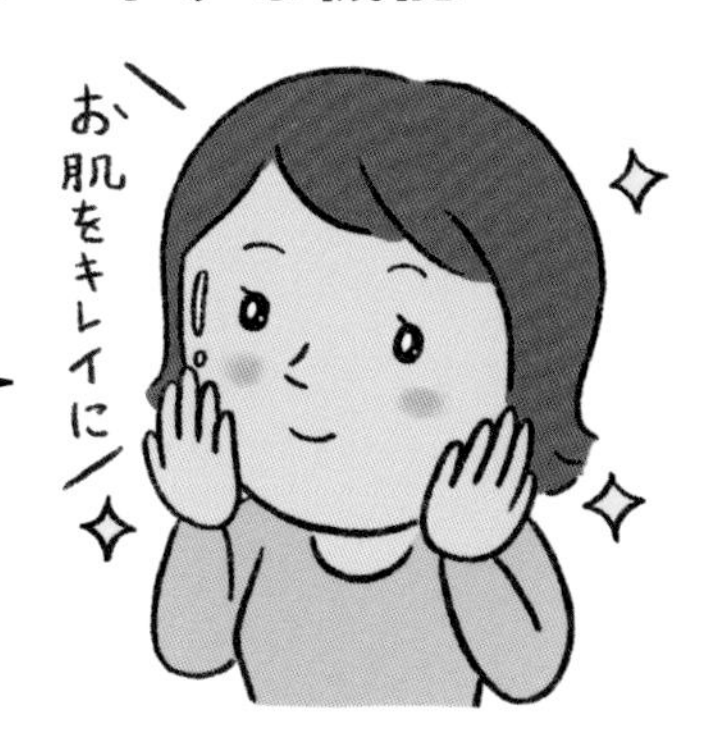

ちょっとだけど持っている機能

クロロフィル　緑色の天然色素である葉緑素。抗がん、コレステロール抑制などに効果があるとされる。

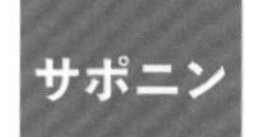

サポニン　水でかき混ぜると泡立つ微量な苦味成分。抗菌作用や抗炎症作用などの効果があるとされる。

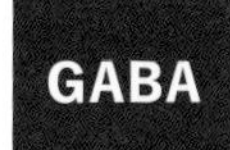

GABA　γ－アミノ酪酸の略称。血圧上昇の抑制効果があるとされ、ギャバロン茶といった機能性製品もある。

サポニンやクロロフィル、GABA

緑茶は、緑茶カテキンなどの主な成分のほかに、さまざまな微量成分を含んでいます。左記のクロロフィル、サポニン、GABAをはじめ、むし歯予防に効果のあるフッ素など、わずかな微量成分もさまざまな健康機能を持っています。

- **緑茶にしかないカテキン類の健康機能が幅広い！**
- **自律神経のバランス調節にも作用する！**
- **細かい健康サポート機能が豊富にある！**

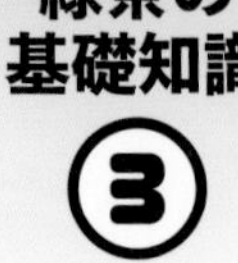

元々は薬として利用されていた!? お茶の歴史

古代中国から伝わった茶の文化 薬から一般的な飲料として広く浸透

茶の起源は、古代中国にあります。唐の時代の文筆家・陸羽(りくう)が書いたとされる現存最古の茶書(茶の知識をまとめた書物)『**茶経**(ちゃきょう)』(761年)には、「**茶の飲用は神農(しんのう)に始まる**」と書かれています。神農というのは、古代中国の伝承に登場する、医療や農業の祖といわれる伝説の人物。この神農が茶の祖であるとされ、古くから「**茶は長く服用すると、人に力をつけ、気分を楽しくする**」と効能が伝えられてきました。

古代中国では、日常的に摂取すると健康長寿になるという穏やかな効能を持つ薬を「**上薬**(じょうやく)」と呼び、**茶も心身の健康を保つ上薬**として、尊重されてきました。

日本における茶の始まりは、奈良から平安時代の初め。**遣唐使や留学僧が日本に茶を持ち帰って伝えた**と推測されています。そして、日本で茶が最初に普及したのは鎌倉時代。臨済宗(りんざいしゅう)の開祖である栄西(ようさい(えいさい))が、日本初のお茶の健康本『**喫茶養生記**(きっさようじょうき)』で茶の種類や効能などを記しました。

その後、千利休(せんのりきゅう)が茶道を確立させたり、江戸時代には永谷宗円(ながたにそうえん)が**宇治煎茶(うじせんちゃ)の製法を開発**したり、緑茶は、武家はもちろん、一般庶民にも広がり、一般的な飲料として親しまれていきました。

現在では、急須で淹れる緑茶だけでなく、**缶入り煎茶、ペットボトル入り緑茶**といった、さまざまな飲み方も浸透し、多様な**機能性緑茶**なども開発されています。

お茶の発祥は古代中国。始まりは薬や解毒剤だった!?

お茶を飲み始めたのは“農業と医薬”の祖

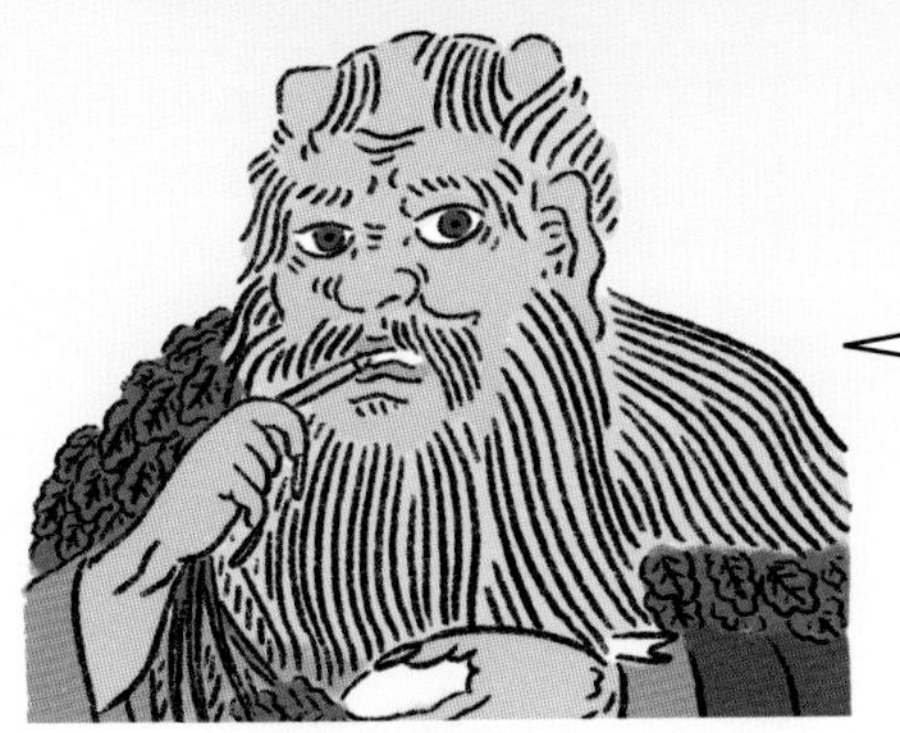

茶の飲用は神農に始まる

古代中国の伝承に登場する農業と医薬の祖・神農が茶を開発したとされています。草木の薬効を調べていくなかで毒に冒されたとき、茶で解毒したと伝えられ、解毒剤などの薬として利用されていました。

農業と医薬の祖
神農（しんのう）

現存する最古の茶書『茶経（ちゃきょう）』

お茶の知識をまとめた本

現存する最古のお茶の本が『茶経』です。唐代の文筆家・陸羽が、茶の起源、適正な育成地、製法、効能、飲み方などの茶の知識をまとめました。神農を茶の起源とする説もそこに記されています。

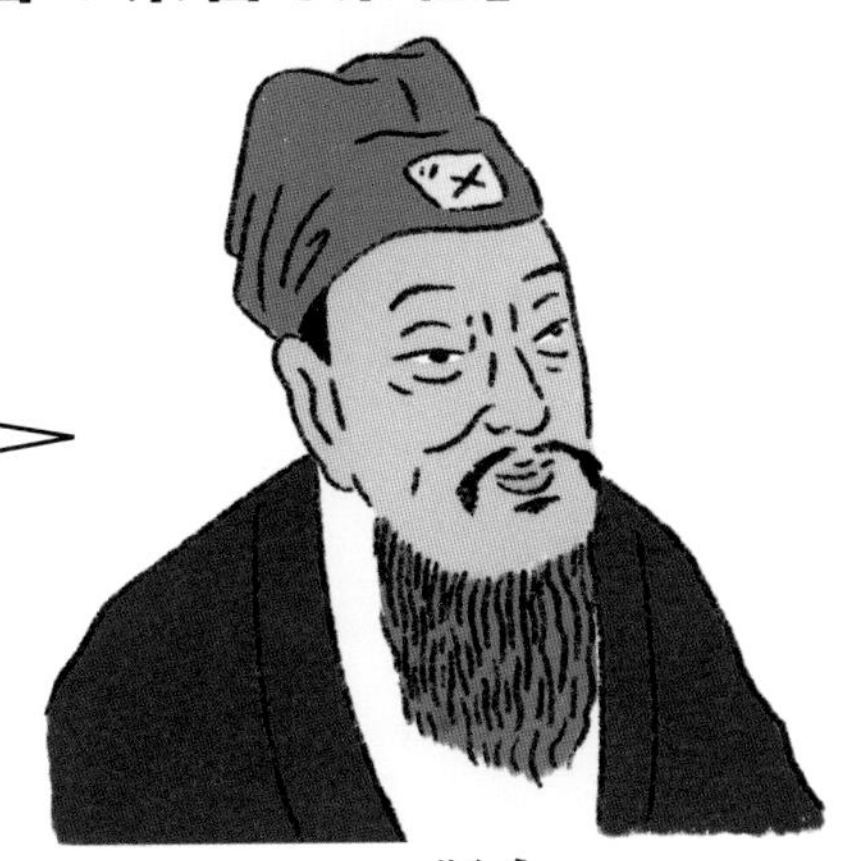

陸羽（りくう）

- お茶は古代中国で薬や解毒剤として発祥
- 病気を予防する日々の養生にお茶は欠かせない薬だった
- 最古の茶書『茶経』にもさまざまな効能が記されている

中国から遣唐使が持ち帰り、日本のお茶文化が始まった！

奈良～平安時代に遣唐使や留学僧が持ち帰った

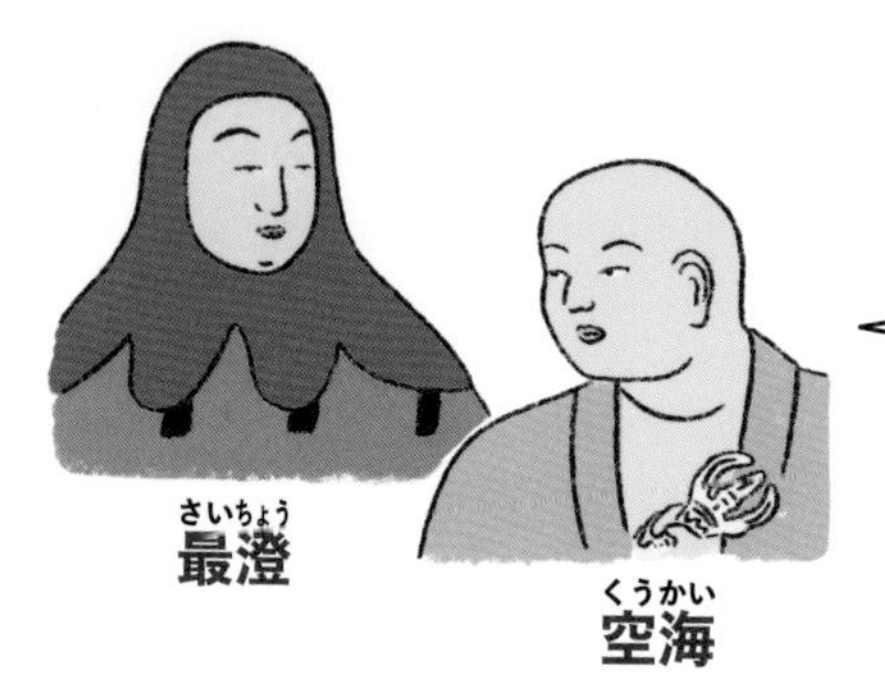

種子を持ち帰って植えた？

奈良～平安初期に遣唐使や留学僧が中国から茶を持ち帰ったとされています。天台宗の開祖・最澄は、持ち帰った茶の種子を比叡山の麓に植えたとされ、真言宗の開祖である空海も茶を楽しむ記述が残されています。

日本最古の茶園やお茶の健康書がつくられた

日本の茶の歴史を変えた僧

鎌倉時代の僧・栄西は、中国から持ち帰った茶の種子を日本各地に撒いたともいわれ、京都の高山寺は日本最古の茶園としても有名。また、茶の効能などをまとめた日本初の茶の本『喫茶養生記』を記し、日本に茶を広めました。

栄西（ようさい（えいさい））

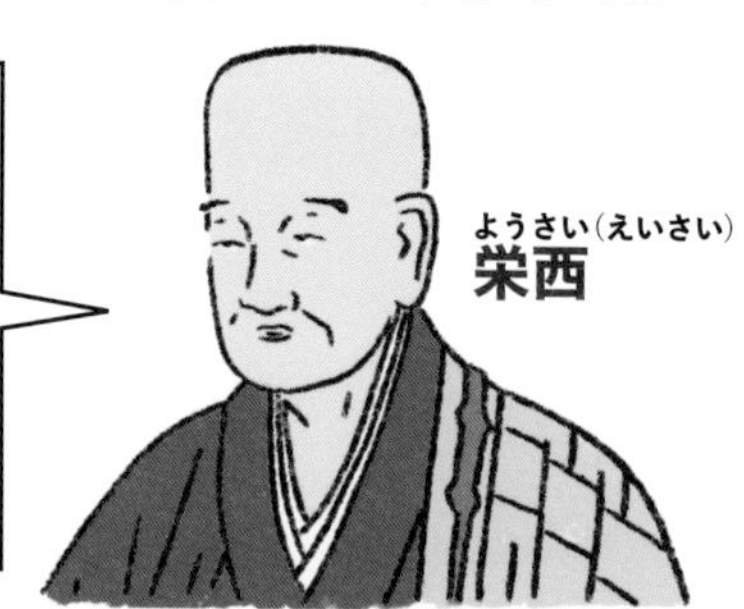

宇治茶のブランド化と「侘（わ）び茶」の誕生

千利休（せんのりきゅう）

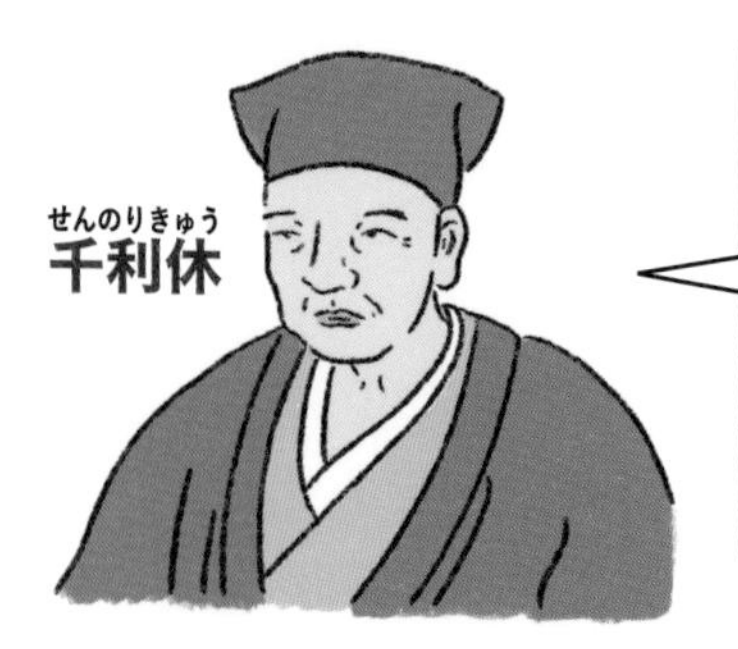

茶道が完成する

室町以降になると、足利義満が「宇治（うじ）七茗園（しちめいえん）」を開園させるなど国内では宇治茶が有名に。その後、禅の精神を取り入れた「侘び茶」の文化が生まれ、千利休が「茶道」を完成させました。

武家社会はもちろん庶民にも広がる

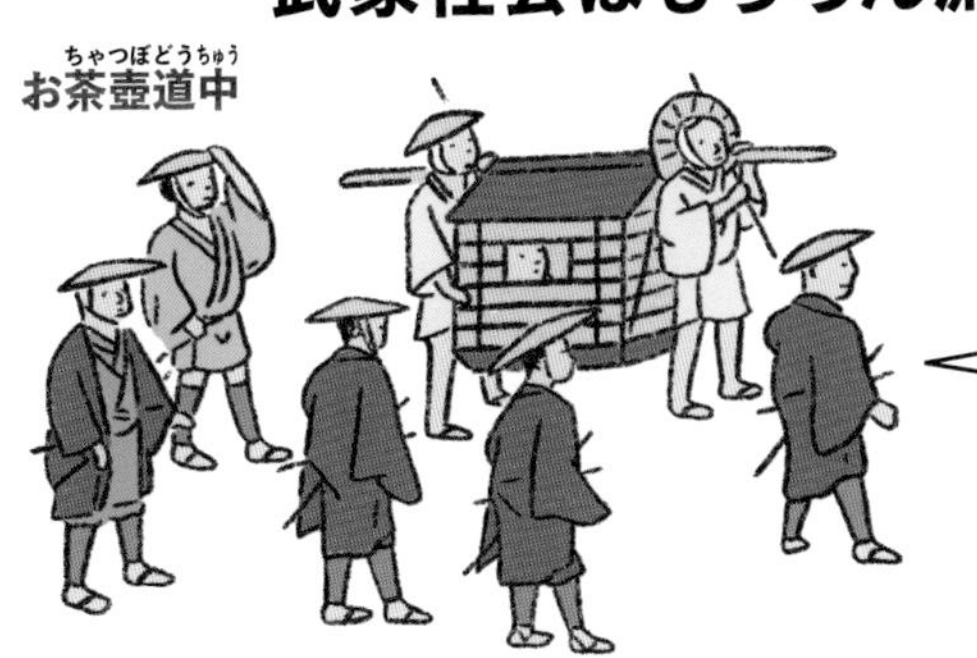

一般庶民の飲料になる

江戸時代には一般庶民にも煎茶が広がっていきました。幕府に宇治茶を献上するための京都から江戸に向かうお茶壺道中では、多くの家来たちが行列をなし、通過する間、庶民はひれ伏していたそうです。

宇治製法が日本茶の主流になっていった

煎茶や玉露の製法が誕生

煎茶の祖といわれる永谷宗円が、青製と呼ばれる優れた宇治煎茶をつくりました。「宇治製法」とも呼ばれたその製法は、日本の茶づくりの主流になっていき、その後、玉露もつくられていきました。

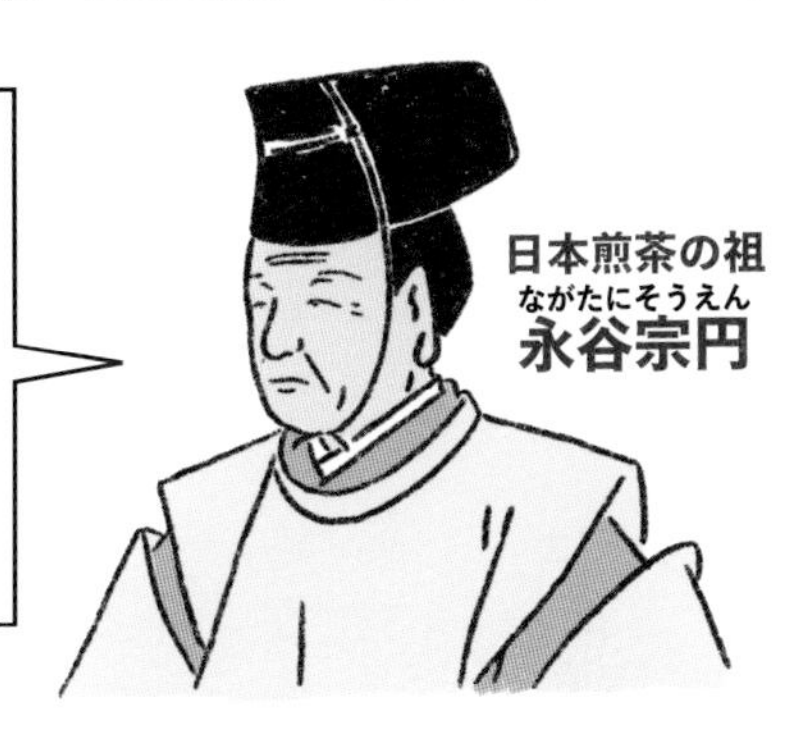

味と機能の両面で研究が進んできた

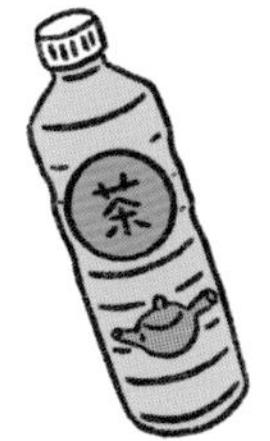

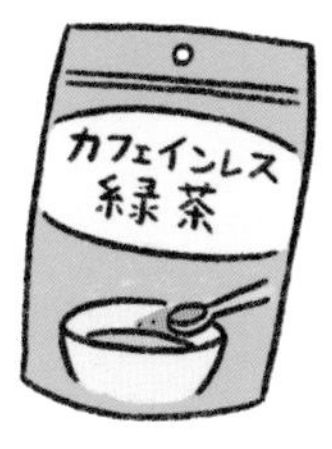

バラエティ豊かに発展

現在では、味と機能の両面で研究が進み、さまざまな緑茶製品が開発されています。かつては急須で淹れていた緑茶も、90年代以降はペットボトル入り緑茶が普及。特定の機能に注目した機能性製品の開発も盛んです。

- 日本にお茶を伝えたのは遣唐使や留学僧！
- 武家のステータスだけでなく、一般庶民の飲料としても広まる
- 味や飲み方、機能面の研究などが進み、世界的な緑茶ブームも！

すべてはひとつの「茶の樹」から！お茶の種類

発酵の有無や度合い、栽培・製造方法の違いなどバラエティ豊かな茶が生まれる！

お茶といえば、緑茶だけではありません。烏龍茶や紅茶など、世界ではさまざまな種類のお茶が飲まれています。

実は、これらのお茶はすべて、ツバキ科の**茶の樹**（チャノキ：学名 *Camellia sinensis*）という常緑樹からつくられています。つまり、**緑茶も紅茶も元は同じ**というわけです。

茶の樹は、葉の小さい中国種と、葉の大きいアッサム種に分類されますが、含まれる機能性成分の種類に違いはなく、**成分の含有量は栽培方法や発酵の有無などによって変化**します。

緑茶や紅茶の違いは、主に**発酵の有無や度合い**によるもの。茶葉を揉んだり萎れさせたりすると、酸化が進んで色や香味が変化していきますが、これを茶の発酵といいます。**緑茶は、熱を加えることで発酵を止めてつくられた不発酵茶**で、紅茶は十分に発酵させた発酵茶に分類されます。

また、緑茶は、新芽の生育中に茶園を遮光素材で覆い、光を遮って育てる**被覆栽培の有無**など栽培方法でも分類されます。被覆したものは、甘みや旨みが強い玉露などになります。

さらに、茶は蒸すのか炒るのかといった**製造方法**、茶の仕上げに至る**加工法**などでも種類が分かれます。ほかにも、一番茶や二番茶など**収穫の時期による分類**もあります。

このように、ひとつの茶の樹からさまざまな種類が生み出されるのも茶の魅力といえるでしょう。

世界のさまざまなお茶は発酵の違いで分類される！

発酵で分類した茶系図

茶の樹

分類	説明	主な茶
不発酵茶・緑茶（蒸製）	茶葉を蒸すことで発酵を止める製法。煎茶や玉露など発酵がないため鮮やかな緑色になる。	●煎茶 ●玉露 ●かぶせ茶 ●番茶 ●抹茶
不発酵茶・緑茶（釜炒り製）	釜で炒ることで茶葉の発酵を止める製法。かき混ぜながら乾燥させるため、勾玉状の茶葉になる。	●玉緑茶(釜グリ) ●龍井茶(ろんじん)(中国) ●黄山毛峰(こうざんもうほう)(中国)
弱発酵茶・白茶(はく)	日光で自然に萎れさせ、軽く発酵させる製法。上品な甘みとすっきりとした後味が特徴。	●白牡丹(はくぼたん)(中国) ●白毫銀針(はくごうぎんしん)(中国)
半発酵茶・青茶(あお)	ある程度発酵させた後に熱を加えて、発酵を止める製法。緑茶と紅茶の中間のようなイメージ。	●烏龍茶(中国) ●鉄観音茶(てっかんのん)(中国) ●武夷岩茶(ぶいがん)(中国) ●水仙茶(中国)
発酵茶・紅茶	十分に発酵させる製法。紅茶に代表されるように、果実香などの深い香りと味わいが特徴。	●紅茶(ダージリン、アールグレイ、ウバ、アッサムなど)
後発酵茶(こう)・黄茶(き)	悶黄(もんおう)という方法を用いて発酵させる製法。熱と水分の反応によって茶葉が黄色くなる。	●君山銀針(くんざんぎんしん)(中国)
後発酵茶・黒茶(こく)	酸化による発酵ではなく、微生物（乳酸菌や酵母など）で発酵させる製法。黒褐色の茶葉が特徴。	●プアール茶(中国)

低 → 酵素による酸化発酵 → 高

上記以外の発酵

- ◉緑茶も紅茶も烏龍茶も同じ「茶の樹」からつくられる！
- ◉茶の主な種類は発酵の有無や度合いによって分けられる
- ◉製造法が変わるだけで味や香り、色、成分が変わる！

緑茶は栽培法や製造法、収穫時期でも分類される！

栽培法や製造法で分類した茶系図

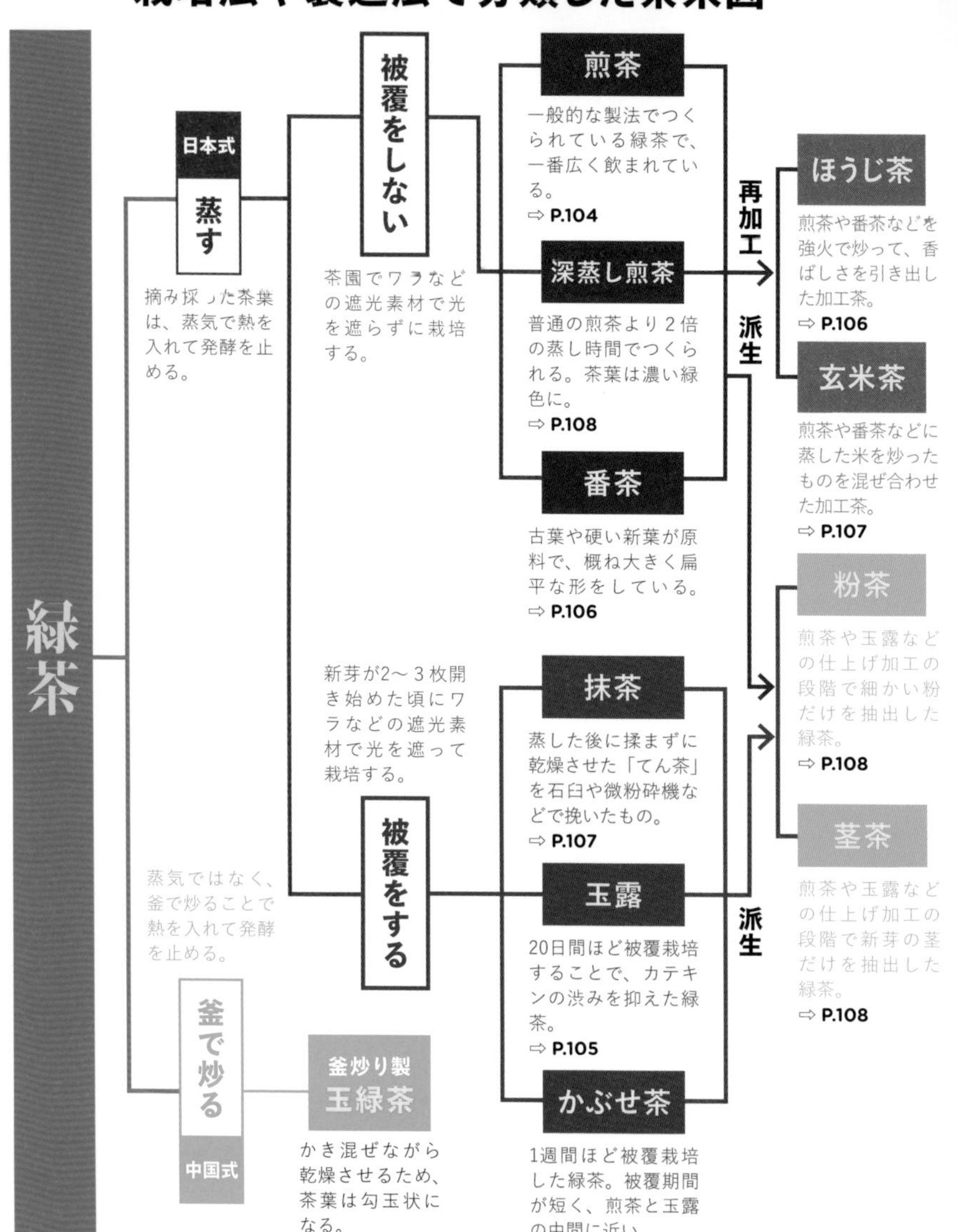

緑茶
日本式
蒸す
摘み採った茶葉は、蒸気で熱を入れて発酵を止める。
被覆をしない
茶園でワラなどの遮光素材で光を遮らずに栽培する。
煎茶
一般的な製法でつくられている緑茶で、一番広く飲まれている。
⇨ P.104
深蒸し煎茶
普通の煎茶より2倍の蒸し時間でつくられる。茶葉は濃い緑色に。
⇨ P.108
番茶
古葉や硬い新葉が原料で、概ね大きく扁平な形をしている。
⇨ P.106
再加工
派生
ほうじ茶
煎茶や番茶などを強火で炒って、香ばしさを引き出した加工茶。
⇨ P.106
玄米茶
煎茶や番茶などに蒸した米を炒ったものを混ぜ合わせた加工茶。
⇨ P.107
粉茶
煎茶や玉露などの仕上げ加工の段階で細かい粉だけを抽出した緑茶。
⇨ P.108
茎茶
煎茶や玉露などの仕上げ加工の段階で新芽の茎だけを抽出した緑茶。
⇨ P.108
新芽が2〜３枚開き始めた頃にワラなどの遮光素材で光を遮って栽培する。
被覆をする
抹茶
蒸した後に揉まずに乾燥させた「てん茶」を石臼や微粉砕機などで挽いたもの。
⇨ P.107
玉露
20日間ほど被覆栽培することで、カテキンの渋みを抑えた緑茶。
⇨ P.105
かぶせ茶
1週間ほど被覆栽培した緑茶。被覆期間が短く、煎茶と玉露の中間に近い。
⇨ P.108
派生
蒸気ではなく、釜で炒ることで熱を入れて発酵を止める。
釜で炒る
中国式
釜炒り製
玉緑茶
かき混ぜながら乾燥させるため、茶葉は勾玉状になる。

収穫時期による分類

エリア	一番茶	二番茶	三番茶	四番茶・秋冬番茶（しゅうとう）
鹿児島	4月上旬～5月上旬	6月上旬～6月下旬	7月中旬～8月上旬	9月中旬～10月上旬
静岡	4月中旬～5月中旬	6月中旬～7月中旬	7月下旬～8月上旬	9月下旬～10月上旬
京都	5月上旬～5月下旬	6月下旬～7月上旬	－	8月下旬～9月中旬

茶摘みと八十八夜

唱歌『茶摘』の歌詞は、「夏も近づく八十八夜」と始まりますが、新芽の摘み取り時期は、まさに立春から数えて88日頃。八は「末広がり」で縁起がよいとされ、八十八夜に摘み採られた新茶は、不老長寿の縁起物として重宝されました。

茶を摘んだ後に芽が出てくる

茶の樹は、一度植えると長期にわたって収穫できる生命力の強い樹。葉を摘んでも再び新しい芽が出てくるので、年に２～4回収穫ができます。そのため、新茶（一番茶）から秋冬番茶（四番茶）まで収穫時期（エリアによって時期が少しずれる）が異なる緑茶を楽しむことができます。

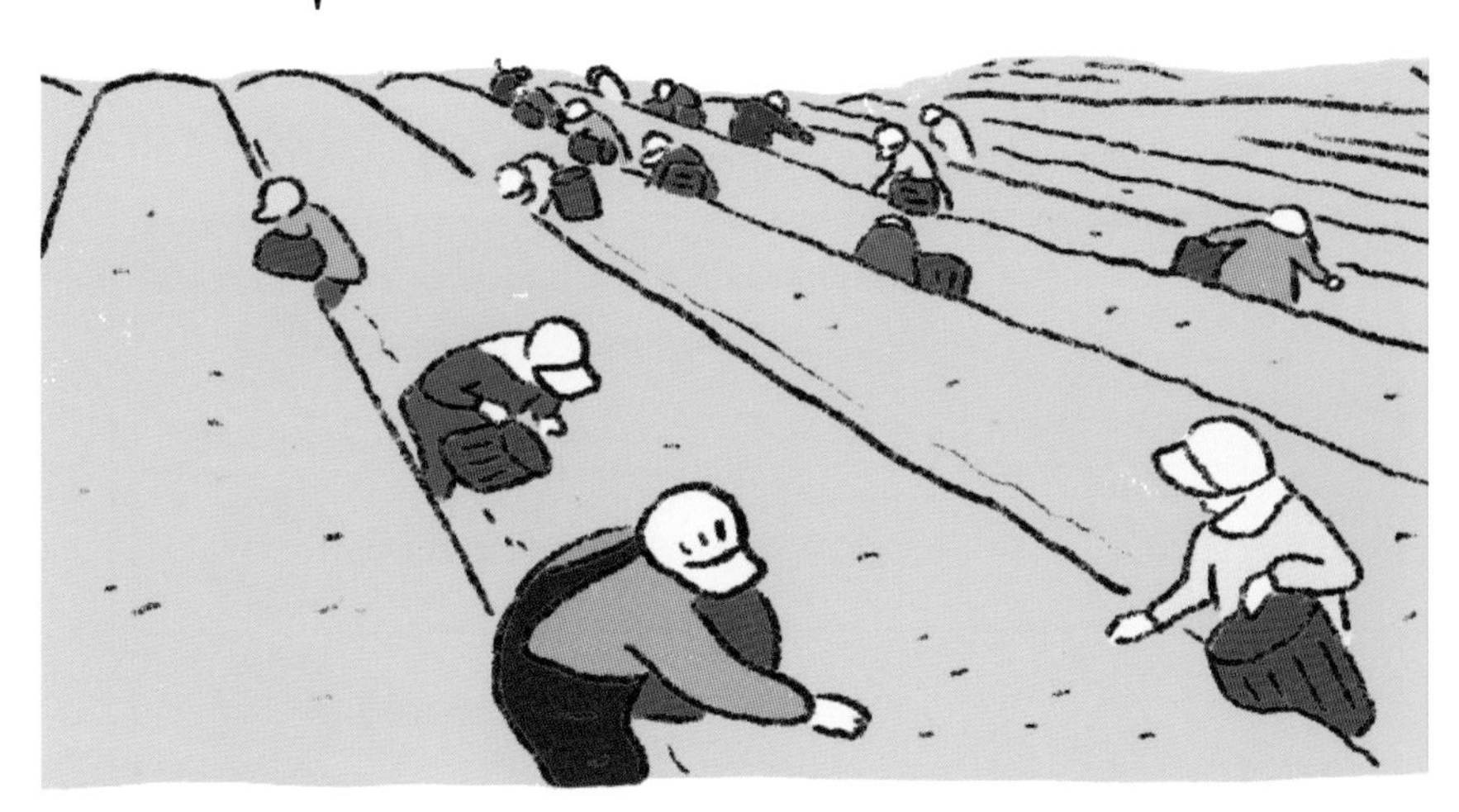

- **緑茶は茶園での被覆の有無などの栽培過程で分類される！**
- **蒸し時間や仕上げの加工などの製造方法でも種類が変わる！**
- **新茶（一番茶）から始まり、年に２～4回収穫できる！**

煎茶の基本的な製造工程は「荒茶(あらちゃ)」と「仕上げ茶」

蒸して揉んで「荒茶」をつくる

冷却
蒸した茶葉を急速冷却し、色や香りの劣化を防ぎます。

蒸熱(じょうねつ)
酸化酵素による発酵を止めるため、蒸気で熱を加えて蒸します。このときの蒸し時間によって、味や香り、水の色、葉の形が変わります。緑茶の性格が決定される重要な工程です。

摘採(てきさい)
手摘みは１芯2～3葉、機械摘みは4～5葉を収穫。摘採した生葉は、すぐに発酵が始まるため、送風・加湿して品質を保持します。

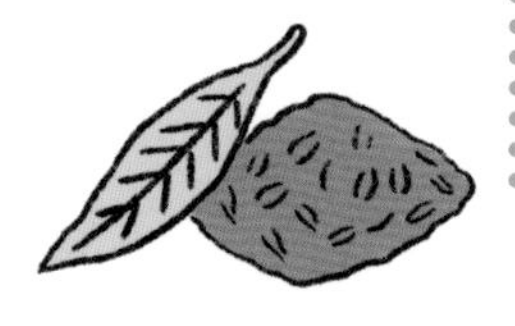

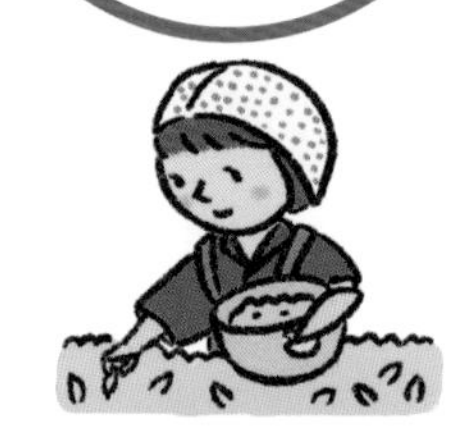

蒸し時間によって緑茶の味や色が変わる

	浅蒸し	中蒸し（普通蒸し）	深蒸し	特蒸し（上蒸し）
時間	短 ←→ 長			
	約20～30秒	約30～40秒	約60～80秒	約90～120秒
味	スッキリ渋い ←→ コクまろやか			
香り	強い ←→ 弱い			
葉の形	細長く整っている ←→ 細かく崩れている			
水の色	淡い緑 ←→ 濃い緑			

精揉（せいじゅう）
緑茶独特の針型の形に整えるために、乾燥させながら一定の方向に揉みます。

揉捻（じゅうねん）
揉みの不足と乾燥にムラがないようにするため、加熱せずに圧を加えながら揉みます。

葉打ち
水分が多い蒸した茶葉を、乾燥した熱風と弱めの圧を加えながら揉みます。

乾燥
10～13%ほどの茶葉の水分含有量を4～5%に下げるため、熱風を加えて乾燥させます。

中揉（ちゅうじゅう）
萎縮したり、形が不揃いだったりする茶葉を、熱風と圧を加えて揉みます。

粗揉（そじゅう）
茶葉を均一に乾燥させるため、さらに乾燥した熱風と適度な圧を加えて揉みます。

荒茶
これで「荒茶」が完成し、仕上げ工程に入ります。

火入れ乾燥や整形して「仕上げ茶」に!

火入れ
荒茶を先に乾燥させる「先火方式」と、ふるい分け後に乾燥させる「後火方式」があり、火入れの強弱で味や香りを調節します。

合組（ごうぐみ）
味や香り、色のバランスを考えながら茶葉をブレンドして仕上げます。生産時期やエリアの異なる荒茶をブレンドすることも。合組しないシングルオリジンもあります。

ふるい分け
さまざまな大きさ、重さ、硬さの茶葉や茎などのパーツが含まれている茶葉を、5～6種類のパーツにふるい分けします。不純物を取り除き、パーツごとに適した加工を行うためです。大きく「本茶」と「出物（でもの）」に分けられ、本茶は煎茶や玉露に、出物は茎茶や粉茶などになります。

完成
仕上がった茶葉を計量し、包装したら完成。

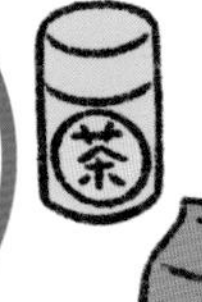

- **緑茶の製造工程は、大きく「荒茶」と「仕上げ茶」に分けられる!**
- **蒸し時間で緑茶の性格が決まる!**

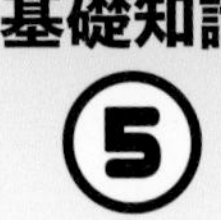

求める効果や目的で緑茶の飲み方を変える！

さまざまな知識を得ることで、「緑茶のある暮らし」の幅が広がる

第2章以降から、緑茶のさまざまな健康効果を紹介していきますが、期待する目的や効果によって、緑茶の淹れ方や飲み方、飲むタイミングなどが変わってきます。

たとえば、「**よく眠れない**」という悩みがあるときに、**熱い湯で淹れた緑茶を寝る前に飲んだら逆効果**。湯の温度が高くなるほど、覚醒効果のある成分のカフェインがより多く抽出され、目が冴えてしまったり、利尿作用によってトイレに行きたくなったりしてしまう可能性があります。

また、**脂肪燃焼**のような、カテキン類（ＥＧＣＧ）の濃度が高いほど効果が上がる場合に、**カテキンが薄めの緑茶を飲んだら、期待する効果がそれほど得られない**こともあります。

このように、もし緑茶の健康効果に関する機能性に期待するときは、まず「**自分はなにを求めているのか？**」という目的を明確にすることが大事です。

緑茶の成分は、湯の温度や抽出時間などで出てくる割合が変化します。また、期待する成分を多く抽出したり、取り除いたりした機能性製品もあります。**目的の機能に該当する成分を意識**して、淹れ方や飲み方を選択すると、より効果的です。

一方、機能性にこだわらず、味や香りで緑茶を楽しむことも「あり」です。とにかく自分の健康や楽しみのために、**いかに緑茶を取り入れるか？**知識を得ることで、選択の幅が広がります。

効能を知ることで お茶の楽しみ方が広がる！

期待する目的はなにか？

◉味や香りを楽しみたい
◉健康に関する緑茶の機能的な効果を得たい
◉緑茶のさまざまな効果を試したい

機能を選ぶ場合

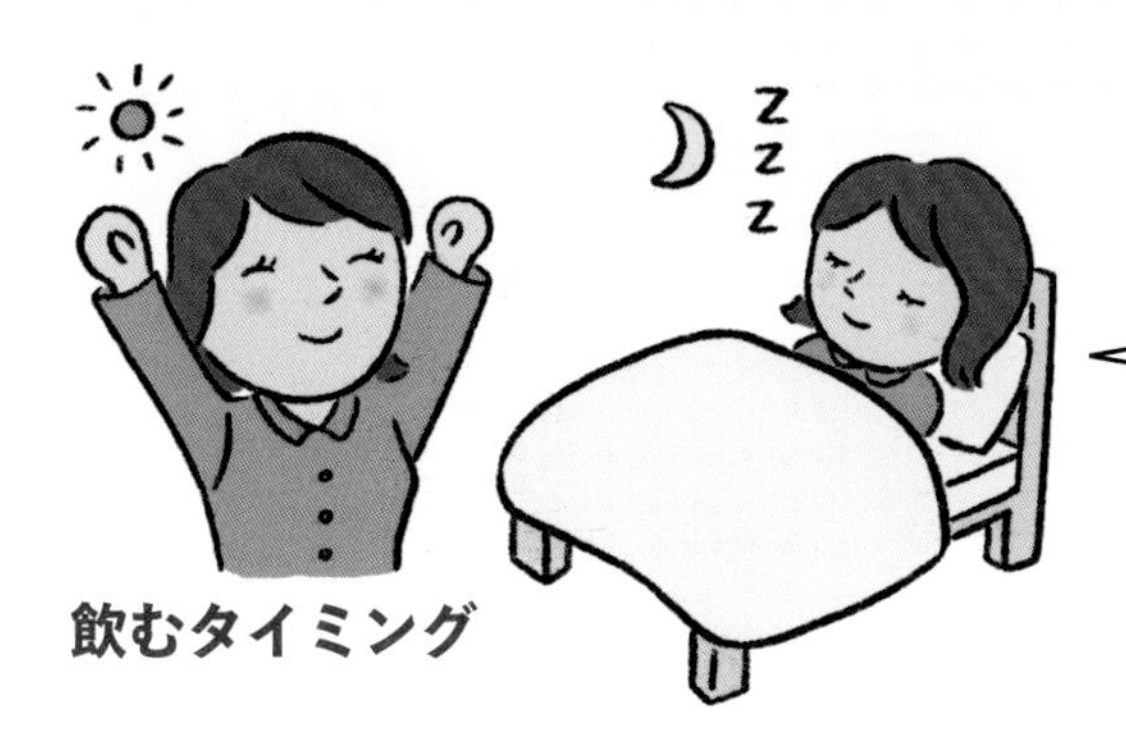

飲むタイミング

時間帯で飲み分ける

朝にスッキリ目覚めるための一杯、食事と一緒に飲んで脂肪の吸収を抑えるための一杯、リラックスしてよく眠るための一杯など、目的によって有効な時間帯（タイミング）で飲み分けると、よりよい効果を得られる可能性が高まります。成分を意識するとさらに有効です。

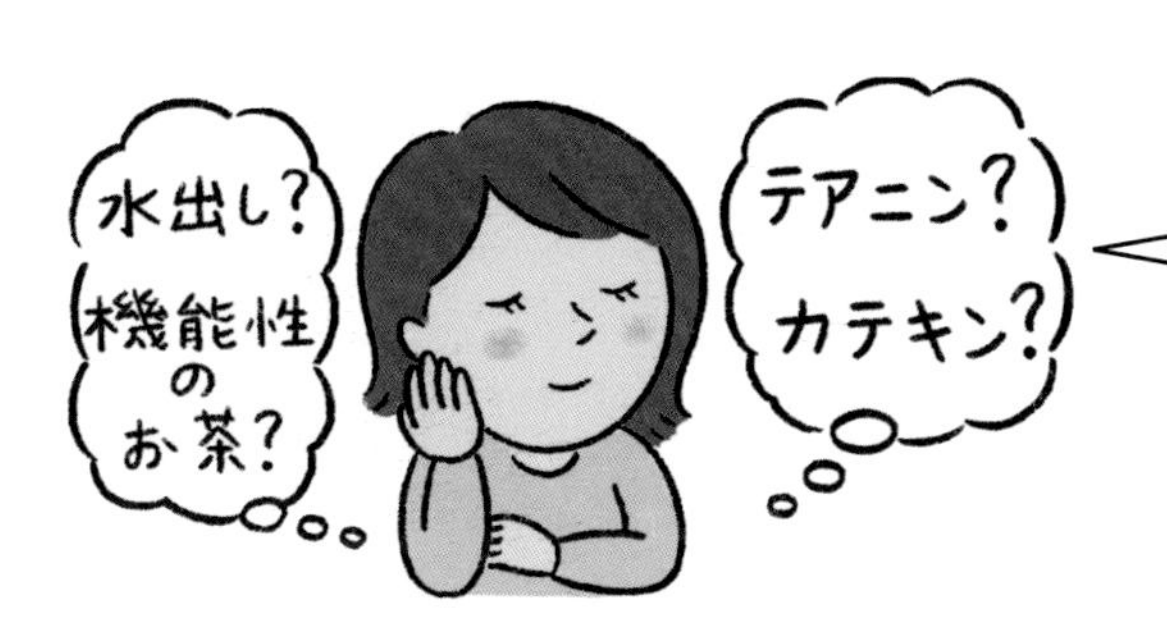

淹れ方や成分

期待する成分に注目

覚醒効果のあるカフェインや、多様な健康効果を持つ緑茶カテキンEGCGなどは熱い湯で淹れると多く抽出されます。一方、免疫を活性化させるEGCやリラックス効果のあるテアニンは、水出しで淹れるのがおすすめ。期待する成分によっては機能性緑茶を選択するのもよいでしょう。

緑茶の品種は100種以上もある！

緑茶は、茶の樹というひとつの種からつくられ、発酵の度合いや製法、栽培法などで分類されると説明（P.26）しましたが、煎茶や玉露といった緑茶の種類のほかに、「品種」というものがあります。品種とは、お米でいう「コシヒカリ」や「ひとめぼれ」のようなもの。品種によって味わいや香り、水色（すいしょく）などが異なります。現在も味や香りなどの研究は進み、新たな品種開発が進められています。

日本における緑茶の品種研究の先駆者は、静岡県出身の農業技術者である杉山彦三郎（すぎやまひこさぶろう）氏。日本の緑茶の栽培面積の7〜8割を占める、代表的な品種「やぶきた」などを開発しました。やぶきたは、煎茶に最も向いているとされる優良品種で、長らく日本のトップに君臨する品種です。

やぶきたに次いで栽培面積が多いのが、「ゆたかみどり」という品種で、そのほとんどが鹿児島で栽培されています。このほか、緑茶の優良品種として有名なのが、「おくみどり」「さえみどり」「さやまかおり」「あさつゆ」「ごこう」「さみどり」など。紅茶の品種ですが最近は「べにふうき」なども機能性緑茶として注目されています。

日本には、優良な品種と育成者の権利を守る「品種登録制度」というものがあり、現在農林水産省によって登録されている緑茶の品種は約60種。現在も品種改良は積極的に行われており、登録されていないものも含めると、日本の緑茶の品種は100種以上あるとされています。

第2章

緑茶は病気に強い！

緑茶と
病気の予防

緑茶は薬ではないけれど、病気の予防をサポートできる

病気に対する緑茶の効能を科学的にわかりやすく説明する

前述したように、緑茶はもともと解毒薬や眠気覚まし、消化促進などの薬として利用され、病気予防などの効果が古くから伝えられてきました。

現在は、緑茶に含まれる機能性成分と病気との関連についてさまざまな研究が進んでおり、その**科学的な効能**が続々と明らかになっています。

特に幅広い健康効果を持つとされているのが、**EGCGなどの緑茶カテキン類**です。人体にさまざまな悪影響を及ぼすとされる「酸化作用」を抑えるほか、脂肪や糖質の吸収を抑えたり、細菌の感染を予防したり、私たちのカラダにとって、**ひとつの健康効果だけにとどまらない貢献**をしてくれます。特に大きな病気につながるリスクの高い、**生活習慣病に関する効能**は、緑茶を毎日飲むほどリスクが減るというデータもあります。

本章では、病気や症状別に、**緑茶がさまざまな病気に対して、どのような機能をはたらかせるのか**、そのメカニズムを解説していきます。

しかし、緑茶はいくら健康効果があるとはいえ、薬ではありません。**緑茶を飲めば、病気が治るというものではありません**ので、病気予防をサポートしてくれる飲料として、過剰な期待を抱かないように心がけましょう。

また、本書は実際の研究データのもと、正確な情報提供を心がけています。現段階では動物実験や試験管研究の段階で、ヒトでの検証が進んでいないものに関しては推測として解説しています。

むし歯から動脈硬化まで緑茶の予防効果は幅広い!

本書で紹介する緑茶の病気予防効果

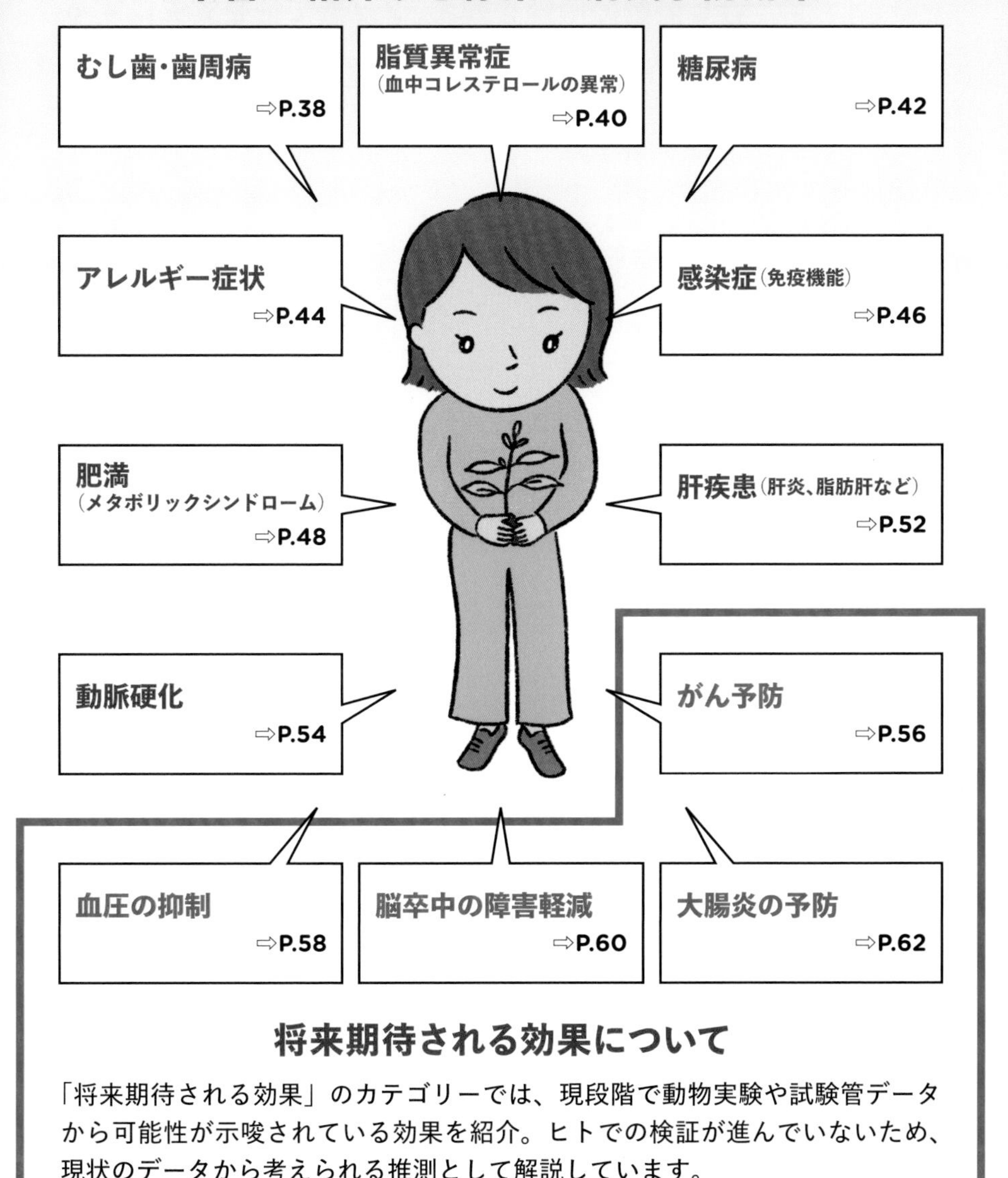

将来期待される効果について

「将来期待される効果」のカテゴリーでは、現段階で動物実験や試験管データから可能性が示唆されている効果を紹介。ヒトでの検証が進んでいないため、現状のデータから考えられる推測として解説しています。

むし歯・歯周病

POINT むし歯菌の増殖を抑え、フッ素で歯を丈夫にする

おすすめ 濃いめの緑茶を食後に飲む ⇨P.133

原因は？

むし歯は、歯の隙間や表面についた**歯垢**（しこう）（**プラーク**）の内部にいる細菌が、糖質をエサに酸をつくり、**歯を溶かす**ことで起こります。

また、歯周病は、**歯と歯肉の間**（**歯周ポケット**）にいる細菌が、**歯周組織を炎症**させ、進行するとその奥の骨（歯槽骨（しそうこつ））が溶けてしまう病気です。

歯磨きや歯石の除去などが不十分で、**口の中の細菌が増えてしまう**ことが主な原因です。

むし歯のしくみ

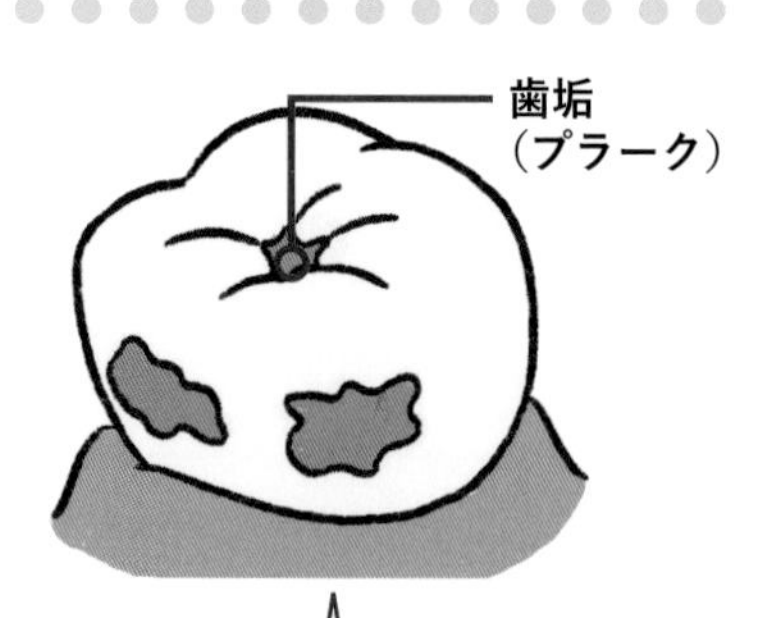

プラーク内の細菌が酸を出して歯を溶かす

歯の隙間や表面に付着した歯垢（プラーク）内の細菌が、糖質をエサに酸をつくり、酸が多くなると歯が溶けていく。

歯周病のしくみ

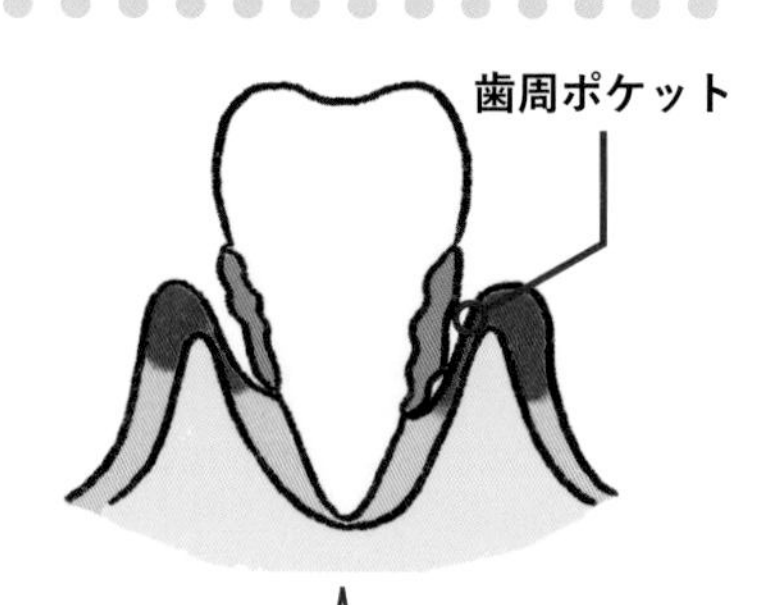

歯周ポケットにいる細菌が歯周組織を炎症させる

歯周ポケット内の細菌が、歯肉などの歯周組織を炎症させ、症状がひどくなると、その奥の骨（歯槽骨）を溶かし、抜歯のリスクが高まる。

緑茶の効能

緑茶カテキンのEGCGには、**むし歯や歯周病の原因となる悪い細菌を殺菌**する効果があり、むし歯菌の数を減らします。

また、EGCGは歯垢（プラーク）内の細菌に**酸をつくらせない**ようにはたらきかけ、むし歯になりにくい環境をサポートしてくれます。

さらに、緑茶には**歯を丈夫にする「フッ素」**が含まれています。カテキンの殺菌・抗菌作用に加え、フッ素による予防効果で歯を守ります。

むし歯菌を「増やさない」&「酸をつくらせない」

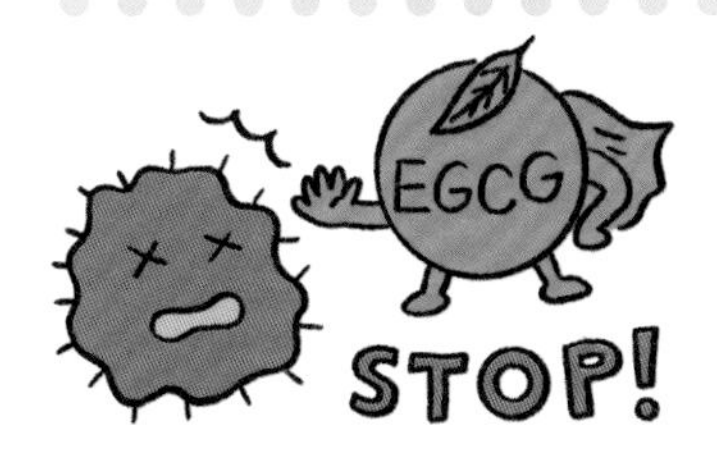

緑茶カテキンEGCGには、むし歯菌や歯周病菌の増殖を抑え、歯垢（プラーク）をつくりづらくする効果があります。また、プラーク内の細菌が酸をつくらないようにはたらきかけ、むし歯ができにくい口腔環境をサポートします。

フッ素によって「歯を守る」サポート効果

フッ素には、唾液に混ざりながら歯を補強し、通常の歯の表面の材質をより丈夫な材質に変える作用があります。緑茶には、フッ素も含まれており、食後に緑茶で口の中をすすぐなどすることで、歯を守るサポートになります。

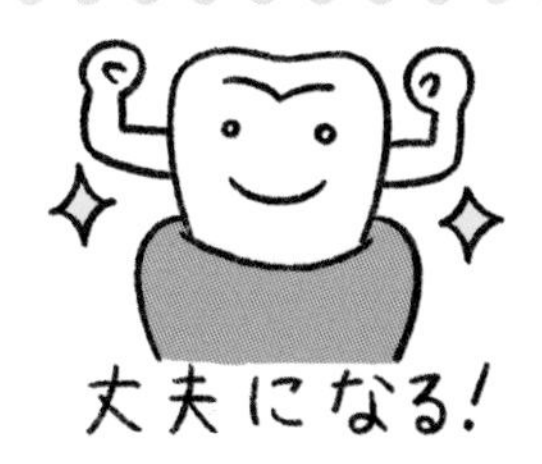

緑茶を飲むほど「歯が残る」率が上がる

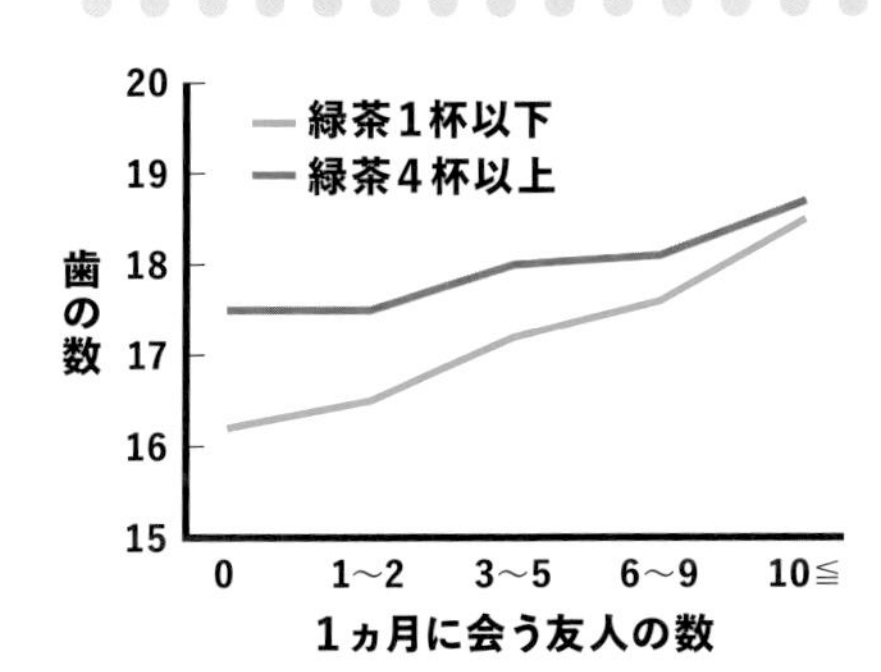

高齢者約２万4000人を対象に、緑茶の摂取と歯の残存本数との関連を調べた研究によると、緑茶を１日４杯以上飲む人は、飲んでいない人より歯が約1.6本多かったそう。この効果はひと月に会う友人の数が少ない人ほど顕著だそうです。

Han S, Abiko Y et al., Caries Research, 2021
Hoshi M et al., IJERPH, 2020

脂質異常症（血中コレステロールの異常）

POINT 悪玉コレステロールの吸収や酸化を抑える

おすすめ 食事と一緒に緑茶を飲む ⇨P.126

原因は？

消化管から吸収された脂肪は、リンパ管や血管を介し、肝臓に送られます。肝臓では中性脂肪やコレステロールを合成した**リポタンパク質**がつくられ、全身の細胞に送られます。LDLが悪玉、HDLが善玉などと呼ばれますが、**LDLはもともと細胞の材料。HDLは細胞から余分なコレステロールを回収して肝臓に戻す役目**を果たしますが、その割合のバランスが崩れることで、悪影響が出るのです。

脂質異常症のしくみ

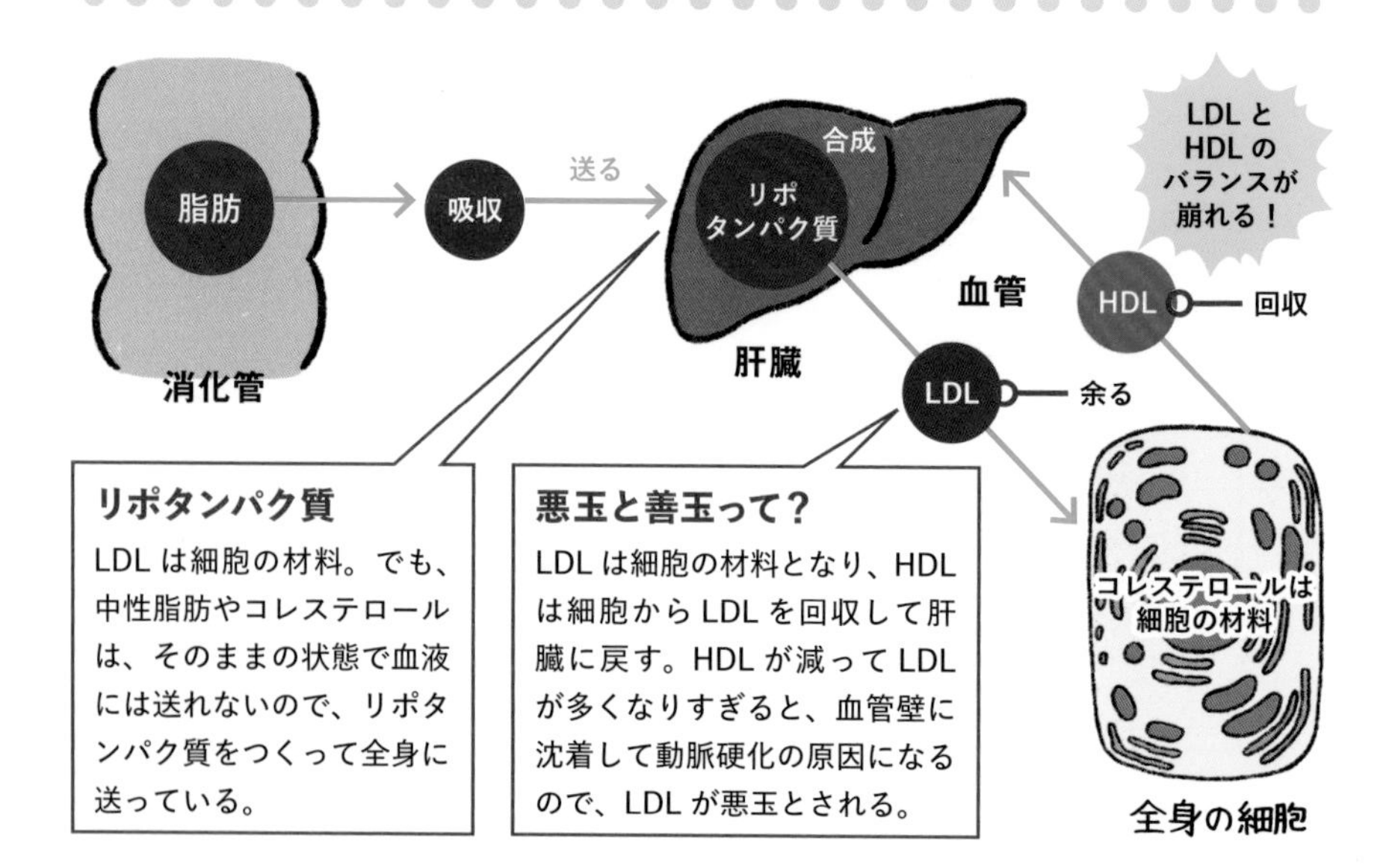

リポタンパク質
LDLは細胞の材料。でも、中性脂肪やコレステロールは、そのままの状態で血液には送れないので、リポタンパク質をつくって全身に送っている。

悪玉と善玉って？
LDLは細胞の材料となり、HDLは細胞からLDLを回収して肝臓に戻す。HDLが減ってLDLが多くなりすぎると、血管壁に沈着して動脈硬化の原因になるので、LDLが悪玉とされる。

緑茶の効能

最近の研究では、LDLコレステロールが酸化することで動脈硬化などの原因になるとされています。そこで、**緑茶カテキン類の抗酸化作用**によって、LDLの酸化を抑え、脂質異常症を予防します。

また、食生活などの影響で、脂質が過剰に吸収される状態を改善する必要があります。緑茶カテキンには、消化管からの脂肪吸収を抑える効果があり、食事と一緒に緑茶を飲むのがおすすめです。

カテキンが悪玉LDLの酸化を抑える

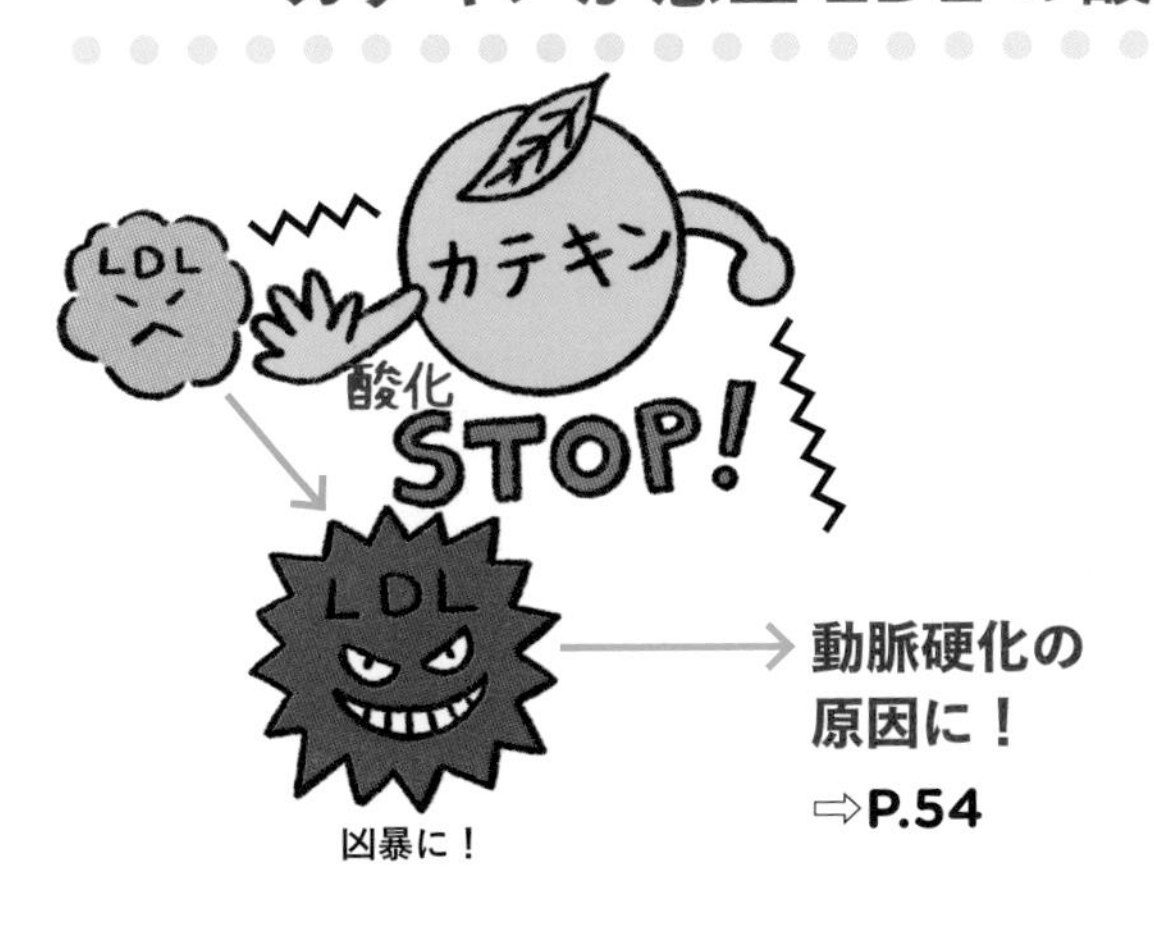

⇨P.54

LDLコレステロールの酸化が進むと、LDLが凶暴化して動脈硬化などの原因になります。緑茶カテキン類は、強力な抗酸化作用を持つため、LDLの酸化を抑えます。300mgの緑茶カテキンを1日2回、1週間摂取した実験では、LDLが摂取前より酸化されにくくなったそうです。

カテキンが脂肪の吸収を抑える

高脂肪食と緑茶を同時摂取した実験では、血液中の脂肪の量が減少したと報告されています。つまり、緑茶カテキンを食事と一緒にとることで、消化管からの脂肪吸収を抑えることができ、食後の脂質異常の症状を軽減することが期待できます。

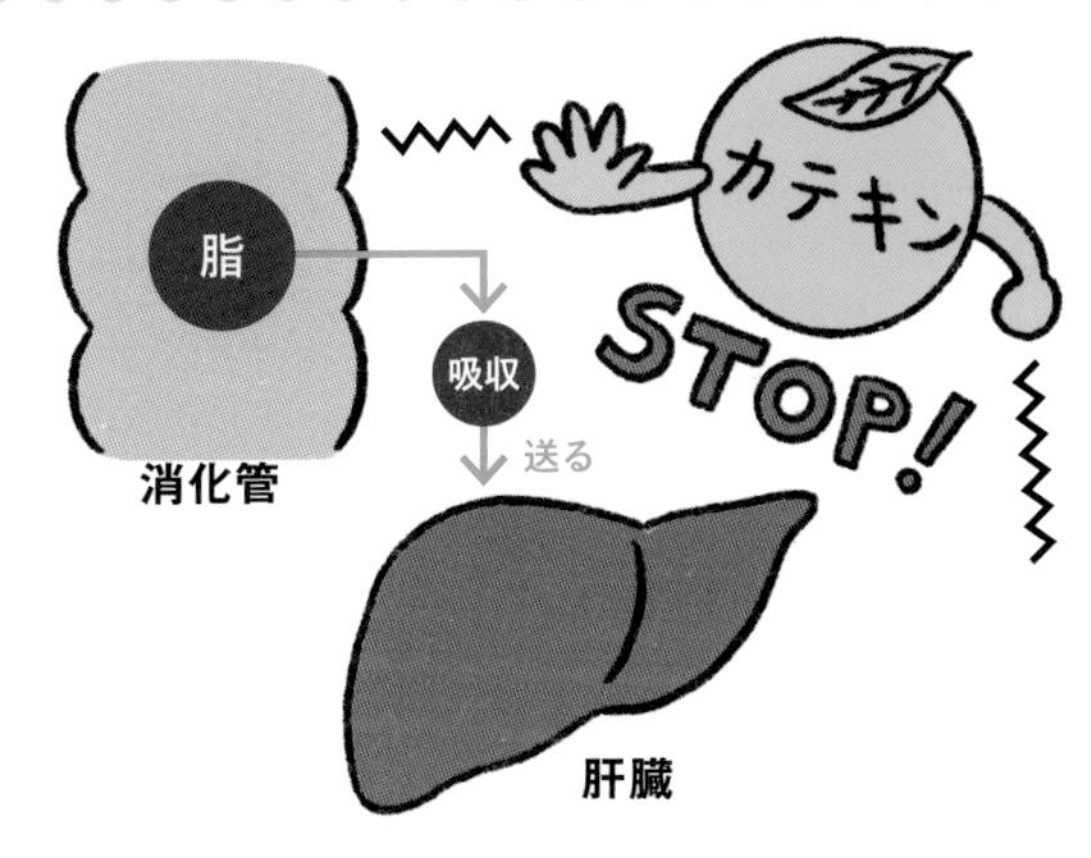

Tago M et al., J Jpn Mibyou Assoc, 2003
Tomita T et al., Kluwer Acad/Plenum Publ. NY, 1999

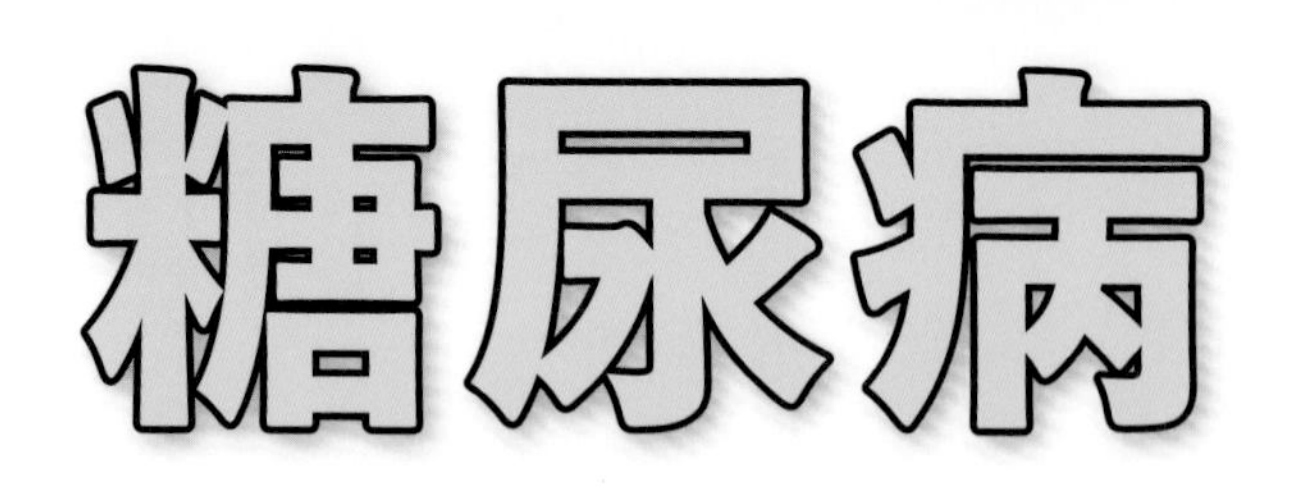

糖尿病

POINT **糖質の吸収や合成を抑える**

おすすめ **食事と一緒に緑茶を飲む** ⇨P.127

原因は？

糖尿病は、血中の糖（グルコース）が基準値を上回り、さまざまな合併症リスクのある生活習慣病のひとつです。

通常はインスリンというホルモンが、血糖のバランスを調節していますが、生活習慣やそのほかの原因により、**膵臓（すいぞう）からのインスリンの分泌が低下（1型糖尿病）**したり、**インスリンの効きが低下（2型糖尿病）**したりします。日本では、患者の9割が生活習慣などに起因する2型糖尿病です。

糖尿病のしくみ

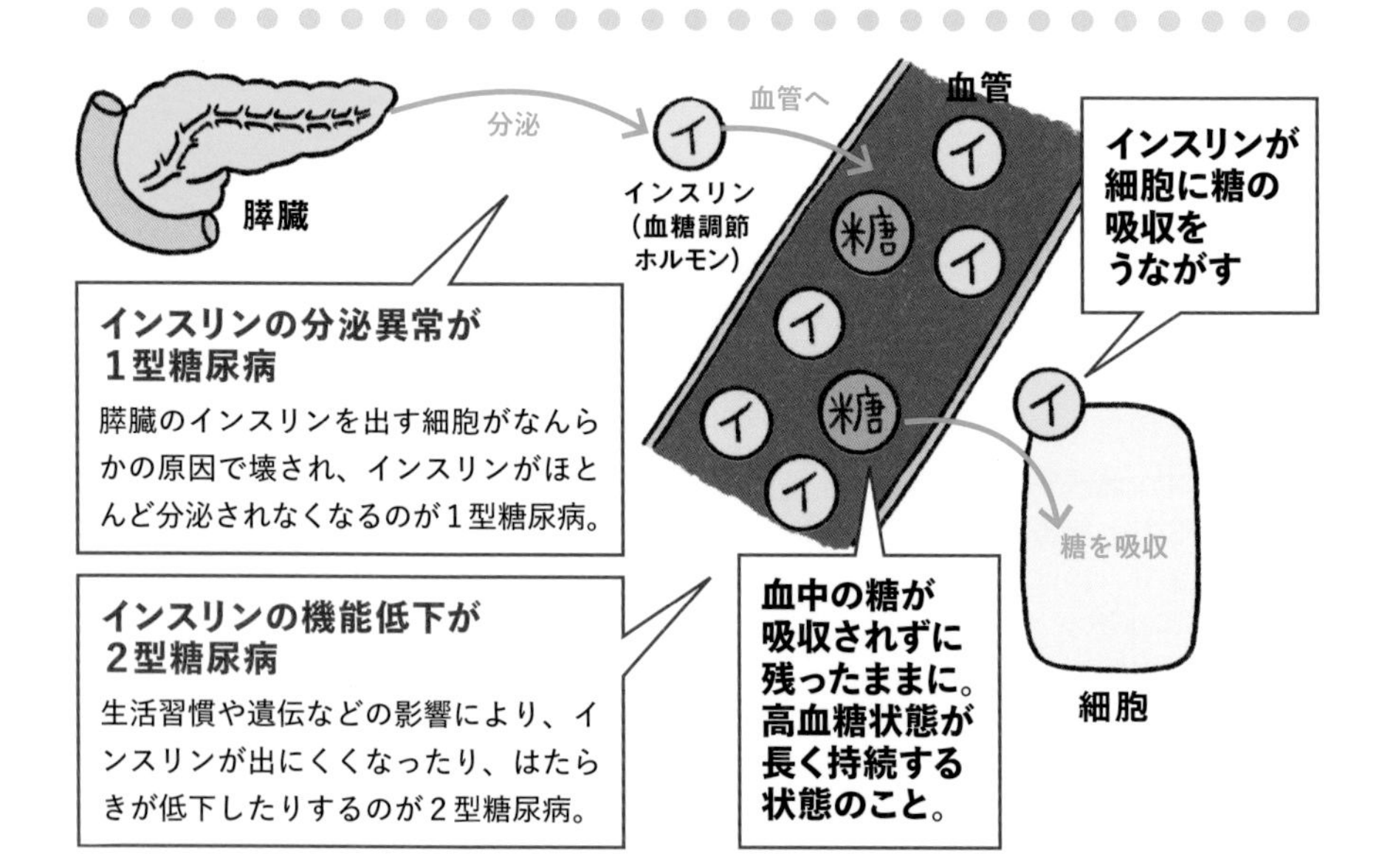

緑茶の効能

緑茶カテキン（ECG）には、小腸での**グルコースの吸収を抑える効果**があるとされ、ラットによる実験では**血糖の濃度も低下**したそうです。

また、増えすぎると糖尿病を悪化させるという**悪玉タンパク質を、緑茶カテキン（EGCG）が増加を抑える**ということが報告されています。

ヒトでの調査では、1日6杯以上の緑茶摂取で、2型糖尿病の発症数が週1杯未満の人より少なかったという報告も。

カテキンが糖質の消化吸収を抑える

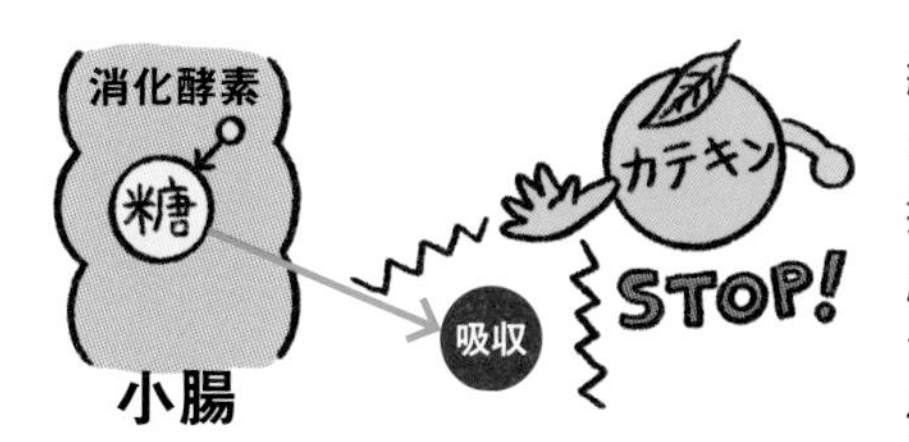

緑茶カテキンには、糖質の吸収を抑えるさまざまな効果が。ECG が小腸での吸収を抑えたり、EGCG が糖質の消化や、筋肉・脂肪細胞への取り込みを邪魔したりします。また、膵臓のインスリンを出す細胞を保護する作用なども報告されています。

インスリンの分泌やはたらきをサポートする

肝臓で生成される悪玉タンパク質「セレノプロテインＰ（SeP)」が増えすぎると、インスリンの分泌が抑えられ、糖尿病の病態が悪化するとされています。EGCG は、SeP の増加を抑えるはたらきがあり、糖尿病の予防効果が期待されています。

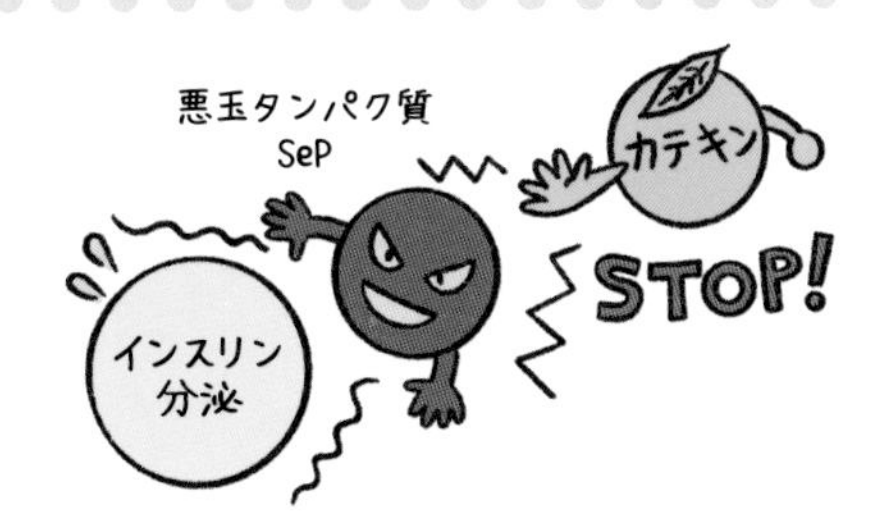

さまざまな原因があるため、ヒトでの検証が難しい

緑茶摂取と糖尿病との関連を調査した研究では、たしかに緑茶の摂取が多いほど糖尿病発症リスクが低いという結果が出ていますが、一方で調査方法や対象によっては効果がなかったという報告も。ヒトの場合は、個人によって病気の原因はさまざまなので、検証が難しいという背景があります。

Saito K., Agric Hortic, 2018
Mita Y et al., Nucleic Acids Res, 2021

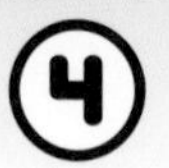

アレルギー症状

POINT かゆみの元となるヒスタミンを抑える

おすすめ 紅茶の品種「べにふうき」の緑茶を飲む ⇨P.129

原因は？

アレルギーの症状は、防御反応「**免疫**」**のエラー**によって起こります。

カラダを外敵の侵入から守る皮膚や粘膜組織には、**マスト細胞**という免疫の一種が多く存在し、アレルギーの原因物質（アレルゲン）が入ってくると**IgE抗体**というタンパク質をつくります。再びアレルゲンが侵入すると、IgE抗体が反応し、**ヒスタミンという化学物質**が放出され、かゆみなどのアレルギー症状を起こします。

アレルギー症状のしくみ

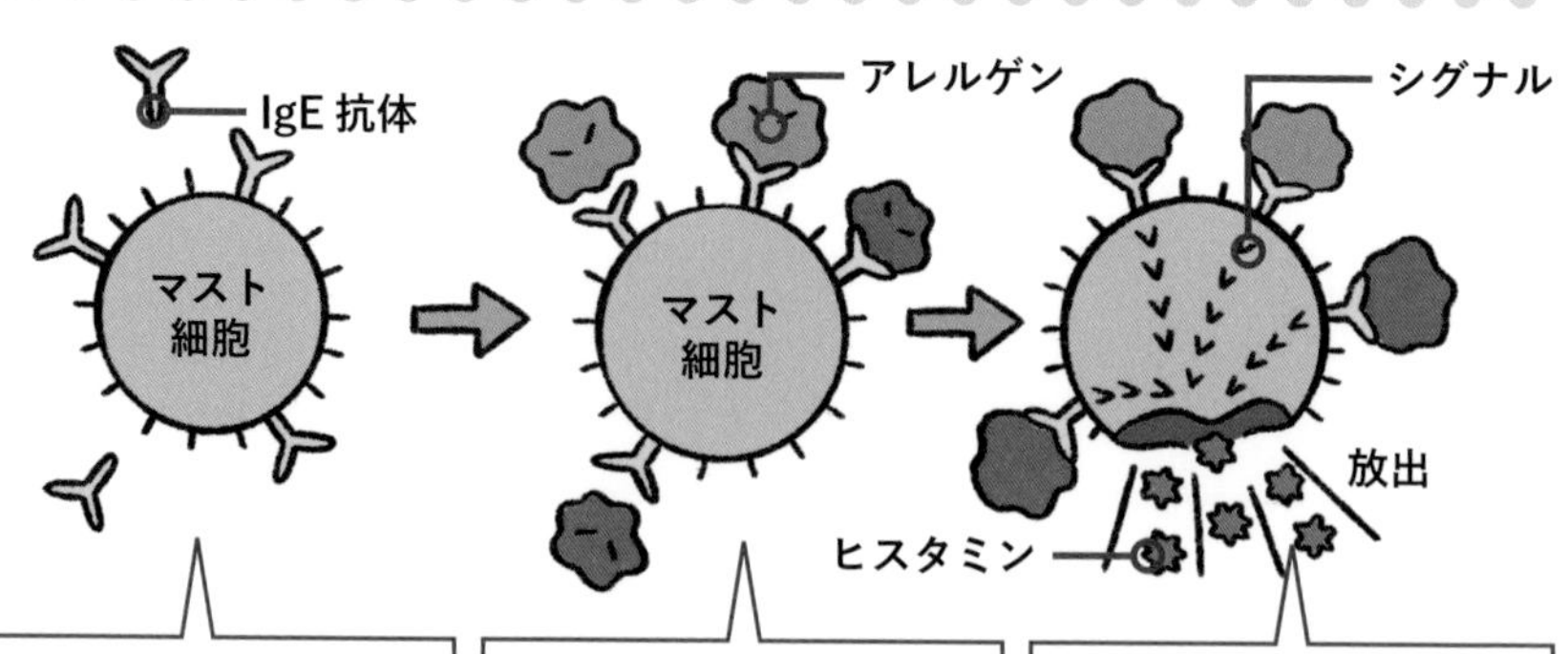

体内に抗体をつくる
体内にほこりや花粉などのアレルギーの原因物質（アレルゲン）が入ってくると、免疫反応でIgE抗体というタンパク質がつくられる。

アレルゲンが結合
IgE抗体がマスト細胞に付着。そして、アレルゲンが再び侵入してくると、マスト細胞のIgE抗体にアレルゲンが結合する。

ヒスタミンを放出
アレルゲンが結合すると、マスト細胞内にシグナルが伝わり、かゆみなどのアレルギー症状を引き起こすヒスタミンが放出される。

緑茶の効能

紅茶の品種として知られる「**べにふうき**」を発酵させずに緑茶にすると、**メチル化カテキン**という成分を多く含むようになります。

メチル化カテキンは、アレルギー症状の原因となるアレルゲンと結合する**IgE抗体の発現を抑える**効果があります。

また、アレルゲンと結合後にマスト細胞内に出される「**ヒスタミン放出**」**の指令にストップ**をかけ、ヒスタミンが出ないようにする効果も。

メチル化カテキンがヒスタミンの放出を抑える

IgE 抗体にアレルゲンが結合すると、ヒスタミンの放出指令が出て、マスト細胞からヒスタミンが放出されます。メチル化カテキンは、まず IgE 抗体が出ないようにし、さらにヒスタミン放出の指令にストップをかけることで、アレルギーの症状を抑えます。

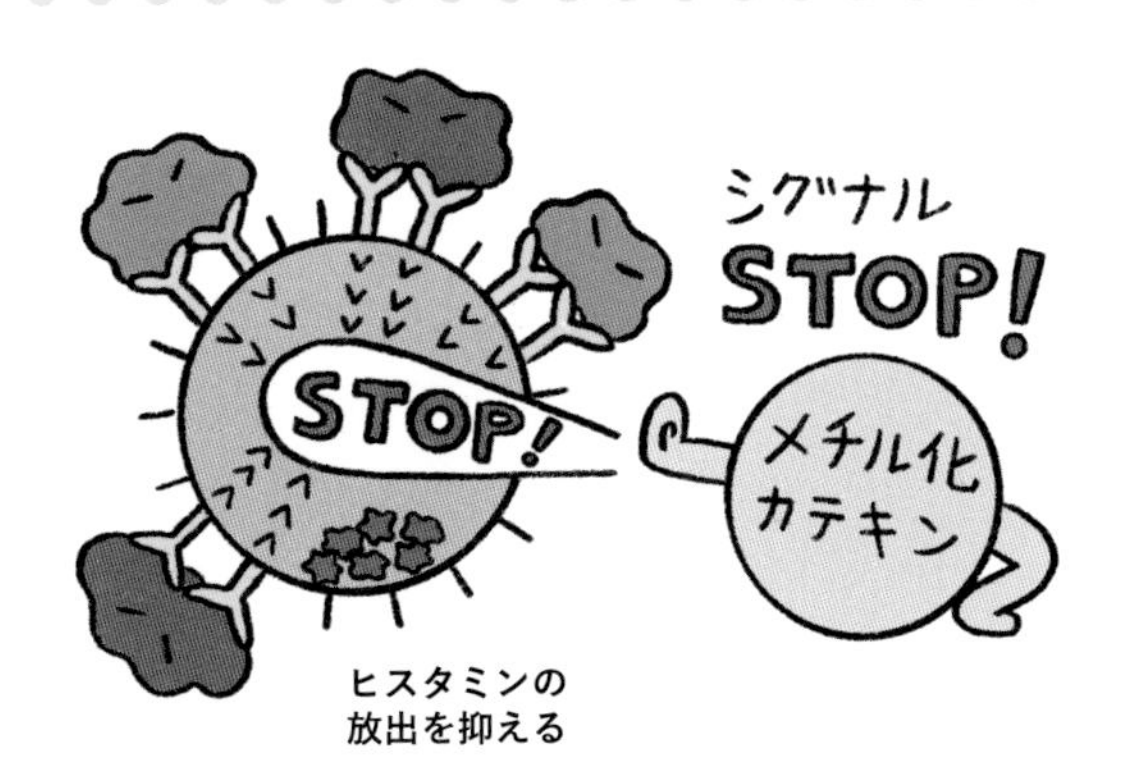

ヒスタミンの
放出を抑える

べにふうき緑茶で症状が軽減

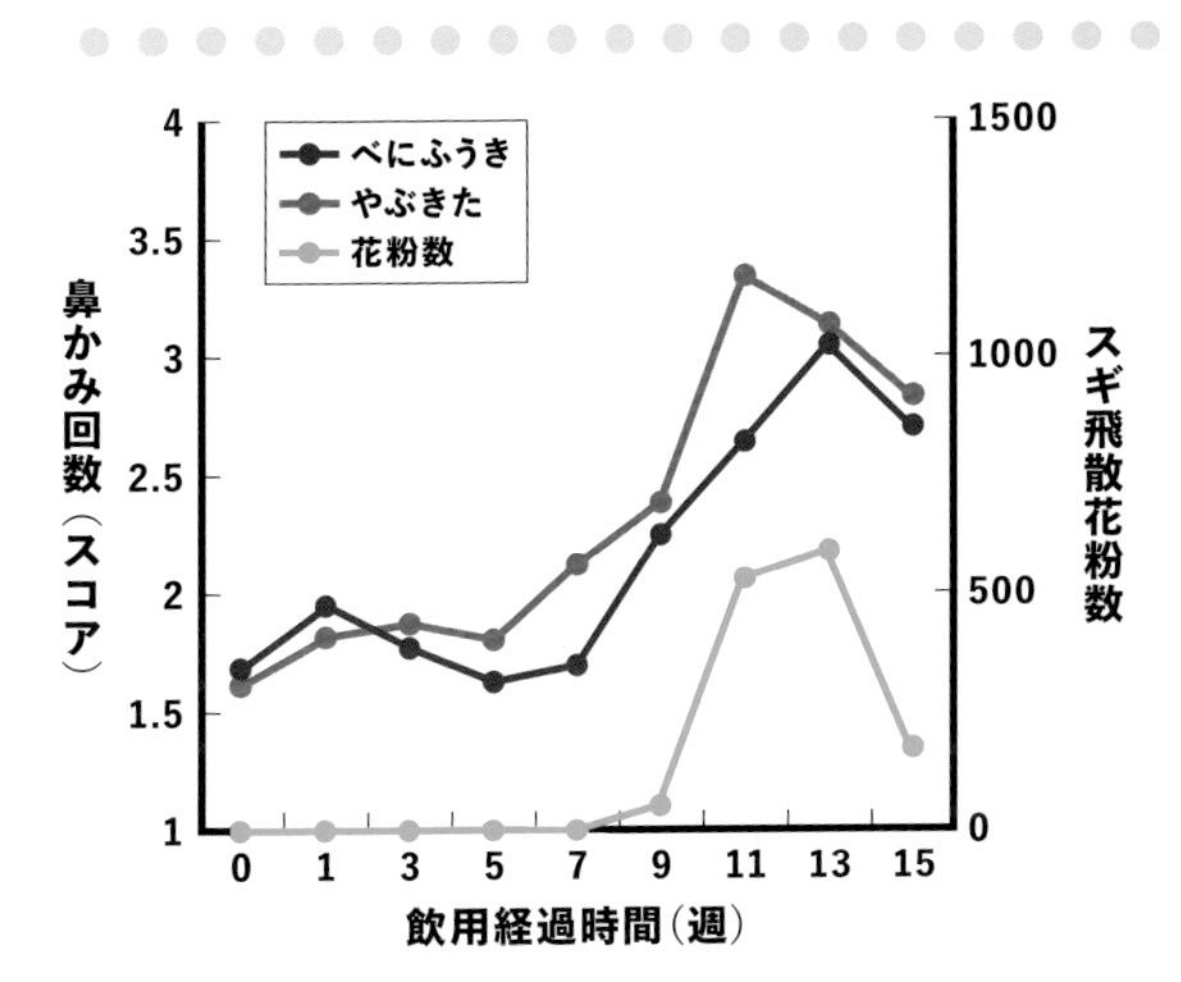

スギ花粉症状を持つ人を対象に、メチル化カテキンを多く含む「べにふうき緑茶」を飲んだ群と普通の煎茶（やぶきた）の群で、鼻の症状などを比較した調査では、べにふうき緑茶群のほうが症状が軽減したそうです。また、しょうがエキスなどを混ぜると、抗アレルギー効果が増強することも報告されています。

Maeda-Yamamoto M et al., JCAM, 2006

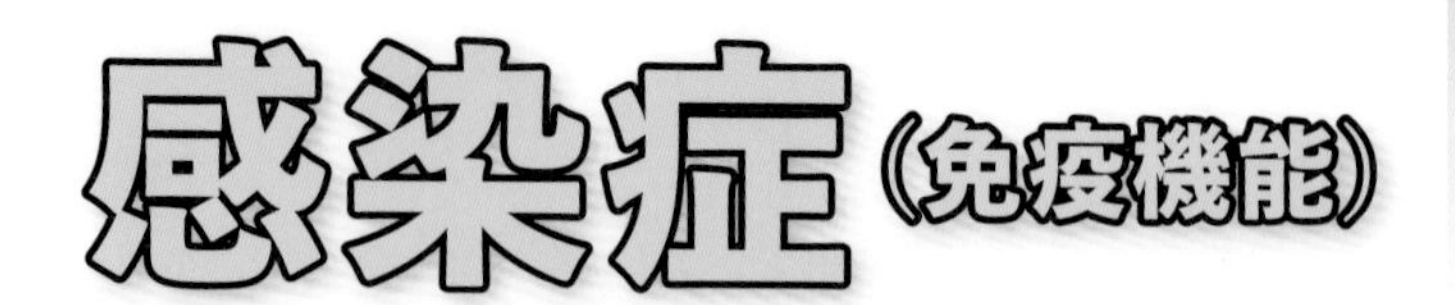

感染症（免疫機能）

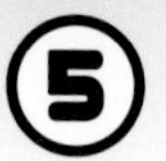

POINT **EGCが細菌の侵入を防ぐ粘膜の免疫を活性化**

おすすめ **EGCが多く出る水出し緑茶を飲む** ⇨P.123

原因は？

細菌やウイルスの感染からカラダを守る役目を果たしているのが**免疫**。小腸などの**粘膜組織に免疫細胞は多く存在**しています。

体内に異物が侵入してくると、免疫のうち**マクロファージ**などの細胞が異物を食べ、**攻撃対象かどうかの判断**をし、その情報を**ヘルパーT細胞**や**B細胞**といった仲間に伝え、**抗体**をつくります。次に同じ異物が侵入してくれば、抗体が迎撃するようになります。

粘膜組織の免疫のしくみ

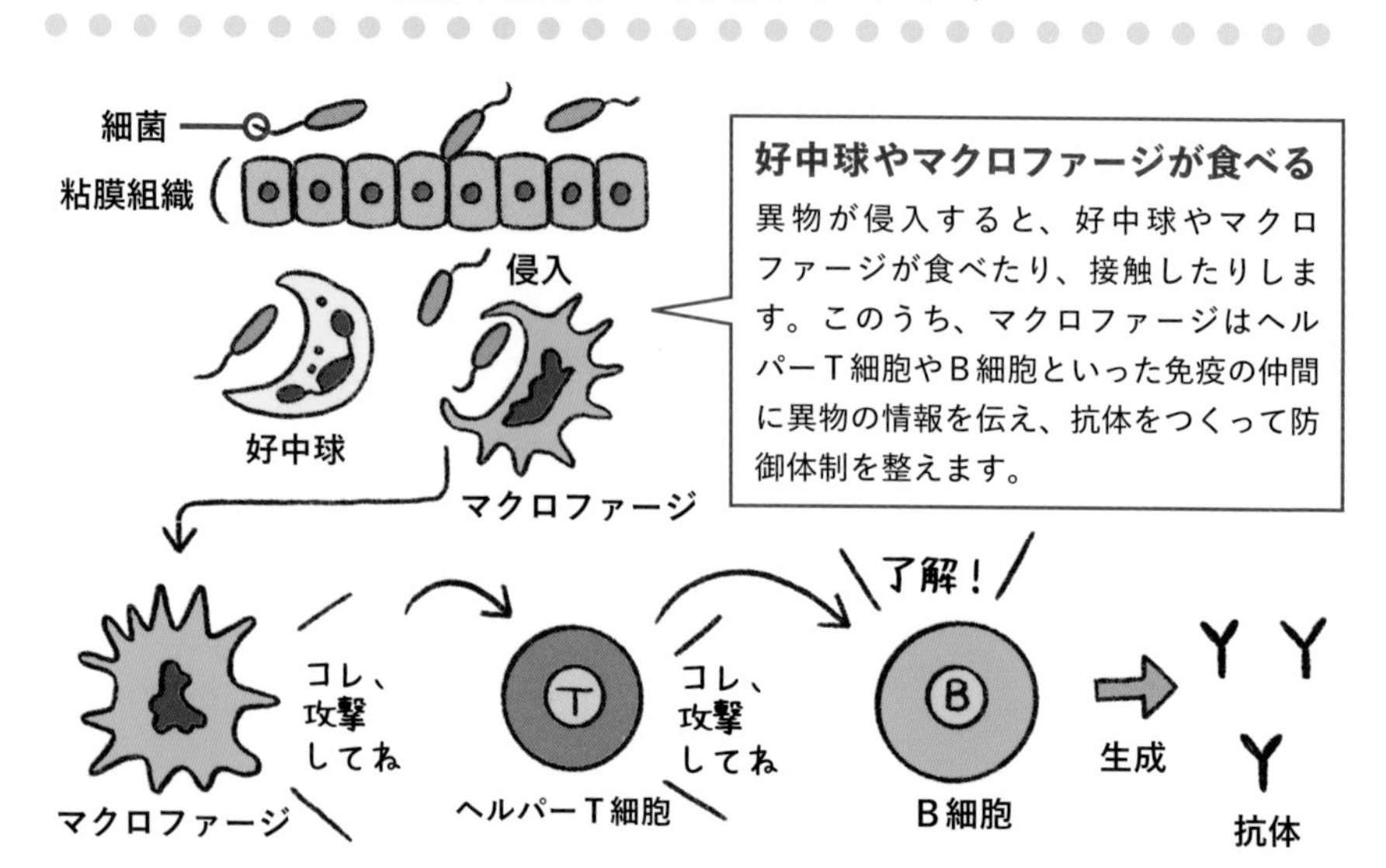

マクロファージが病原菌の情報を伝え、抗体がつくられる！

緑茶の効能

緑茶カテキンのひとつ**EGC**には、免疫機能を強化する効果があるとされています。

免疫のひとつマクロファージは異物を食べてその情報を免疫の仲間に伝えるという重要な役目を果たしますが、**EGCはマクロファージを活性化させ、抗体をつくる機能を向上させる**ことが報告されています。

また、免疫以外にもEGCGの殺菌作用が、ウイルス感染の予防に効果があるとされています。

EGCがマクロファージを活性化させ、抗体を増やす

緑茶カテキンのEGCが、マクロファージの異物を食べる機能などを活性化させ、結果的に抗体をつくる能力が向上するといわれています。EGCは水出し緑茶にすると、効果が得やすくなります。水出し緑茶を飲むことで、免疫力が強くなることが期待されています。

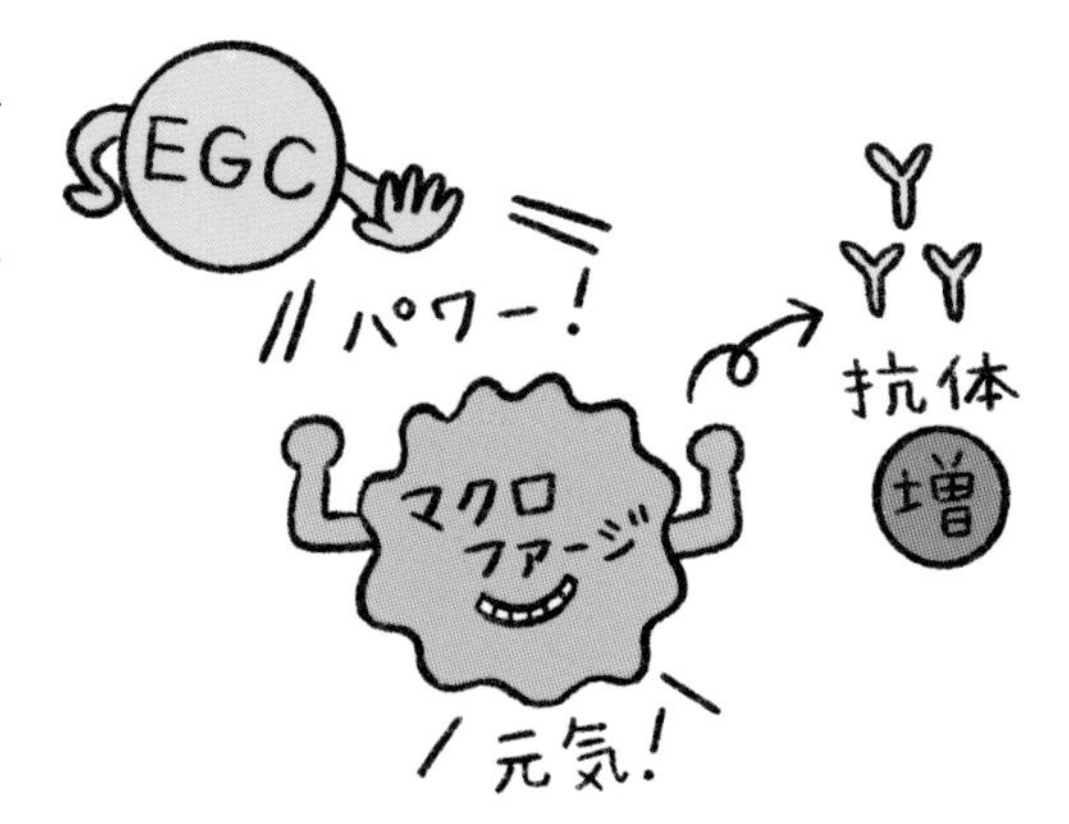

免疫以外にも感染予防効果がある

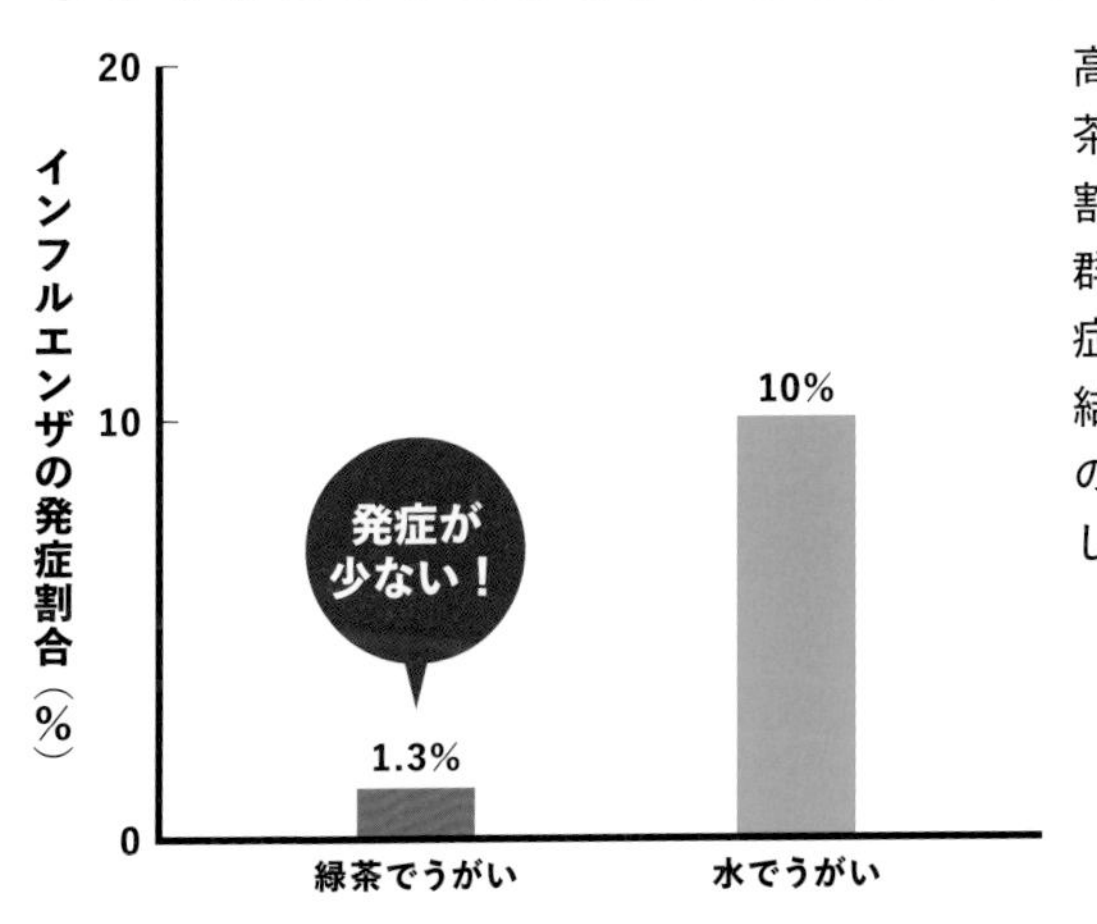

Yamada H et al., J Alte Complement Med, 2006

高齢者施設の入居者を対象に、緑茶うがいとインフルエンザの発症割合を調べた研究では、水うがい群と比較して、緑茶うがい群の発症割合が低かったそうです。この結果により、緑茶カテキンEGCGの殺菌作用がウイルス感染に貢献しているものと推察されます。

肥満（メタボリックシンドローム）

POINT **複数の機能で体脂肪の蓄積を抑える**

おすすめ **運動と併用しながら濃いめの緑茶を飲む** ⇨P.124

原因は？

肥満とは、**体脂肪が過剰に蓄積している状態**で、生活習慣病に発展するリスクがあります。

カラダに体脂肪がたまるのは、基本的にはエネルギーとして消費されずに**余った糖質や脂肪が、脂肪細胞などに蓄えられる**ために起こります。

余った栄養素は肝臓に送られ、**中性脂肪**に合成されます。中性脂肪は血管を通して全身に運ばれ、**脂肪細胞などに吸収されて肥大化**し、やがて肥満に発展します。

体脂肪が蓄積するしくみ

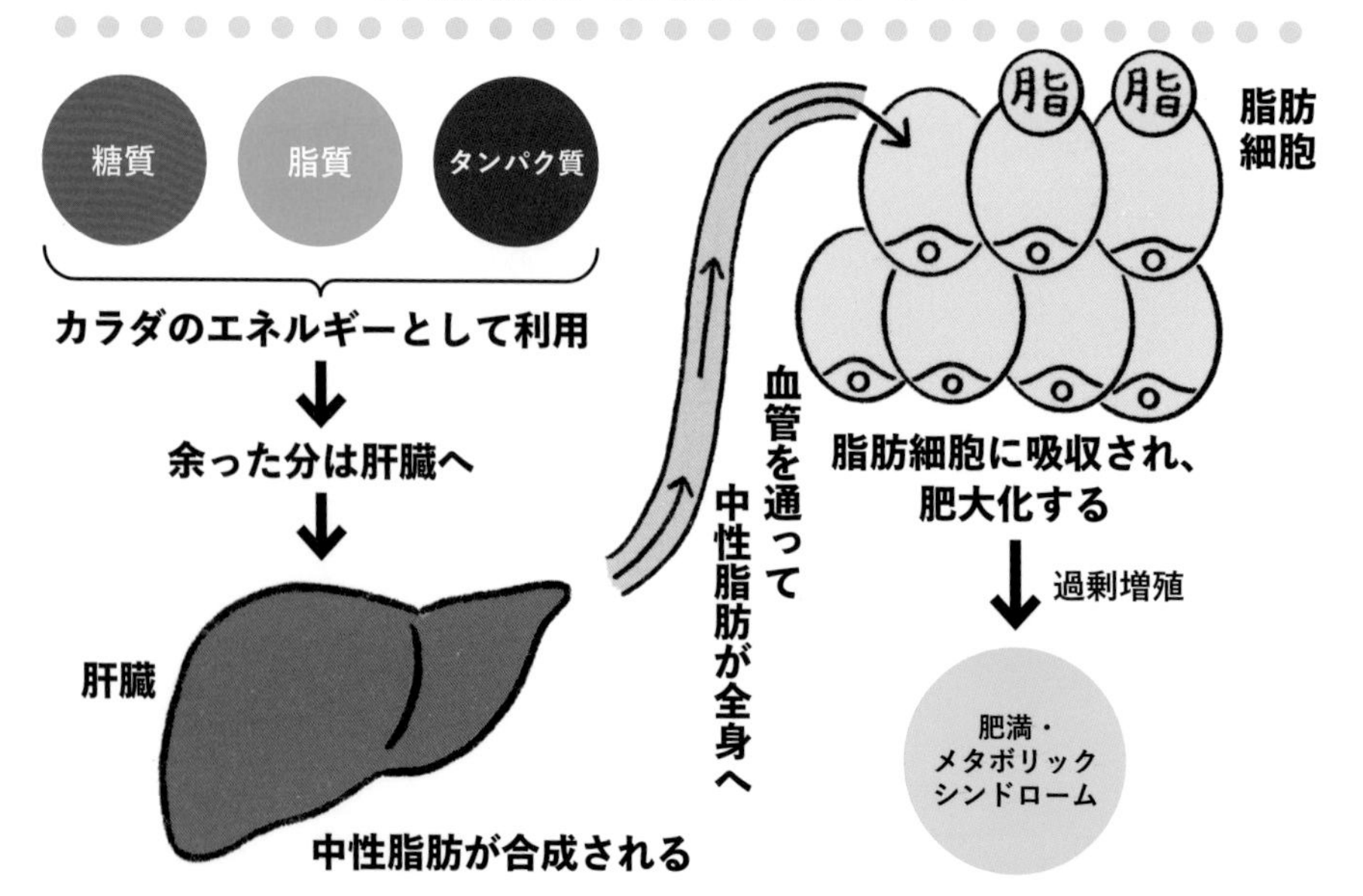

緑茶の効能

緑茶が肥満予防に効果があることは、高濃度茶カテキン飲料などの情報によって、よく知られるようになりました。

緑茶の体脂肪を抑える効果があるとされる成分は、**緑茶カテキンのEGCGとカフェイン**です。

このコンビが、**腸での脂肪吸収を抑え、肝臓での脂質代謝をうながし、脂肪細胞の蓄積を抑えます。**

また、運動と緑茶摂取の併用で脂肪燃焼効果がさらにアップします。

カテキンとカフェインのコンビで体脂肪を抑える

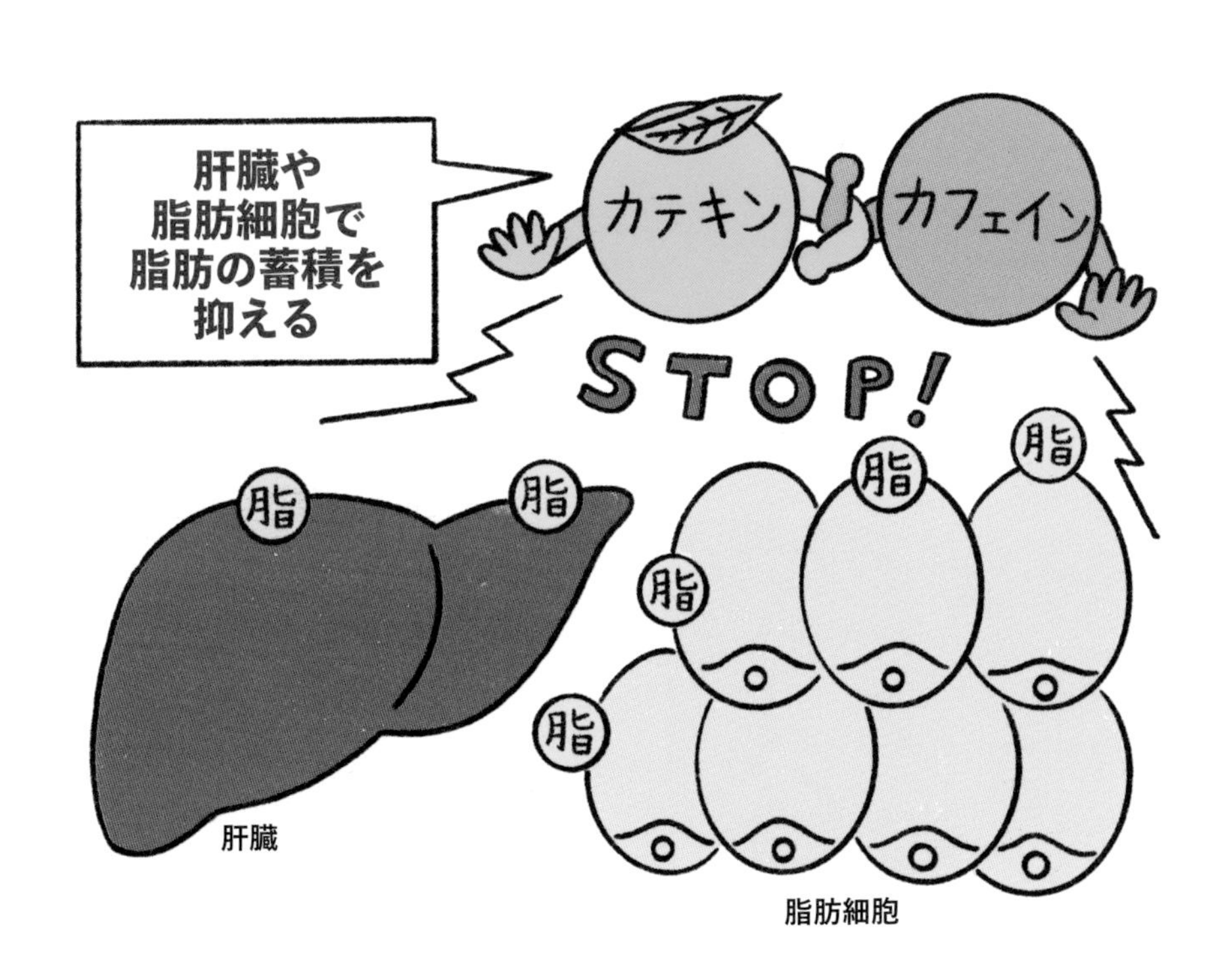

緑茶カテキンのEGCGは、脂肪吸収を抑える効果がありますが、カフェインとの組み合わせの効果で、脂質代謝（脂肪燃焼）を活性化させたり、脂肪細胞や肝臓に脂肪が蓄積するのを抑えたりする効果があるとされています。また、熱産生が上がって、体脂肪の蓄積を防ぐ効果も報告されています。

Harada U et al., J Health Sci, 2005

EGCGが脂肪の吸収を抑える

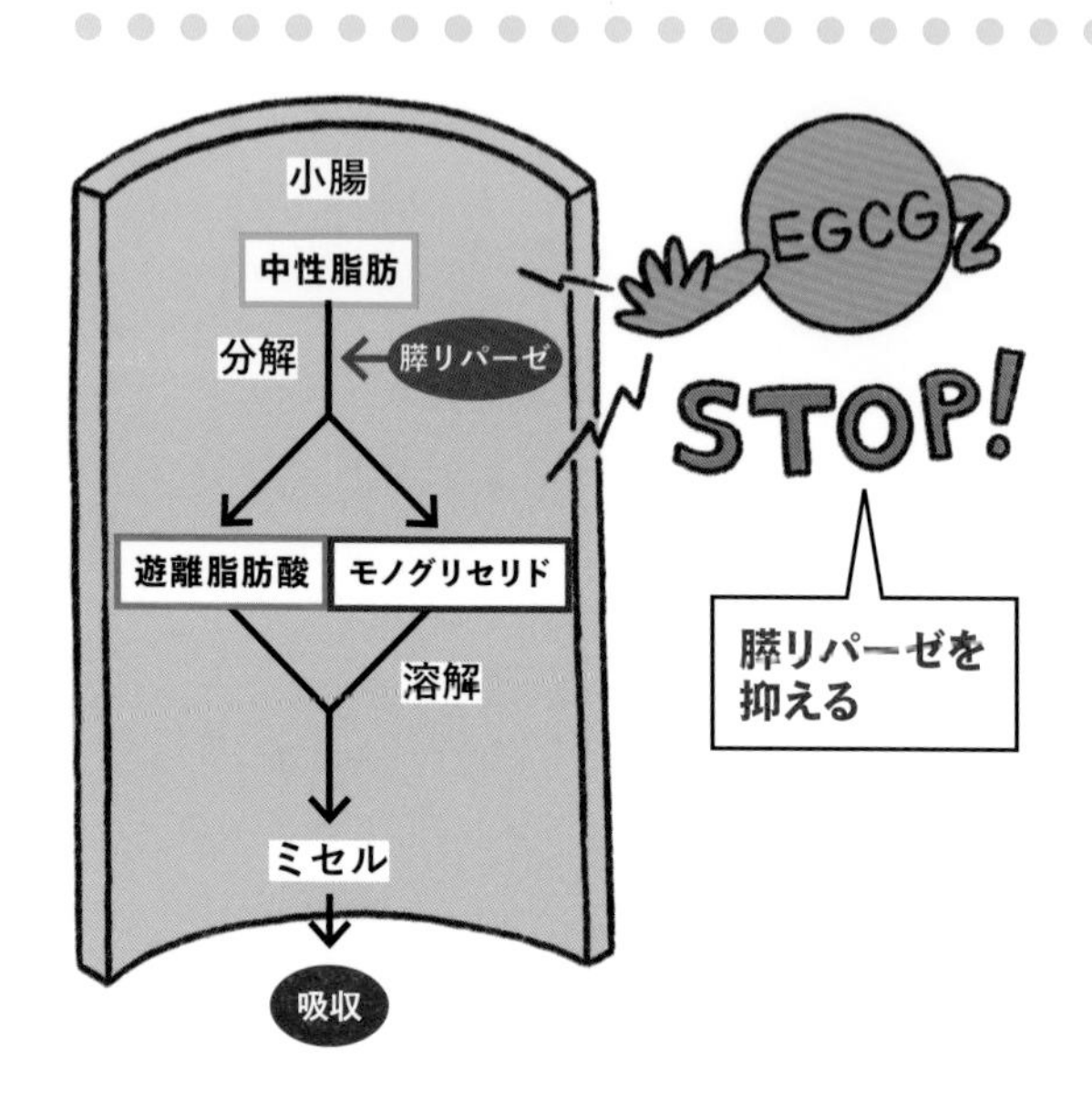

脂肪は、小腸内で中性脂肪から遊離脂肪酸やモノグリセリドに分解され、ミセルという小さい分子になって吸収されます。中性脂肪は、膵臓から分泌される膵リパーゼという消化酵素によって分解されますが、緑茶カテキンEGCGは膵リパーゼにはたらきかけ、脂肪の吸収を抑えます。

血中のコレステロールの吸収も抑える

ガレート型カテキン飲料とコレステロールの関係

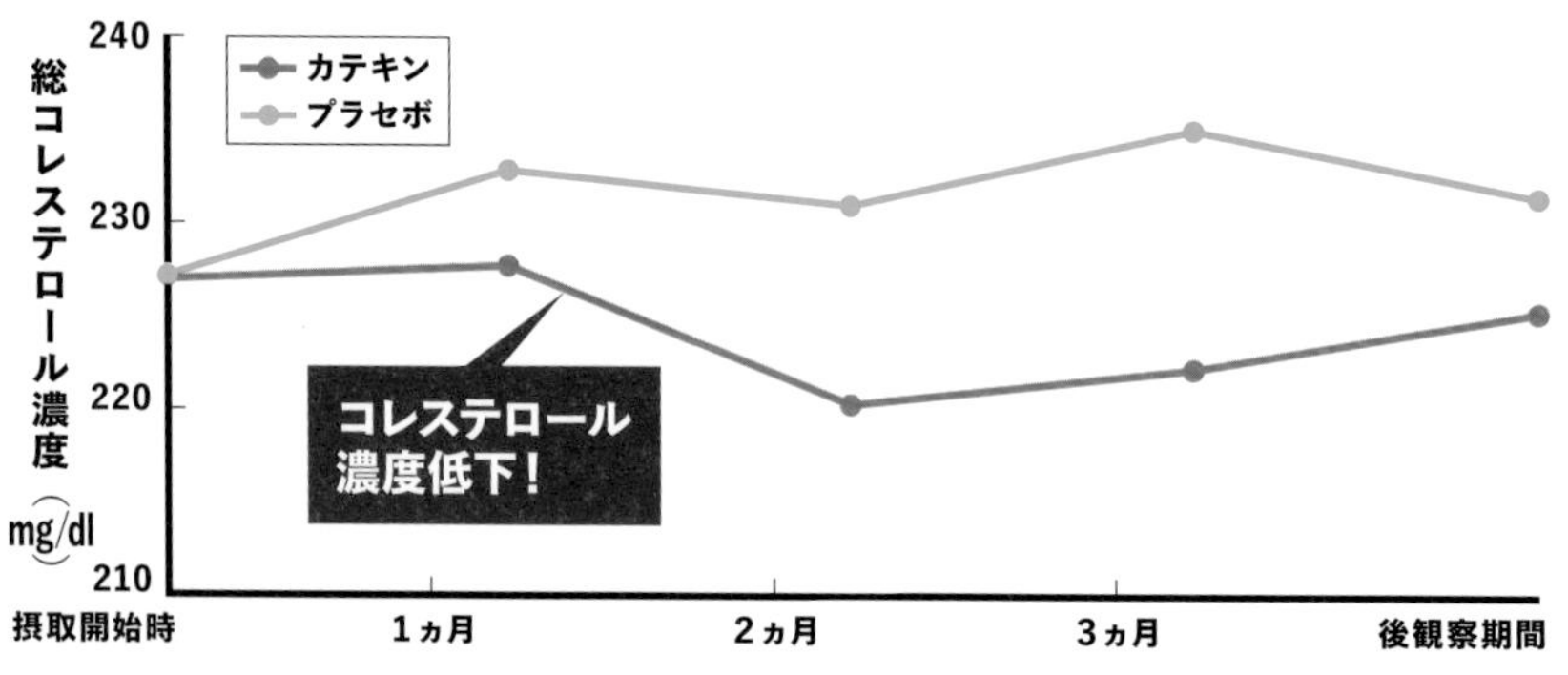

小腸からの脂肪吸収を抑えるということは、血中のコレステロール濃度も低下する可能性があります。緑茶カテキンEGCGと血中コレステロール濃度の関連を調べた研究では、EGCG（高濃度緑茶カテキン飲料であるガレート型カテキン飲料を１日２本）を摂取すると、総コレステロール濃度が低下したそうです。

Kajimoto O et al., J Clin Biochem Nutr, 2003

運動との併用で脂肪が効率よく燃える！

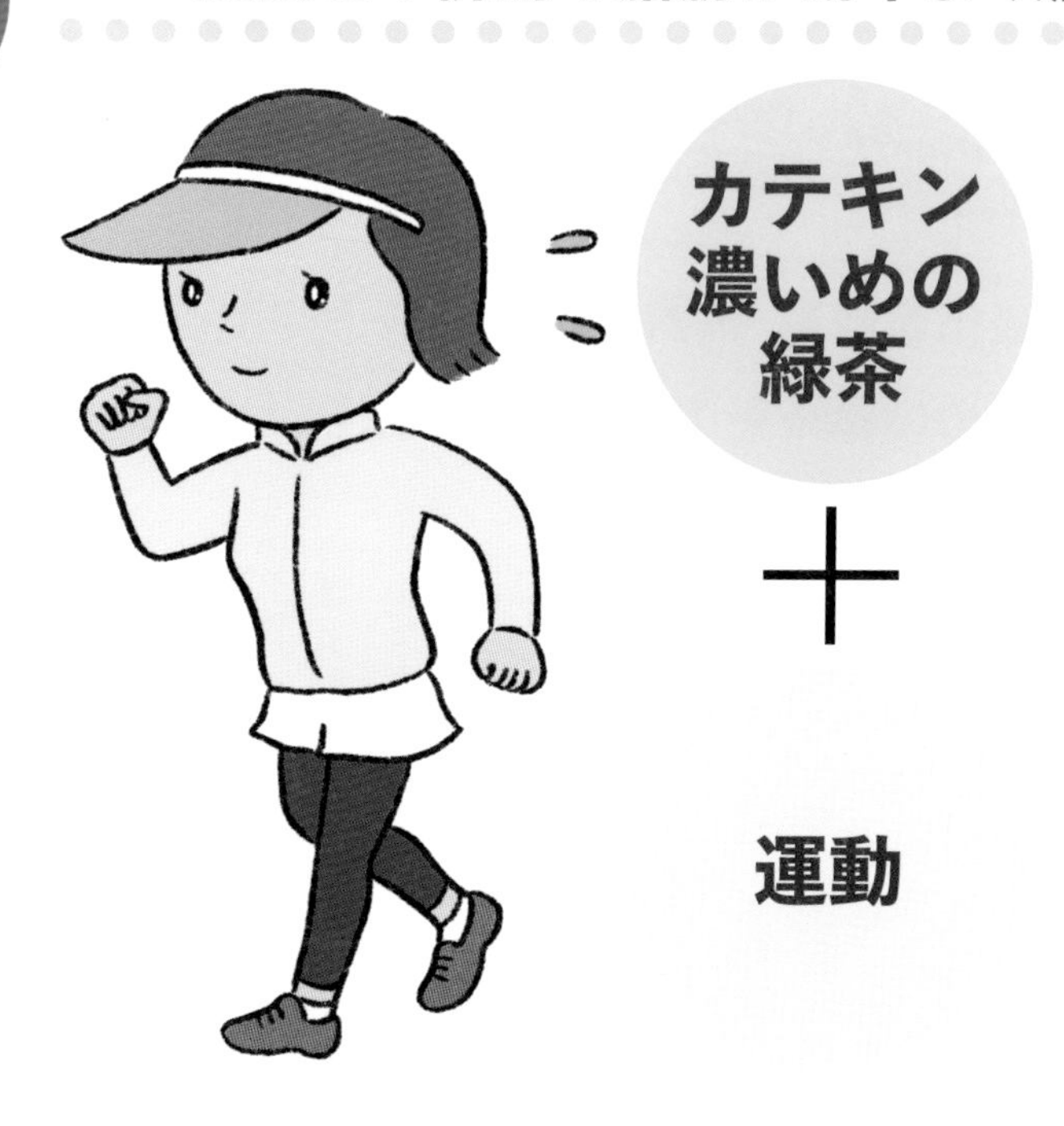

濃いめの緑茶カテキン飲料を与えたうえで、運動（水泳）を併用させたマウスの実験では、効率よく脂肪が消費されたそうです。つまり、濃いめの緑茶を習慣的に飲みながら適度な運動をすると、脂肪がよく燃えるということ。ヒトの試験でも同様の効果が。

実際に体脂肪が減った！

軽度肥満者の12週間摂取試験

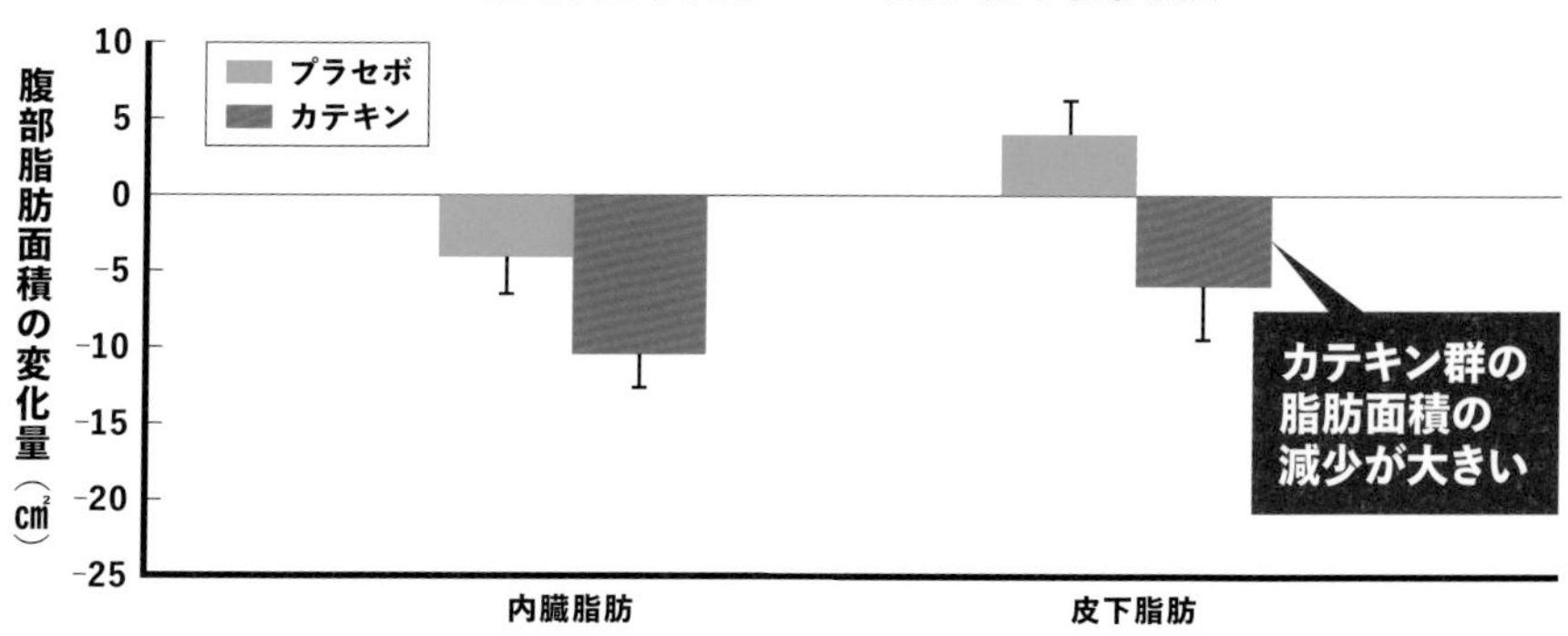

軽度の肥満者を対象に、濃いめのカテキン EGCG（583mg／340ml を１日１本）を12週間摂取したときの脂肪面積を調査した研究。カテキン摂取群は、プラセボ群（対照群）より皮下脂肪、内臓脂肪ともに脂肪の面積が減少したそうです。このこともカテキンが体脂肪を低減させる効果があることを示しています。

 Nagao T et al., Obesity, 2007

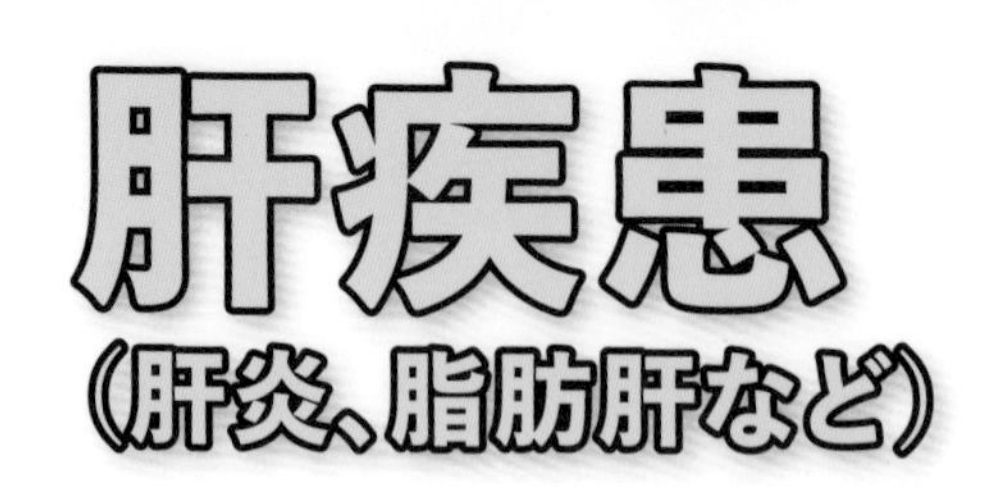

肝疾患（肝炎、脂肪肝など）

POINT 抗酸化＆殺菌・抗菌作用で炎症を抑える

おすすめ 濃いめの緑茶を１日５杯以上飲む ⇨P.128

原因は？

肝臓の炎症は、**アルコールの過剰摂取、ウイルス感染、薬剤や食生活の影響**など、さまざまな原因で起こります。これらの要因から肝臓がダメージを受けたり、活性酸素の増加による**酸化ストレスによって炎症**が起こったりし、肝臓の機能が低下します。

このような症状が進行すると**肝炎**に。さらに結合線維が増えて硬くなると**肝硬変**、それがやがてがん化して**肝がん**になるリスクもあります。

肝炎の発症と進行のしくみ

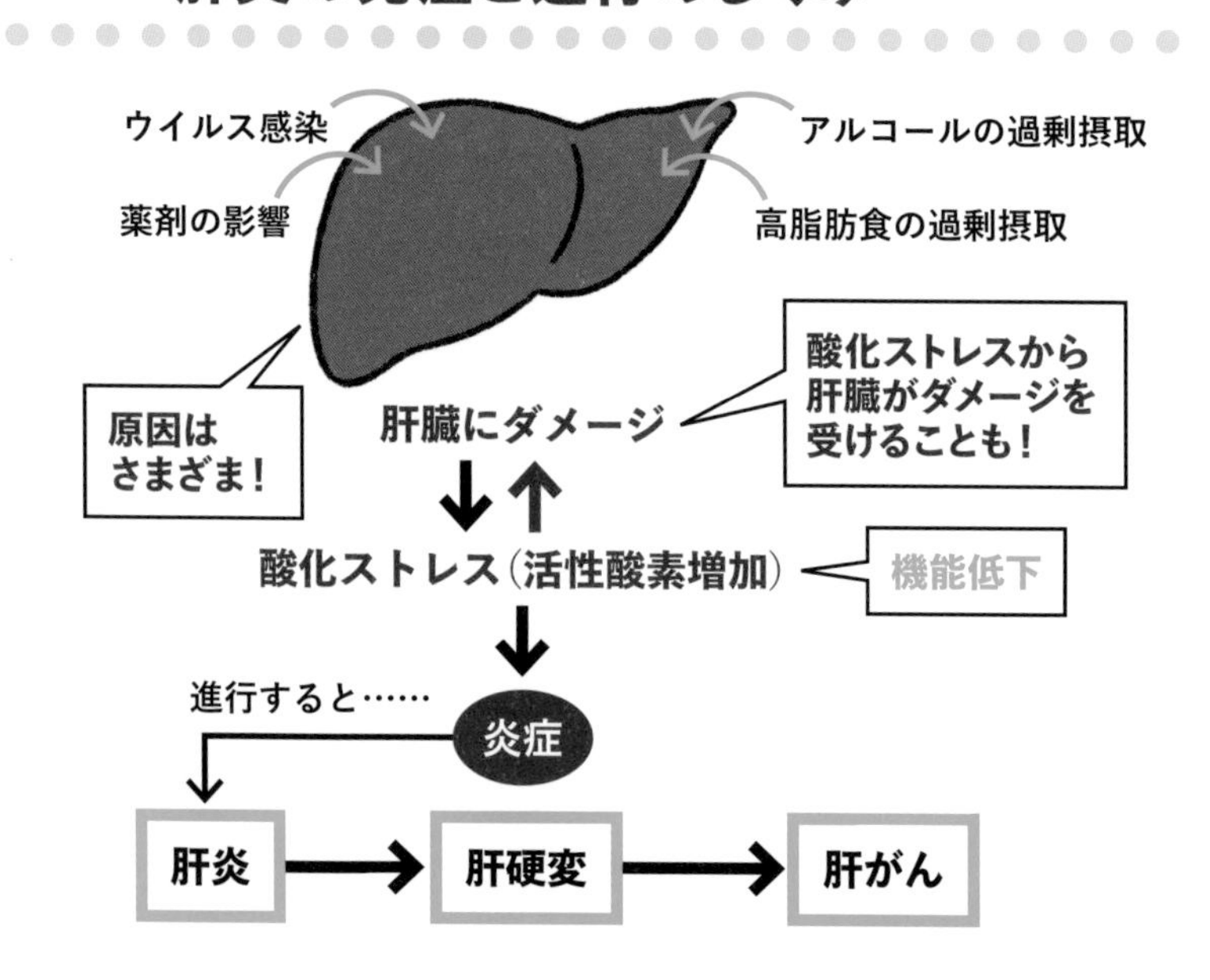

緑茶の効能

緑茶カテキンのEGCGは、抗酸化作用を持つため、肝臓の機能低下の原因となる**活性酸素の増加を抑え**、病態の悪化や慢性化を防ぎます。

また、殺菌・抗菌作用によって、肝炎ウイルスへの**感染を防ぎ**、**肝臓内の細胞間のウイルスの拡散も抑えます**。

さらに、前述したように（P.49）肝臓での**脂肪の蓄積を抑え**、**脂質の代謝を活性化させる**効果もあり、脂肪肝の予防にも効果が期待されます。

EGCGの抗酸化作用で炎症を抑える

緑茶カテキンEGCGは、強力な抗酸化作用を持ちます。肝臓機能を低下させる恐れのある活性酸素が増加した際に、活性酸素を除去することで酸化ストレスを軽減し、病態の悪化や慢性化を防ぎます。

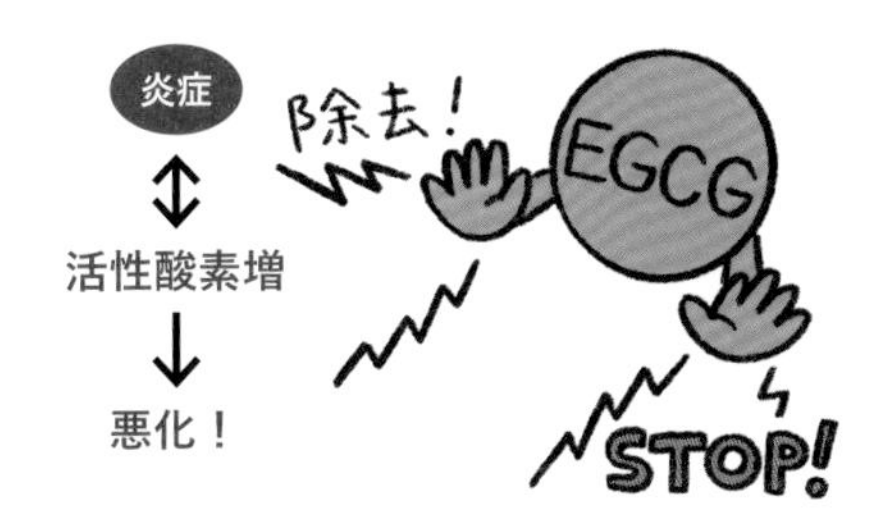

肝炎ウイルスの感染をブロックする

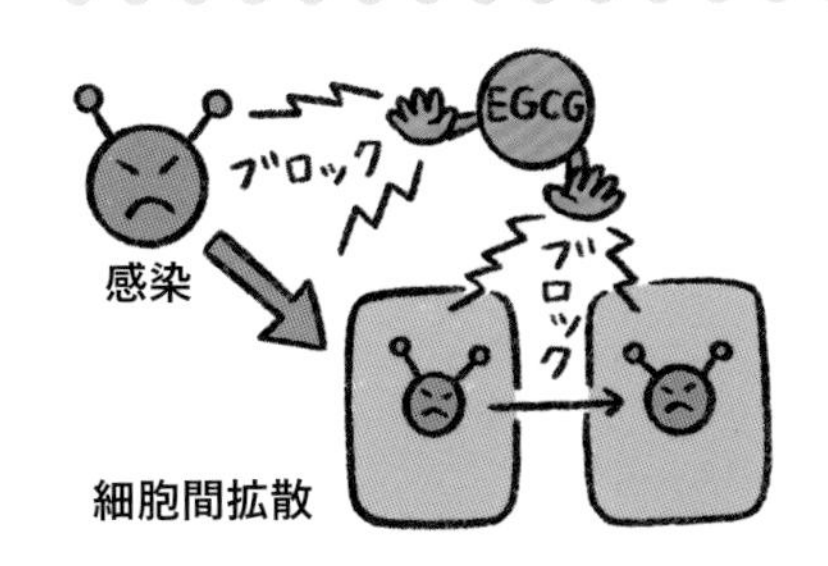

EGCGには、殺菌・抗菌作用があり、肝炎ウイルスへの感染をブロックするほか、感染後も肝臓内で増殖するウイルスの細胞間の拡散を抑える効果があります。

肝臓への脂肪の蓄積を抑える

EGCGとカフェインのコンビが、肝臓での脂肪の蓄積を抑制したり、脂肪の燃焼を活性化させたりします。日常的にEGCGを摂取しておくことで脂肪肝の予防も期待できます。

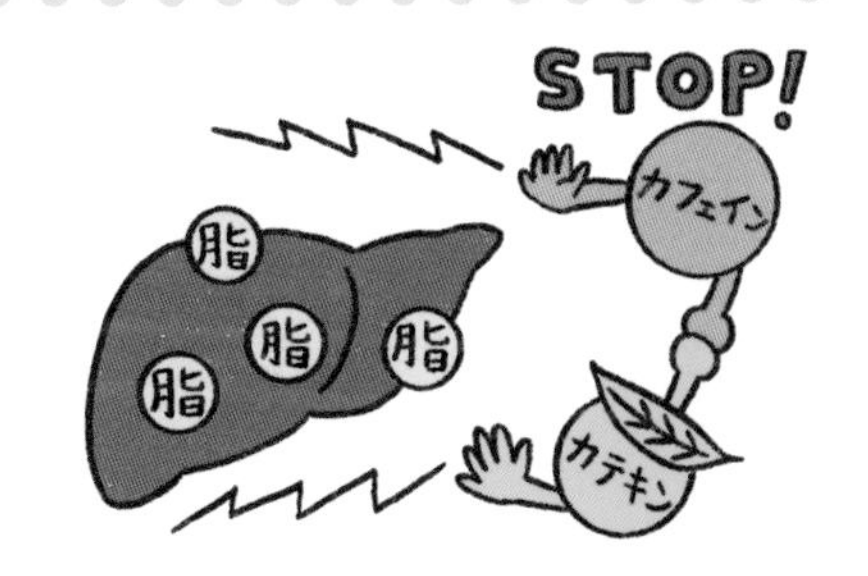

Relja B et al., Eur J Nutr,2012
Ciesek S et al., Hepatology,2011
Sugiura C et al., J Obes,2012

動脈硬化

POINT LDLコレステロールの酸化やアテロームの形成を抑える

おすすめ 食事と一緒に緑茶を飲む ⇨P.126

原因は？

LDLコレステロール（P.40）が増えすぎ、血管壁に沈着して酸化すると、免疫細胞のマクロファージや平滑筋細胞に食べられます。それが**泡沫細胞**となって血管壁にたまり、**アテローム（粥腫）**を形成。これによって**血管の柔軟性が低下し、硬くなっていく**のが動脈硬化です。

動脈硬化は、虚血性心疾患や脳卒中といった**命に関わる病気につながる**リスクが高く、予防と改善の対策が重要です。

動脈硬化のしくみ

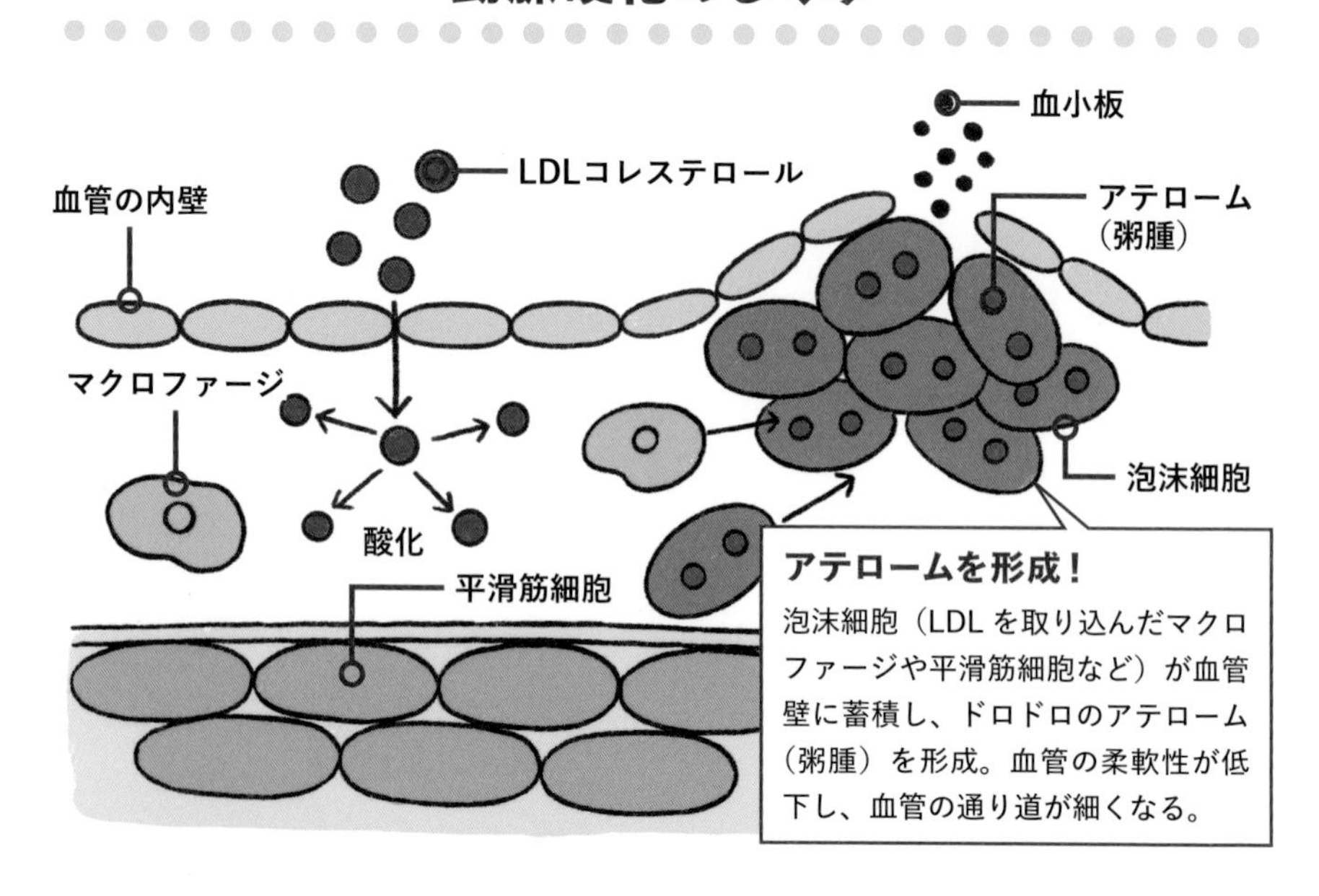

アテロームを形成！
泡沫細胞（LDLを取り込んだマクロファージや平滑筋細胞など）が血管壁に蓄積し、ドロドロのアテローム（粥腫）を形成。血管の柔軟性が低下し、血管の通り道が細くなる。

緑茶の効能

緑茶カテキンは、**血管を保護する**さまざまな効果が報告されています。

EGCGが**LDLの酸化を抑えて**マクロファージなどに取り込まれるのを防ぎます。

また、**血小板が集まってくるのを防いだり、平滑筋細胞が増えるのを抑えたりし**、アテローム（粥腫）が形成されないようにはたらきます。

このほかにも、**血管の収縮をゆるめたり、炎症を抑えたりする**効果も期待されています。

LDLの酸化を抑えてアテロームの形成を防ぐ

LDLが酸化すると、免疫細胞のマクロファージに食べられやすくなり、血管壁に沈着してアテローム（粥腫）の形成が進んでしまいます。緑茶カテキンEGCGは、LDLの酸化を抑え、アテロームの形成を防ぎます。

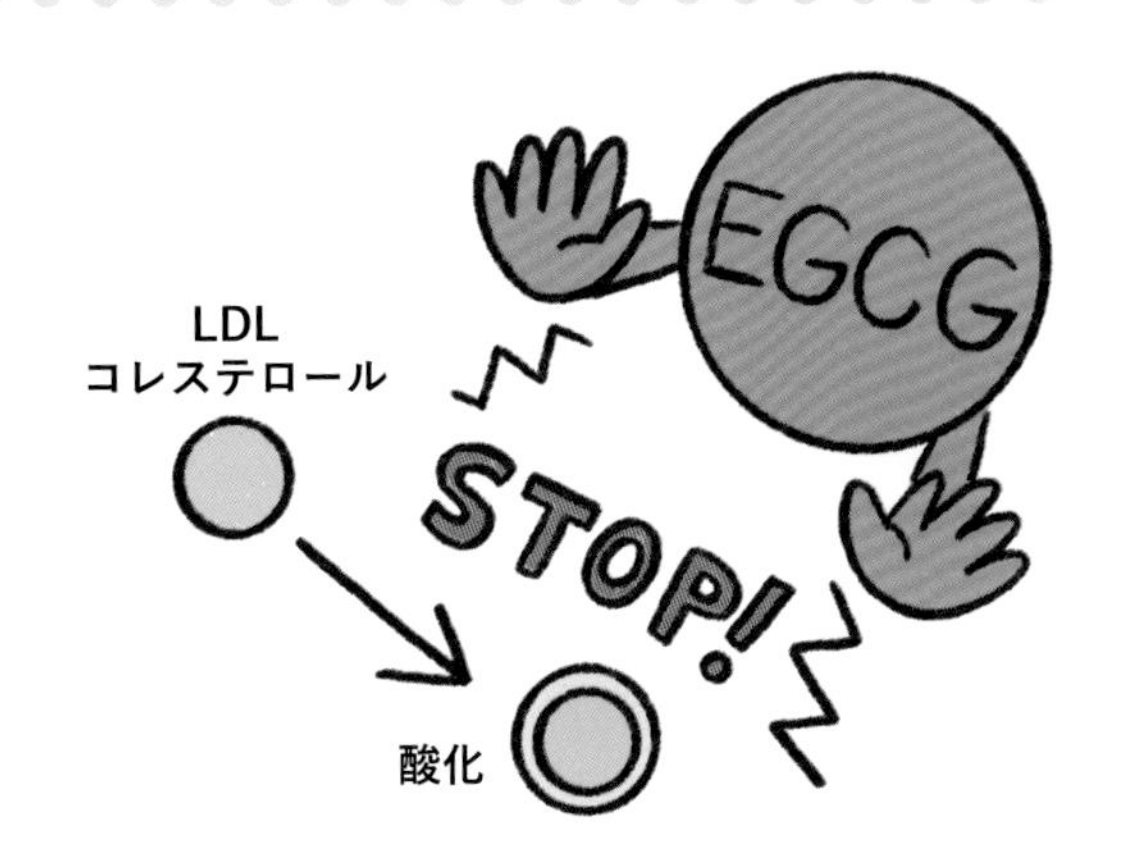

血小板や平滑筋細胞が集まらないようにする

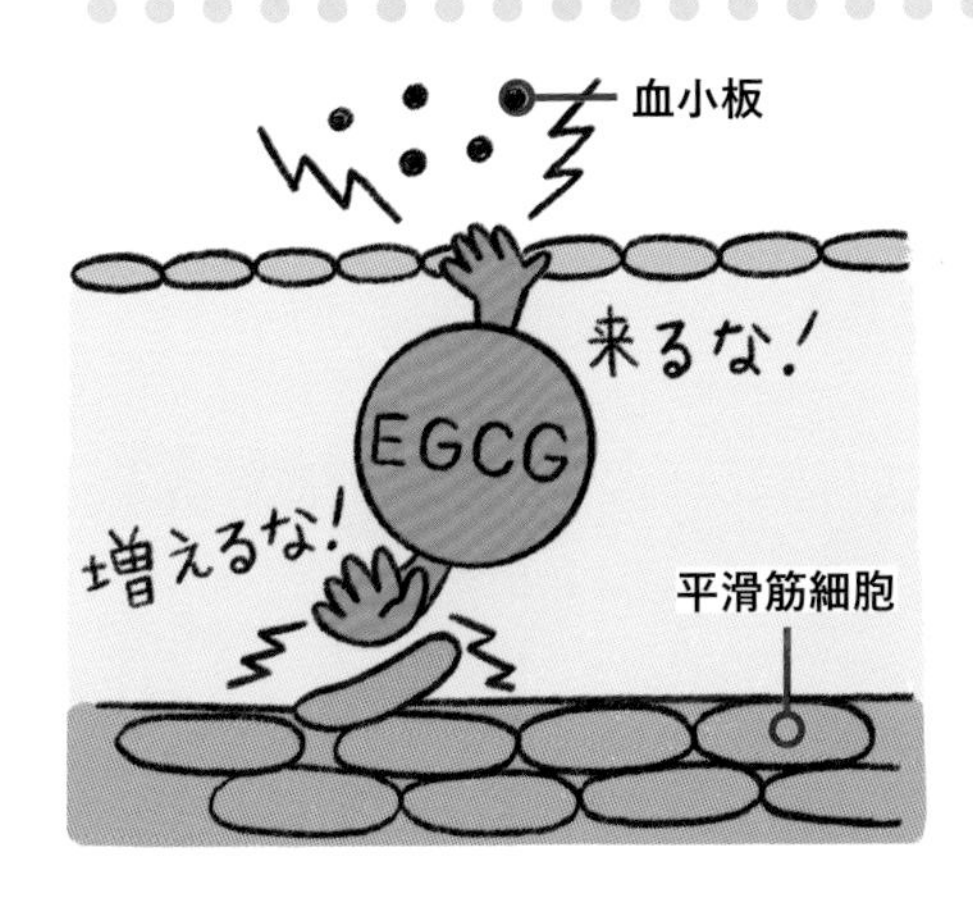

血管壁が炎症などを起こすと、血小板が集まってきたり、平滑筋細胞が増えたりし、そのせいでアテロームの形成が進んでしまいます。EGCGには血小板の凝集や平滑筋細胞の増殖を抑える効果があるとされています。

Velayuthan P et al., Curr Med Chem,2008

\ 将来に期待される効果 /

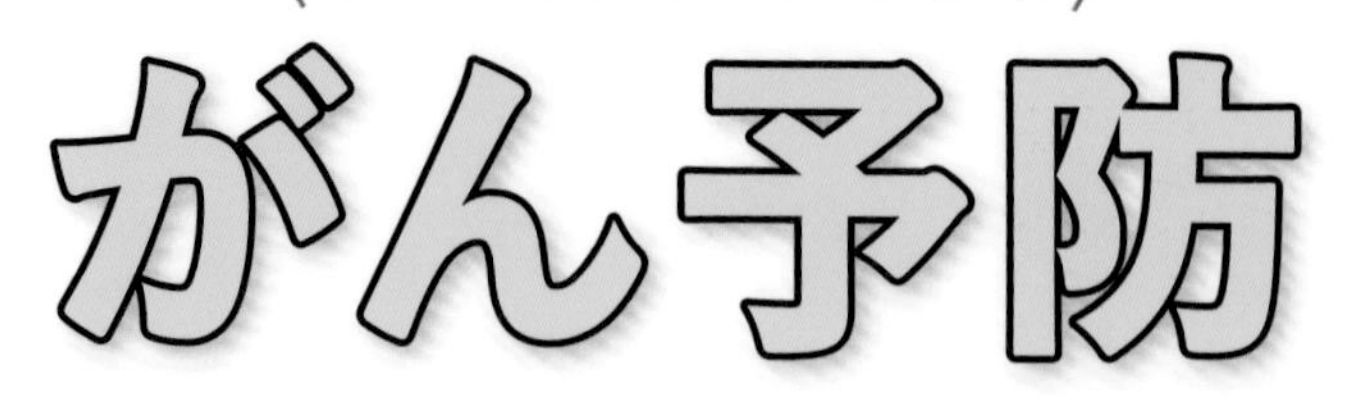

POINT がん細胞を自ら死滅させる効果が！

おすすめ 日常的に飲むとリスクが減るという説も？

原因は？

がん細胞が増える基本的なしくみは、主に**異常な細胞が増殖すること**にあります。なんらかの原因により、細胞の遺伝子の情報である**DNAが損傷**し、異常な細胞が増えます。通常は、免疫反応によって異常な細胞は死滅しますが、**免疫が敗北**すると、異常な細胞の暴走が始まり、**悪性の腫瘍を形成**することになります。

日々異常な細胞は生まれていますが、**加齢などで免疫が衰えると、がん化しやすく**なります。

がん細胞が増えるしくみ

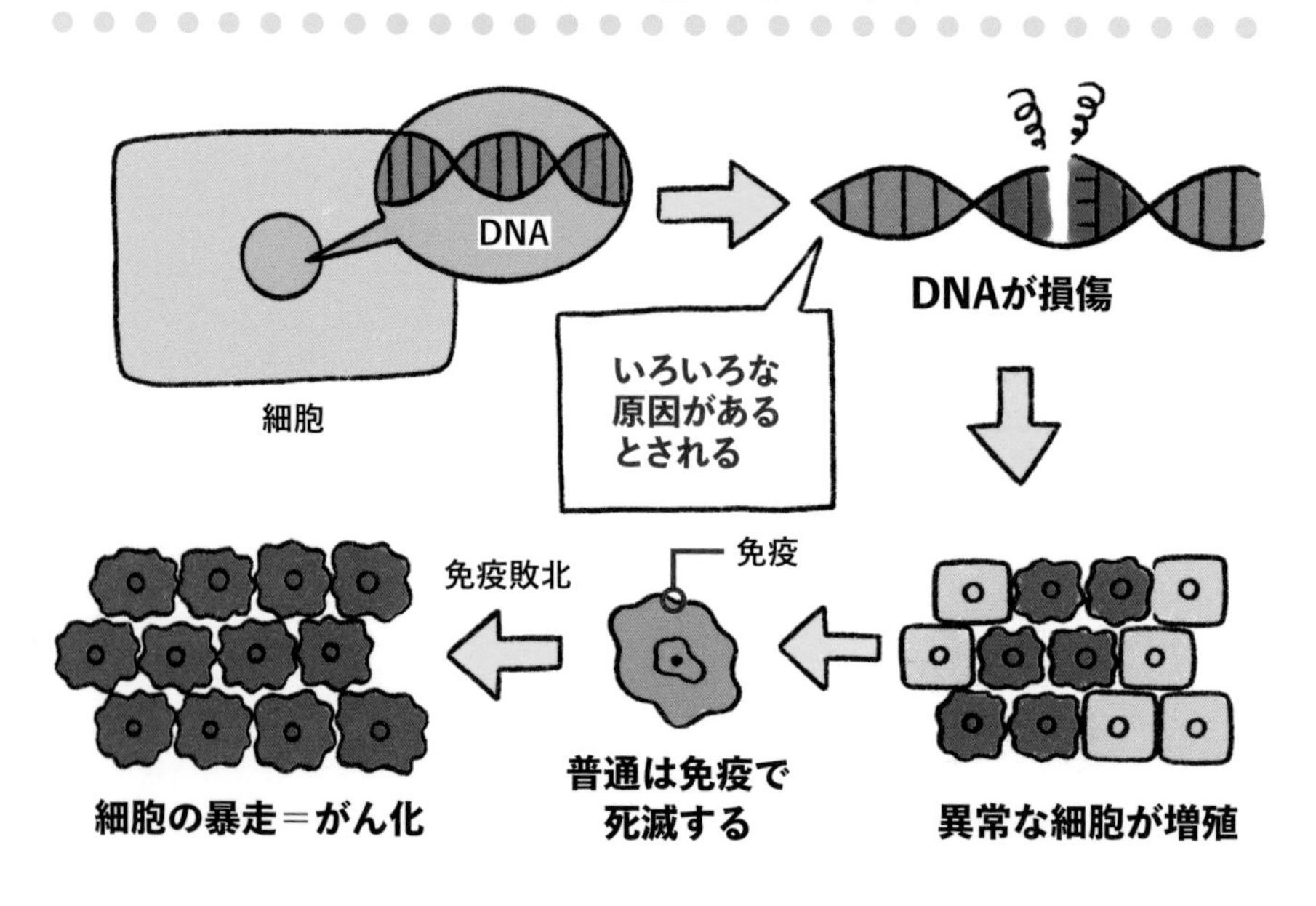

緑茶の効能

がんは、遺伝や生活環境、習慣、発症部位などケースの**個人差が大きい病気**です。

そのため、ヒトによる緑茶のがん予防に関する調査では、**結果にバラツキ**があるのは事実です。

しかし、抗がん効果に関する報告も多く、動物や細胞レベルでは、**がん細胞を自ら死滅させる(アポトーシス)効果**をはじめ、さまざまな研究が進められています。

今後の研究成果に期待がかかります。

がん細胞を自ら死滅させる効果

がん細胞の表面にFasや67LRというタンパク質があります。これらに緑茶カテキンEGCGが結合すると、がん細胞が自滅する(アポトーシス)プログラムが発動するという報告があります。

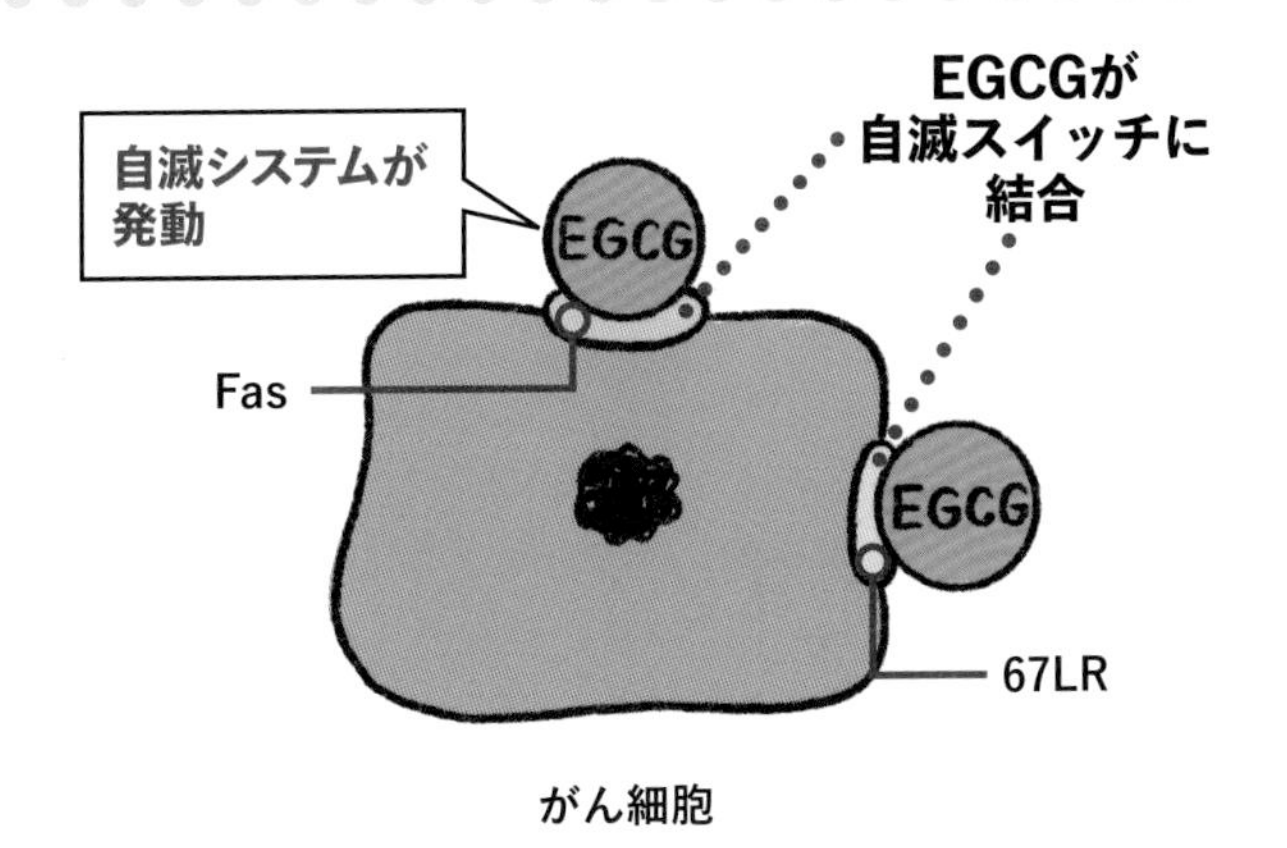

さまざまな作用があると考えられている

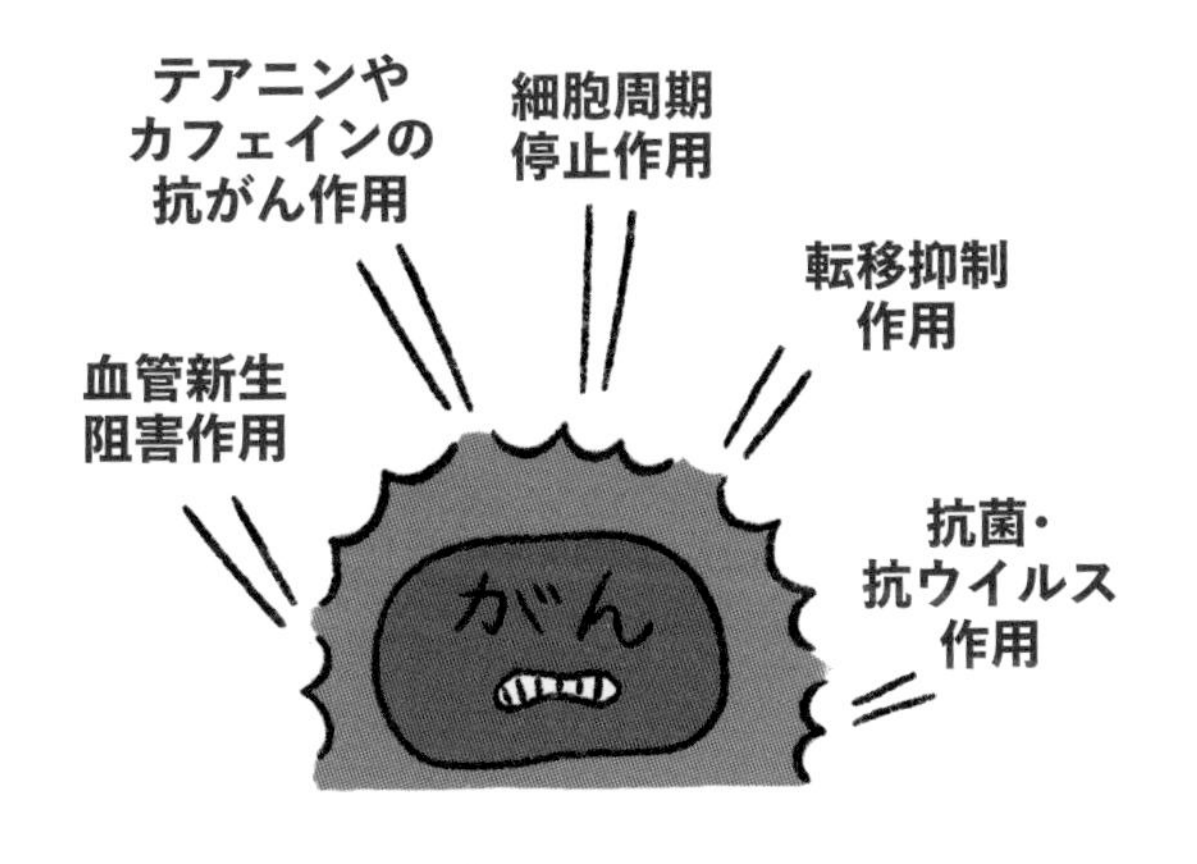

細胞のDNA損傷は多くの場合、活性酸素が関与。緑茶カテキンの抗酸化作用の効果が期待されます。また、ピロリ菌(胃がんの原因とされる)感染を防いだり、がん転移を抑制したり、がん予防に関するさまざまな効果が報告されています。

 Isemura M., 新版 茶の機能*, 2013*

将来に期待される効果

血圧の抑制

POINT 血圧を上昇させる物質への変換を抑える

おすすめ べにふうき緑茶を飲む ⇨P.125

原因は？

高血圧症は、塩分多めの食生活や遺伝などさまざまな原因があります。

そのなかで**レニン・アンジオテンシン・アルドステロン系**という腎臓が関与する血圧上昇のしくみがあります。

腎臓からレニンという化学物質が分泌されると、いくつかの化学反応を介し、アンジオテンシンⅡやアルドステロンといった物質が出てきます。これらが作用して、血圧を上昇させるといわれています。

血圧上昇のしくみ（レニン・アンジオテンシン・アルドステロン系）

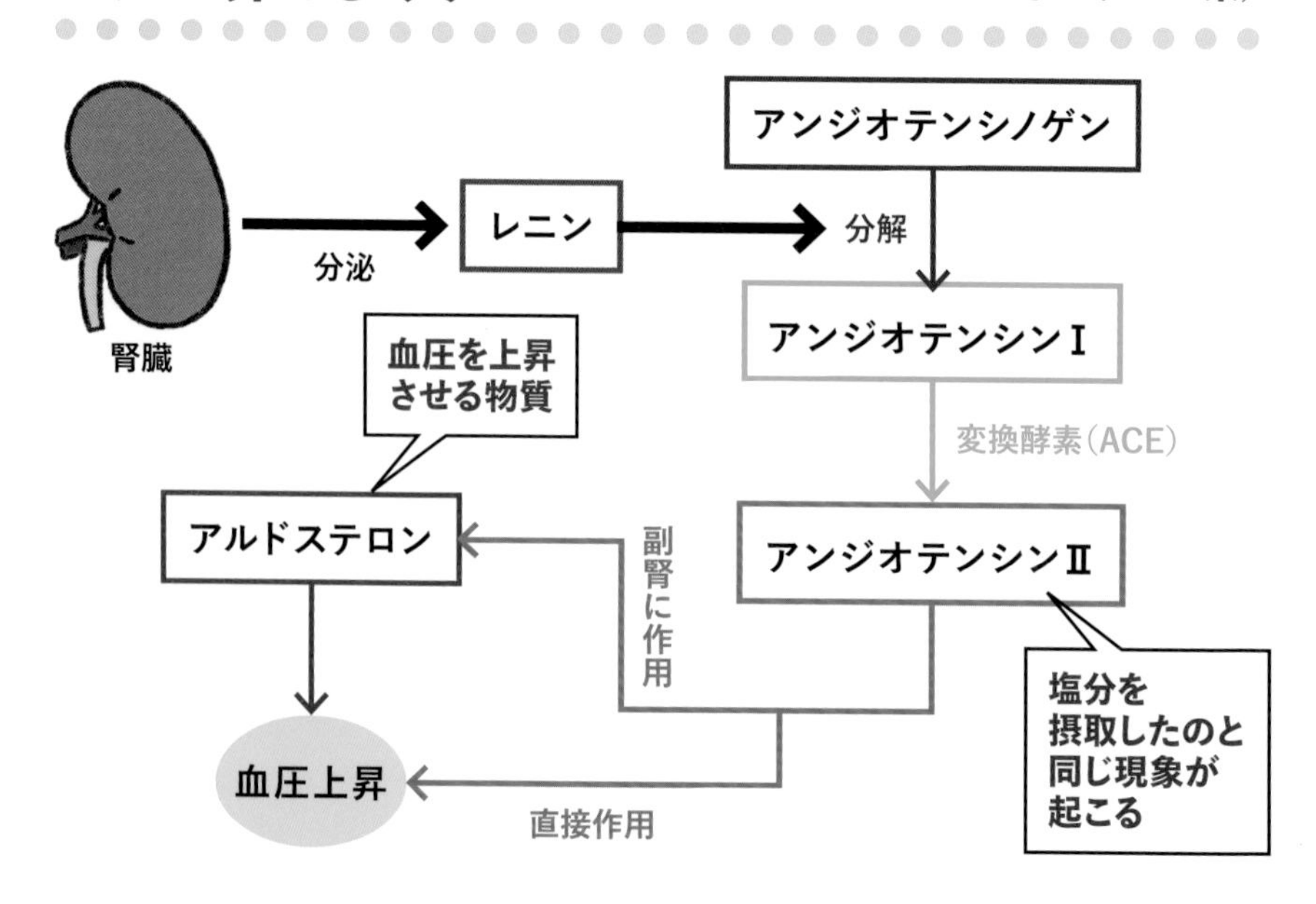

緑茶の効能

メチル化カテキンを多く含む**べにふうき緑茶**には、血圧上昇抑制効果があるとされています。

レニン・アンジオテンシン・アルドステロン系の過程で、アンジオテンシンⅠからⅡに変換するACEという酵素がありますが、**メチル化カテキンには、ACEを抑える**効果があるそうです。

また、EGCGには**血管をゆるめる一酸化窒素を増やす**効果が報告されるなど、さまざまな効果が期待されています。

血圧を上昇させる物質への変換を阻害

血圧を上昇させるメカニズムのうち、強い昇圧作用のあるアンジオテンシンⅡに変換する「ACE」という酵素があります。メチル化カテキンには、このACEを阻害する効果があり、血圧の上昇を抑えるものと考えられています。

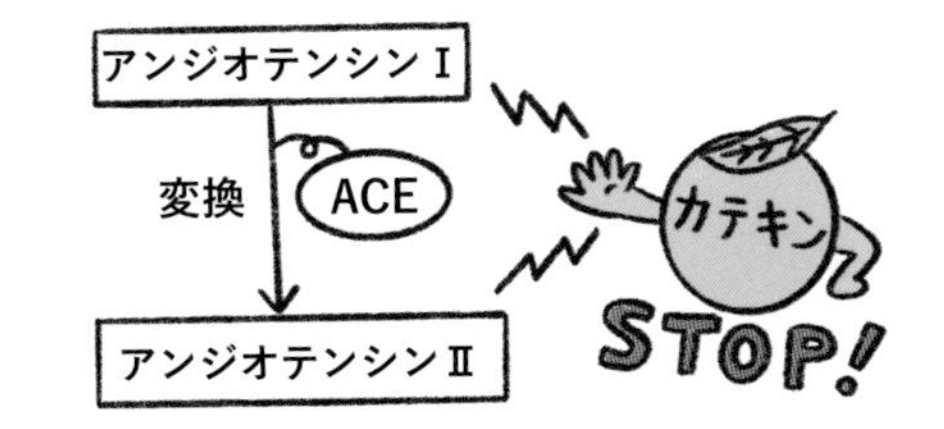

血管をゆるめる一酸化窒素を活性化

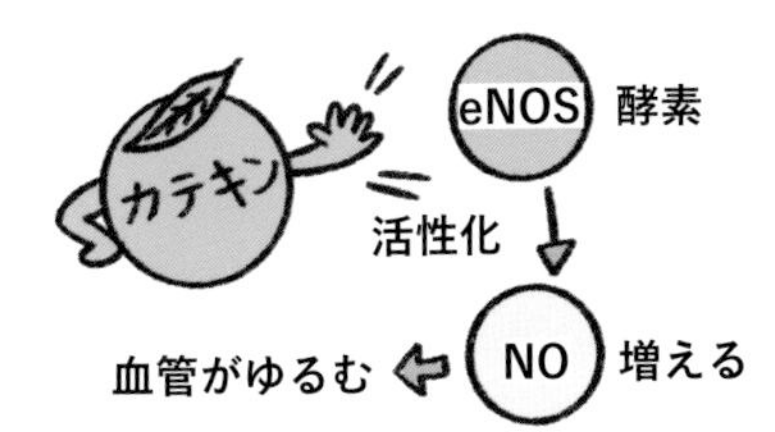

一酸化窒素（NO）には、血管をゆるめる効果があり、血圧の調節に関与しているとされています。緑茶カテキンEGCGは、NOを生み出す酵素（eNOS）を活性化させ、NOを増やして血管をゆるめる効果が期待できます。

カテキン以外の成分も血圧上昇を抑える

神経伝達物質に作用して血圧上昇を抑えるとされるGABAは、ギャバロン茶という機能性緑茶も開発されています。また、テアニン、カフェイン、サポニンといった成分も血圧の抑制効果が報告されています。

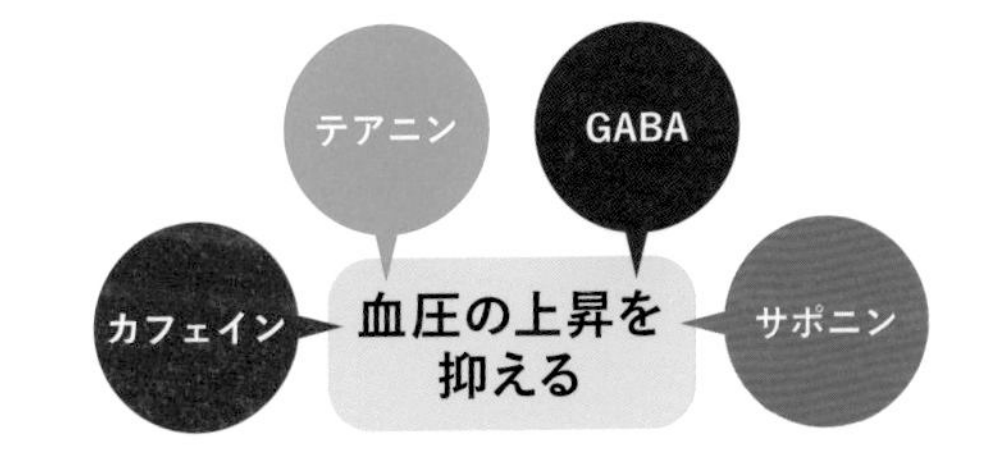

＼将来に期待される効果／

脳卒中の障害軽減

POINT 予防効果に加え、脳障害を軽減する効果も！

おすすめ 1日4杯以上でリスクが減る ⇨P.126

原因は？

脳血管の病気である脳卒中は、**動脈硬化や高血圧**、**動脈瘤**（りゅう）などを原因に起こります。

脳内の血管が血栓などによって詰まったり、流れが悪くなったりする症状を**脳梗塞**（こうそく）、脆くなった血管が破れて出血する症状を**脳出血**、脳のクモ膜下腔（くう）という部位で動脈瘤が破れて出血する症状を**クモ膜下出血**といいます。

動脈硬化や高血圧、脂質異常症など、軽症の段階で予防・改善することが大事です。

脳卒中の種類としくみ

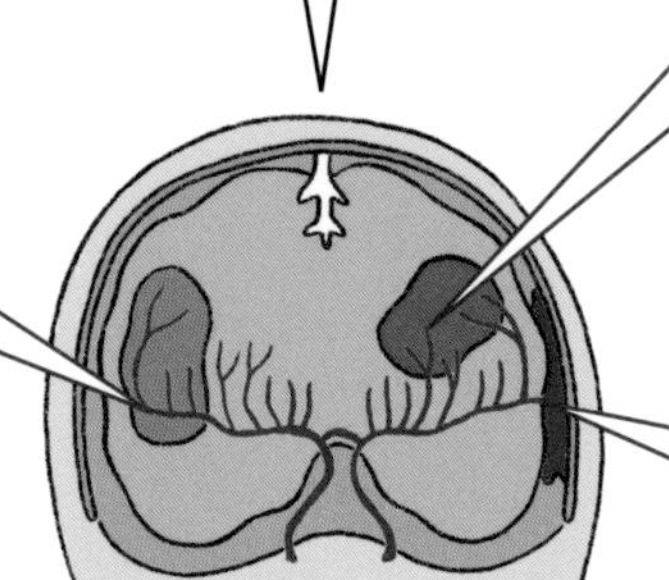

動脈硬化、高血圧、動脈瘤の形成などが主な原因

脳梗塞
アテローム（粥腫）が破れ、血栓ができて詰まったり、血管が狭くなったりする症状。

脳出血
動脈硬化や高血圧症などで脳内の血管が脆くなった部位から出血する症状。

クモ膜下出血
クモ膜下腔という空間で小さいコブのような動脈瘤が破れて出血する症状。

緑茶の効能

脳卒中の予防は、前述した動脈硬化（P.54）の対策や血圧の抑制（P.58）などが有効になります。緑茶摂取と脳卒中の発症リスクとの関連を調査した研究では、**緑茶を毎日4杯以上飲むと、発症リスクが8割まで低下する**というデータが報告されています。

　また、ラットを使った実験では、緑茶カテキンを摂取した場合、**脳障害の範囲が縮小され、症状が軽減される**という報告もあります。

緑茶を飲む量が多いほど脳卒中のリスクが低い

緑茶摂取と脳卒中の関連を調べた研究では、緑茶を飲まない人の発症リスクを１とすると、毎日１杯が0.94、４杯以上で0.80まで低下したそうです。このことから緑茶を飲むほど脳卒中の発症リスクが低くなると推察できます。

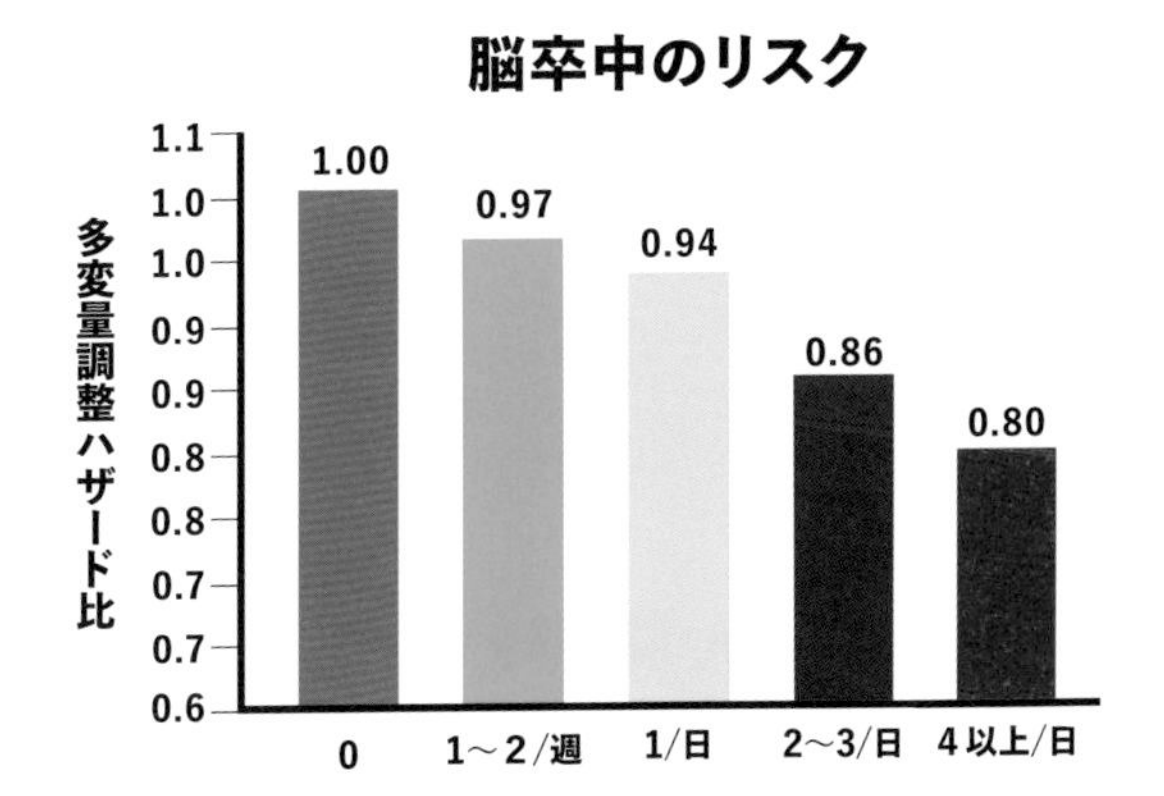

カテキンは脳障害を軽減させる!?

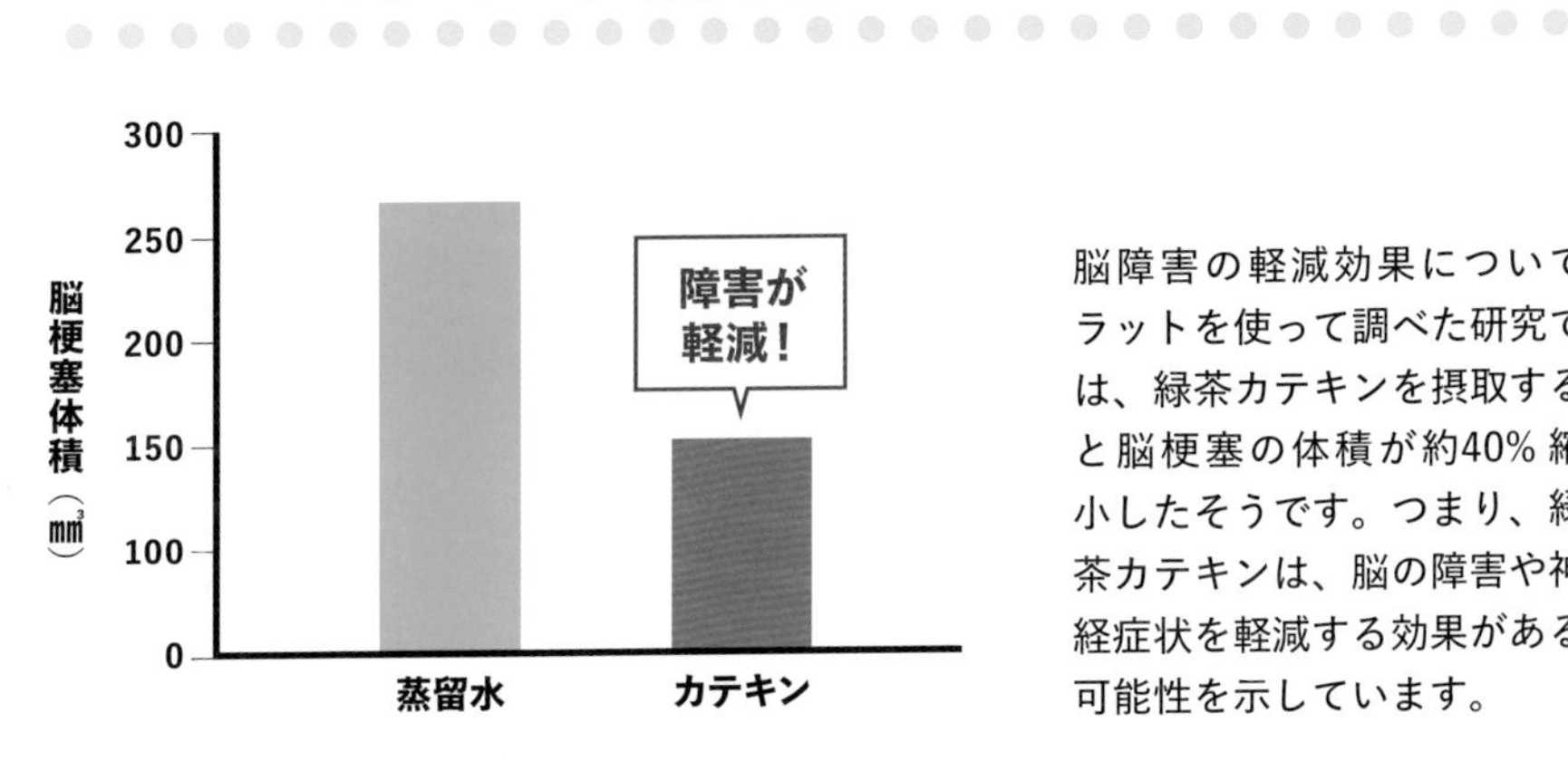

脳障害の軽減効果についてラットを使って調べた研究では、緑茶カテキンを摂取すると脳梗塞の体積が約40%縮小したそうです。つまり、緑茶カテキンは、脳の障害や神経症状を軽減する効果がある可能性を示しています。

Kokubo Y et al., Stroke, 2013
Suzuki M et al., Med Sci Monit, 2004

＼将来に期待される効果／

大腸炎の予防

POINT **活性酸素を抑えるSOD酵素を活性化する**

おすすめ **習慣的に緑茶を飲む**

原因は？

大腸炎などの炎症性の腸疾患の原因は、まだはっきりと明らかになっていませんが、大腸炎には、**活性酸素の増加による酸化ストレスが関与**しているものと考えられています。

腸の粘膜組織に活性酸素が異常に蓄積すると、免疫細胞である好中球やマクロファージが活性化し、さらに活性酸素を増やしたり、**炎症反応を起こしたりし、粘膜組織を傷つける**可能性があるといわれています。

大腸炎と酸化ストレスのしくみ

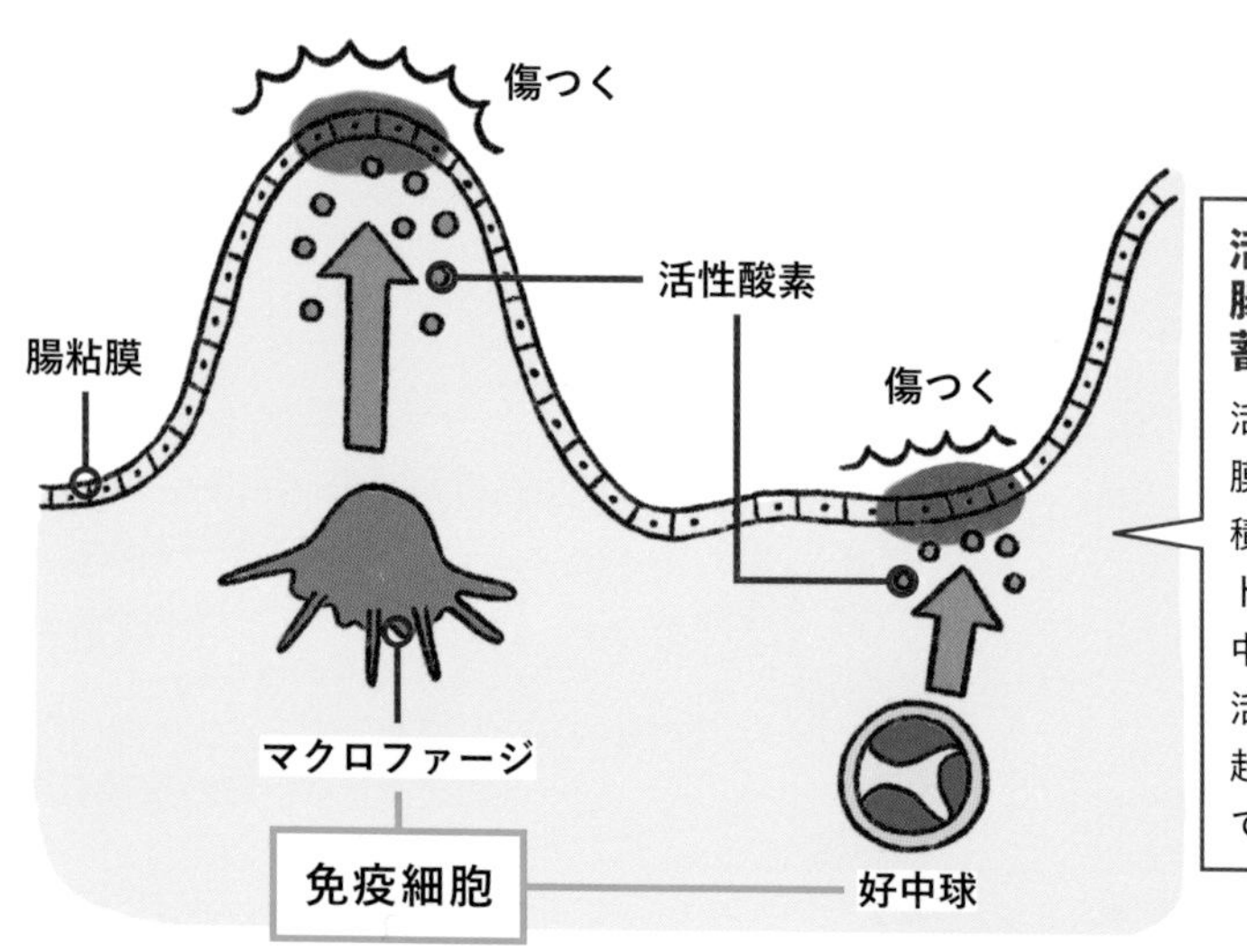

緑茶の効能

大腸炎に酸化ストレスが関与していると考えられていますが、緑茶カテキンEGCGの抗酸化作用が、活性酸素の増加を抑えると考えられます。

ラットの実験によると、EGCGは**活性酸素除去酵素であるスーパーオキシドディスムターゼ（SOD）を活性化**させ、その結果、**大腸炎の症状を軽減する**と報告されています。

しかし、EGCGを**摂取しすぎると、逆効果に**なるという報告も。

EGCGの抗酸化作用で損傷から腸を守る

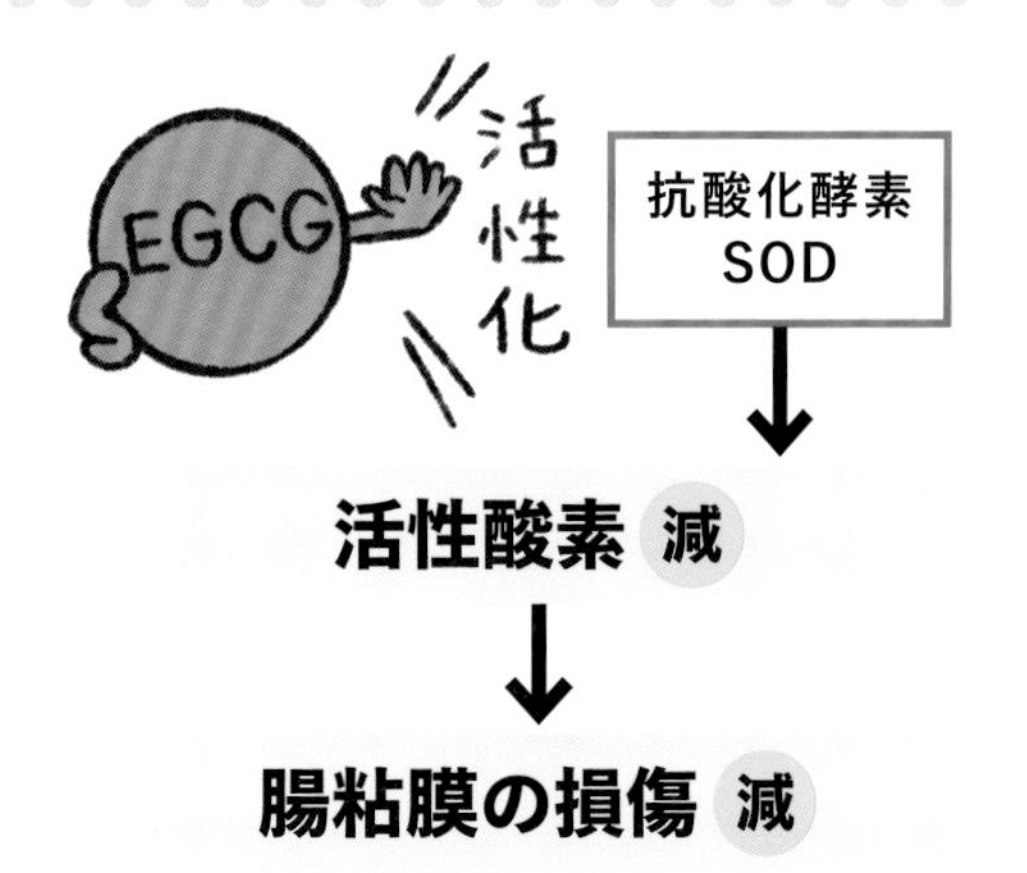

EGCGの抗酸化作用が、酸化ストレスによる大腸炎の症状を軽減すると考えられています。ラットの実験によると、活性酸素を除去する酵素スーパーオキシドディスムターゼ（SOD）をEGCGが活性化させると、腸粘膜の損傷が減り、大腸炎の症状が軽減したそうです。

EGCGを大量にとりすぎると逆効果になる？

日常摂取量

⇨**抗炎症の効果あり**

高用量

⇨**炎症が悪化**

大腸炎と緑茶カテキンの関係を調べたラットを使った実験では、EGCGの抗酸化作用は、日常摂取量の範囲なら抗炎症効果があるものの、摂取量が増えるにつれ、逆に炎症が悪化したそうです。無闇な飲みすぎはよくないということかもしれません。

Mochizuki M et al., Abstracts of Annual Congress of JSHE, 2005
Kim M et al., Biofactors, 2010

「酸化ストレス」ってなに？

緑茶カテキンの効能として、「抗酸化作用」がよく出てきます。これは、体内に発生する「活性酸素」を除去することで、細胞や組織のダメージを防ぐことを表していますが、そもそも活性酸素とはどんなものなのでしょう？

活性酸素とは、体内に取り込まれた酸素の一部が、生命維持のための代謝（たとえば栄養素をエネルギーに変換するなどの化学変化）などによって活性化した状態になったもの。本来は、免疫機能や細胞間の情報伝達、細胞のライフサイクルの調節など、私たちの生命活動の一部を担っていますが、増えすぎると細胞にダメージを与え、病気や老化の原因になるとされています。

ヒトは、1分間に約500ml（約0.7g）の酸素を消費し、１日に約１kgの酸素を必要とします。80歳までに約30tを消費し、そのうち１～10％の活性酸素が体内で発生するといわれています。もし、体内に活性酸素を除去する抗酸化機能が備わっていなければ、脳は1時間以内に活動を停止し、カラダも半日持たないと推測されています。

このように、酸化ストレスは私たちのカラダに大きなダメージを与え、緑茶の抗酸化作用が、いかに健康を保つために重要な役割を果たすかがわかると思います。日常的に緑茶を飲むことが、病気や死亡のリスクを下げるというのも、緑茶の抗酸化作用によって「日頃の酸化ストレスのダメージから守られている」ということが関係しているのかもしれません。

Takeuchi M, Sakai K., 新版 茶の機能 , 2013

第3章

緑茶はカラダにいい！

緑茶と
健康効果

緑茶には健康に関わる多彩な効果がある!

病気ではない健康面の悩みも緑茶が解消してくれる!

私たちのカラダの悩みは、病気だけではありません。日々の生活を送るうえで、病気ではないけれど、カラダの調子が悪いといった**不調の症状**(**不定愁訴**(ふていしゅうそ))は大きく影響するものです。

たとえば、「よく眠れない」といった**睡眠障害**。寝つきが悪かったり、朝起きても疲れが取れていなかったりする悩みは、心も後ろ向きになり、大きなストレスになります。

また、疲れやすかったり、思い通りに休めなかったりといった**慢性的な疲労感**。口臭や肌の健康といった**衛生面や美容面の悩み**もあります。

このような健康の悩みに対しても、緑茶に含まれる機能性成分は効果を発揮します。

緑茶の成分は、緑茶カテキンに注目が集まりがちですが、最近は**リラックス効果のある**「**テアニン**」というアミノ酸が話題です。このテアニンと機能的に相対する関係にあるのがカフェインであり、これらは**自律神経のバランス調節**にも関係しています。現在では、カフェインの割合を下げ、テアニンの効果に注目した「低カフェイン緑茶」なども広く飲まれています。

また、緑茶カテキンの抗酸化や殺菌・抗菌の作用などは、私たちの健康にとって、まさに「**万能薬**」**のような幅広い貢献**をしてくれます。

日常的に緑茶を飲む「緑茶のある暮らし」は、私たちの健やかな日々を、さらに前向きに進めてくれるものになるでしょう。

睡眠からスポーツまでいろいろな場面で効果を発揮

本書で紹介する緑茶の健康効果

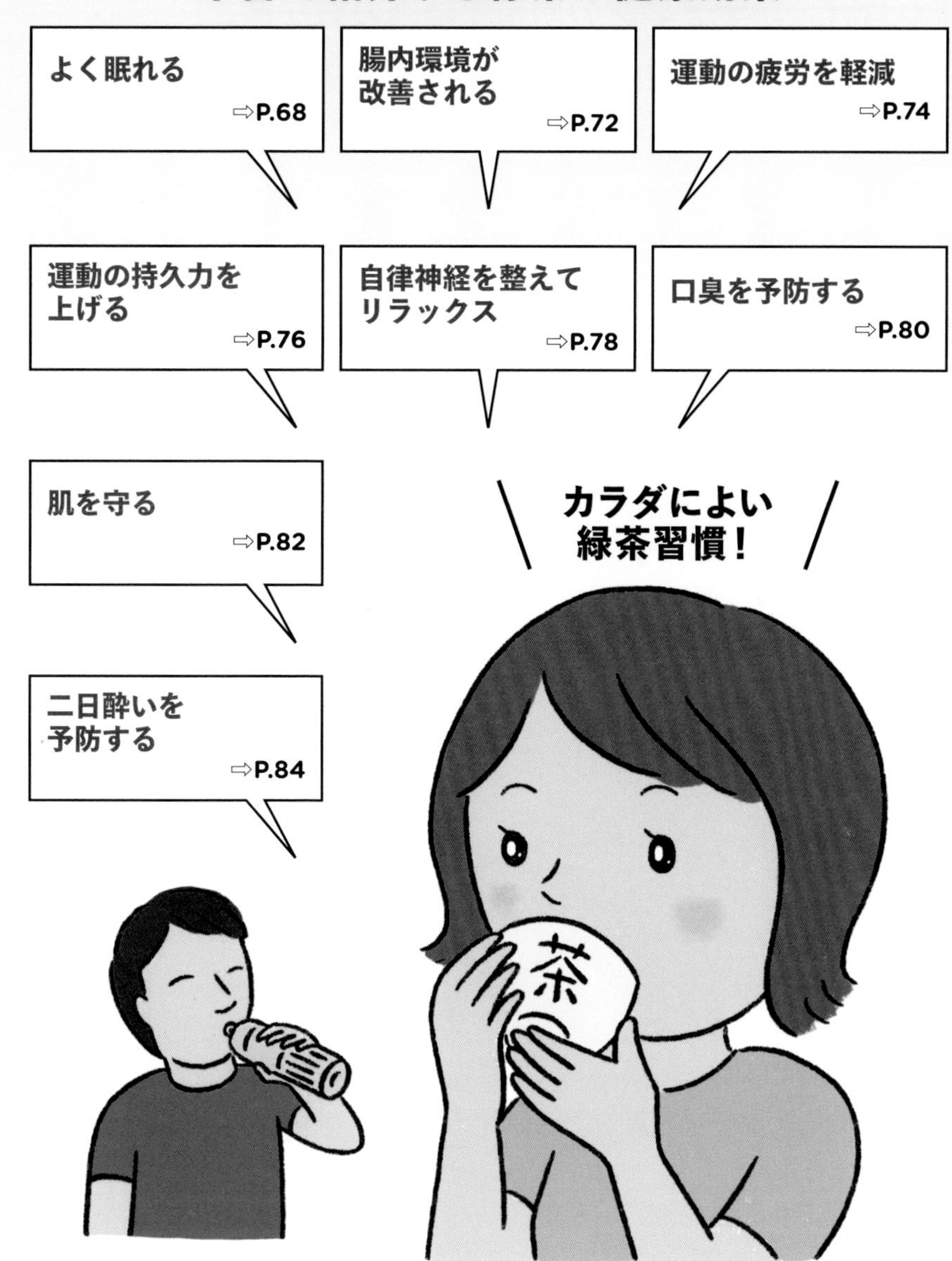

よく眠れる

POINT　テアニンの効果で睡眠の質が向上

おすすめ　寝る前に玉露などの水出し緑茶を飲む ⇨P.132

なぜ効く？

よく眠れないという**睡眠障害**には、寝つきの悪い「**入眠障害**」、途中で起きてしまう「**中途覚醒**」、起床時間より早く起きてしまう「**早朝覚醒**」があります。

いずれの症状にも効果があるとされるのが、緑茶に含まれるテアニンです。アミノ酸の一種であるテアニンには、休養を司る**副交感神経を活性化**させるため、リラクゼーション効果があります。

また、**心のストレスを軽減**したり、**脳からα波**が出やすくなったりする効果もあります。これらの作用によって、睡眠の質が上がり、よく眠れるようになります。ヒトによる実験でも実証されているようです。

テアニンのリラクゼーション効果

●テアニンが休養を司る副交感神経に作用！
●ストレスを軽減
●α波でリラックス

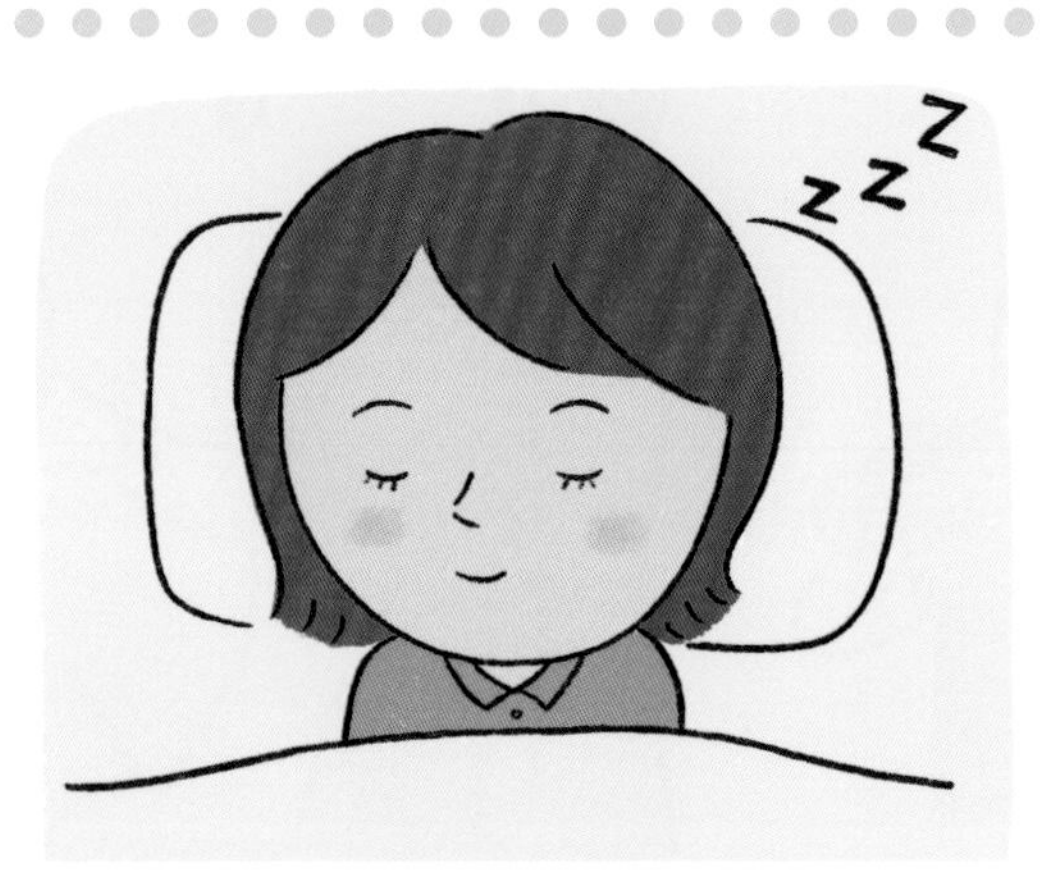

テアニンの睡眠改善効果がすごい！

テアニンを摂取すると、脳からα波が出やすくなり、さらに心身を興奮させる交感神経を鎮める効果があるため、脳や神経がリラックスします。実際に睡眠とテアニンの関連を調査した研究では、中途覚醒の時間が減り、起床時のリフレッシュ感が上がったそうです。

途中で目を覚ます時間が減った！

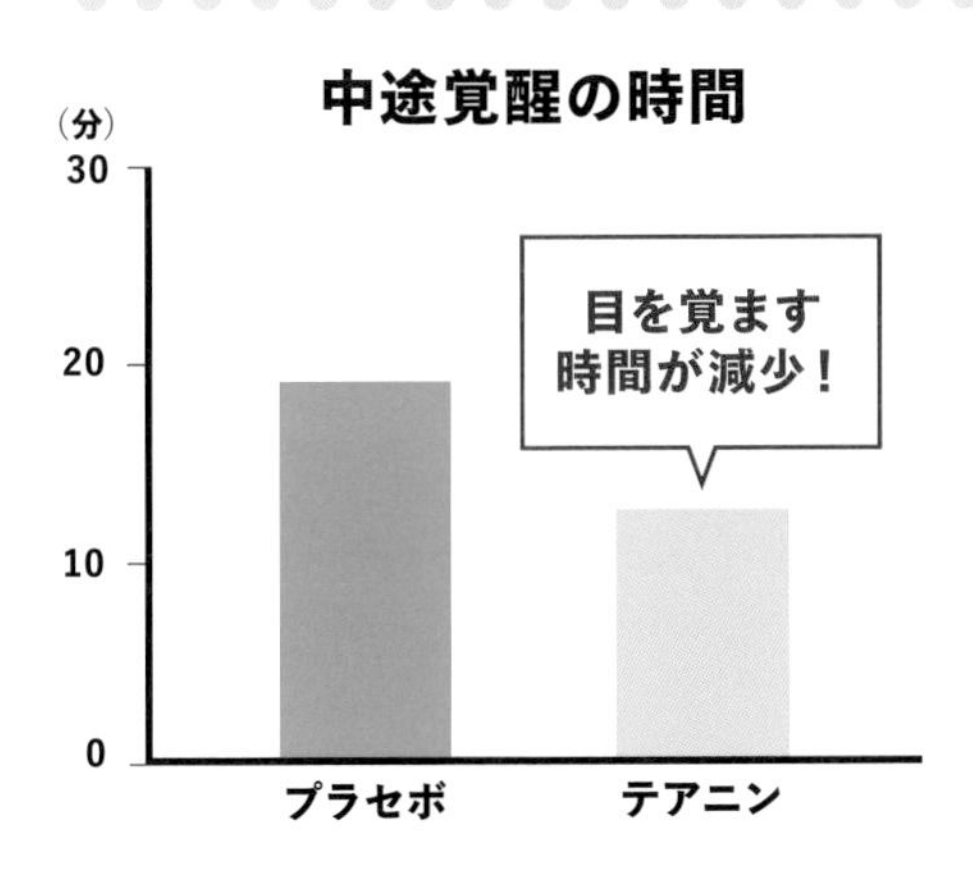

健康な成人男性を対象にテアニンと睡眠の関連を調査した実験では、就寝前にテアニン（200mg）を摂取したグループのほうが、就寝中に目を覚ます中途覚醒の時間が減ったそうです。また、異なる対象で行った実験でも同様の効果が報告されています。

起床時のリフレッシュ感が向上！

上記の実験では、目覚めたときの疲労が取れたと感じた（リフレッシュ感）人は、テアニンを摂取したグループのほうが多かったという結果も出ています。睡眠薬とは異なり、テアニンは日中の眠気に影響しないため、睡眠の質が総合的に向上すると考えられます。

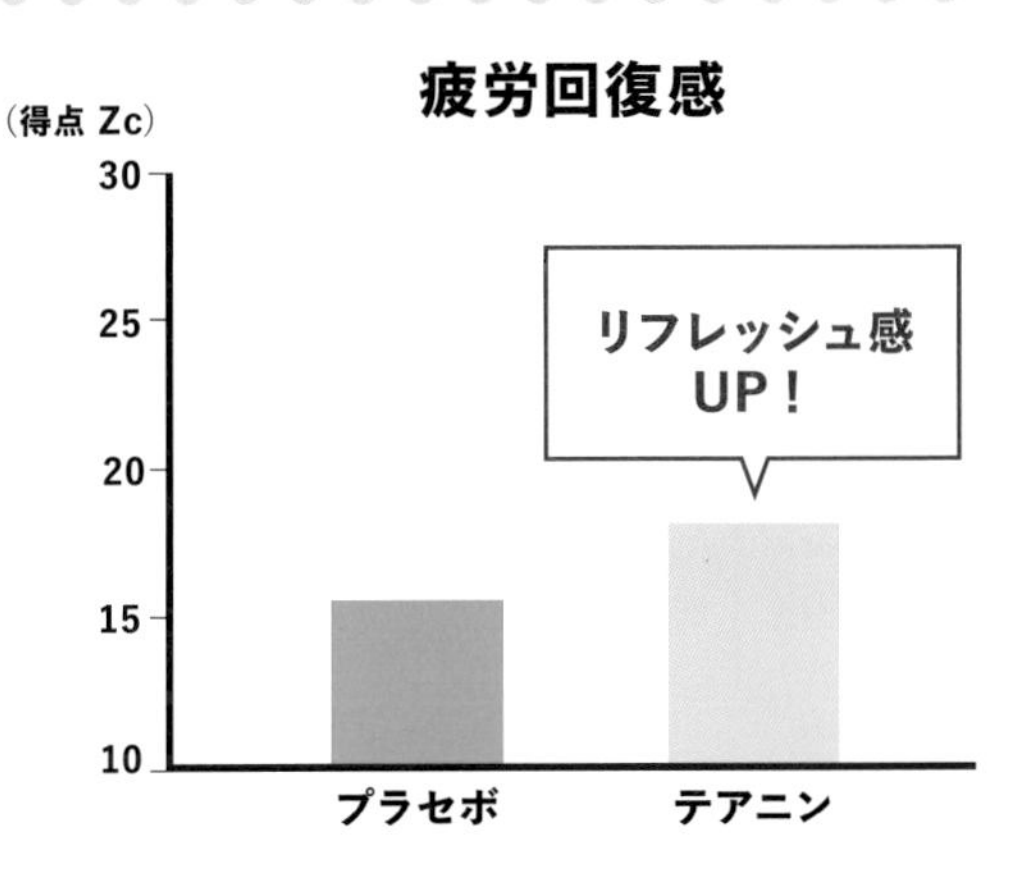

Ozeki M et al., J Physiol Anthropol, 2004

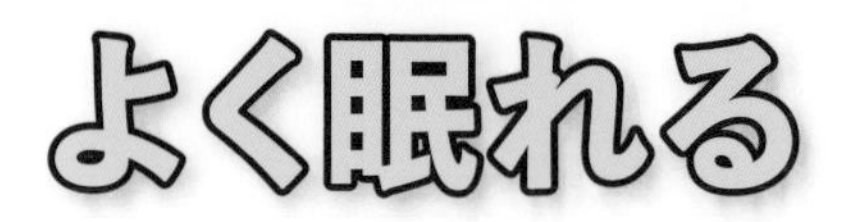

副交感神経を優位にする！

自律神経は、興奮や緊張などを司る交感神経と、休息やリラックスを司る副交感神経という２つの神経がバランスを取りながら、カラダの機能を調節しています。テアニンは副交感神経を優位にし、逆にカフェインは交感神経を活性化させます。

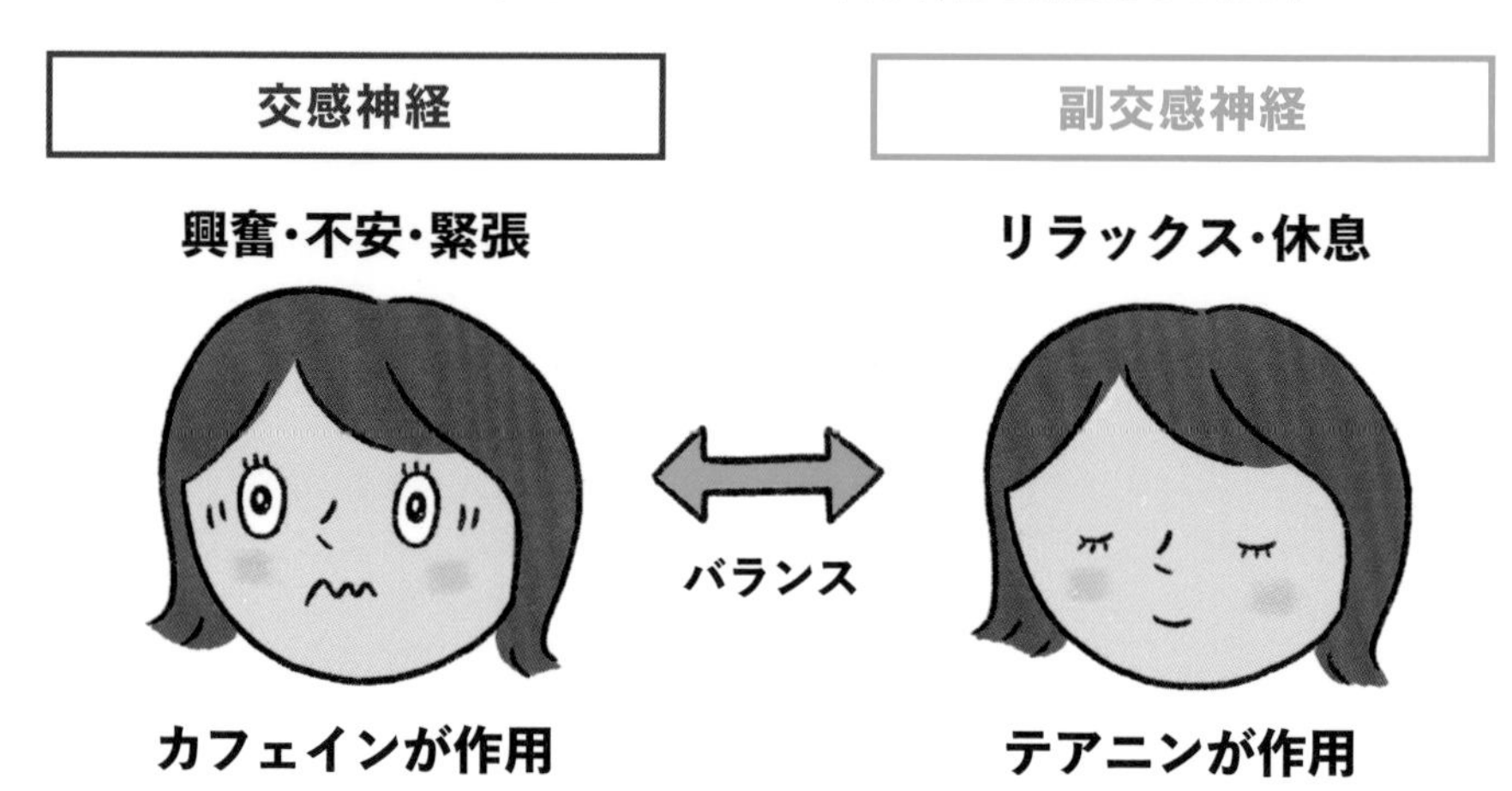

α波やストレス軽減の効果も！

α波はリラックス状態のときに出るとされる脳波。テアニン摂取（200mg）後の脳波を調べた実験では、摂取後40分以降にα波が活発化したそうです。テアニンにはストレスを軽減する効果もあり、高いリラックス効果が期待できます。

α波トポグラフィー

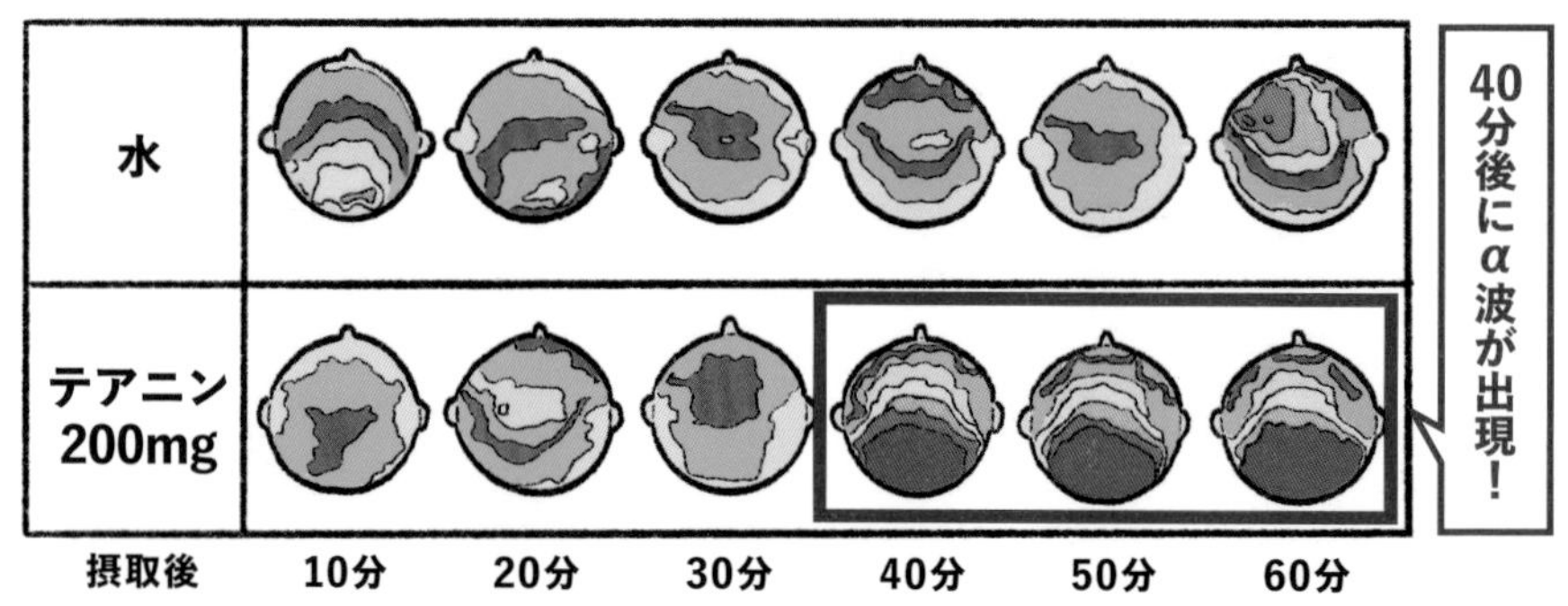

Kobayashi K et al., Nippon Nougeikagaku kaishi, 1998

水出しにするとカフェインが低くなる

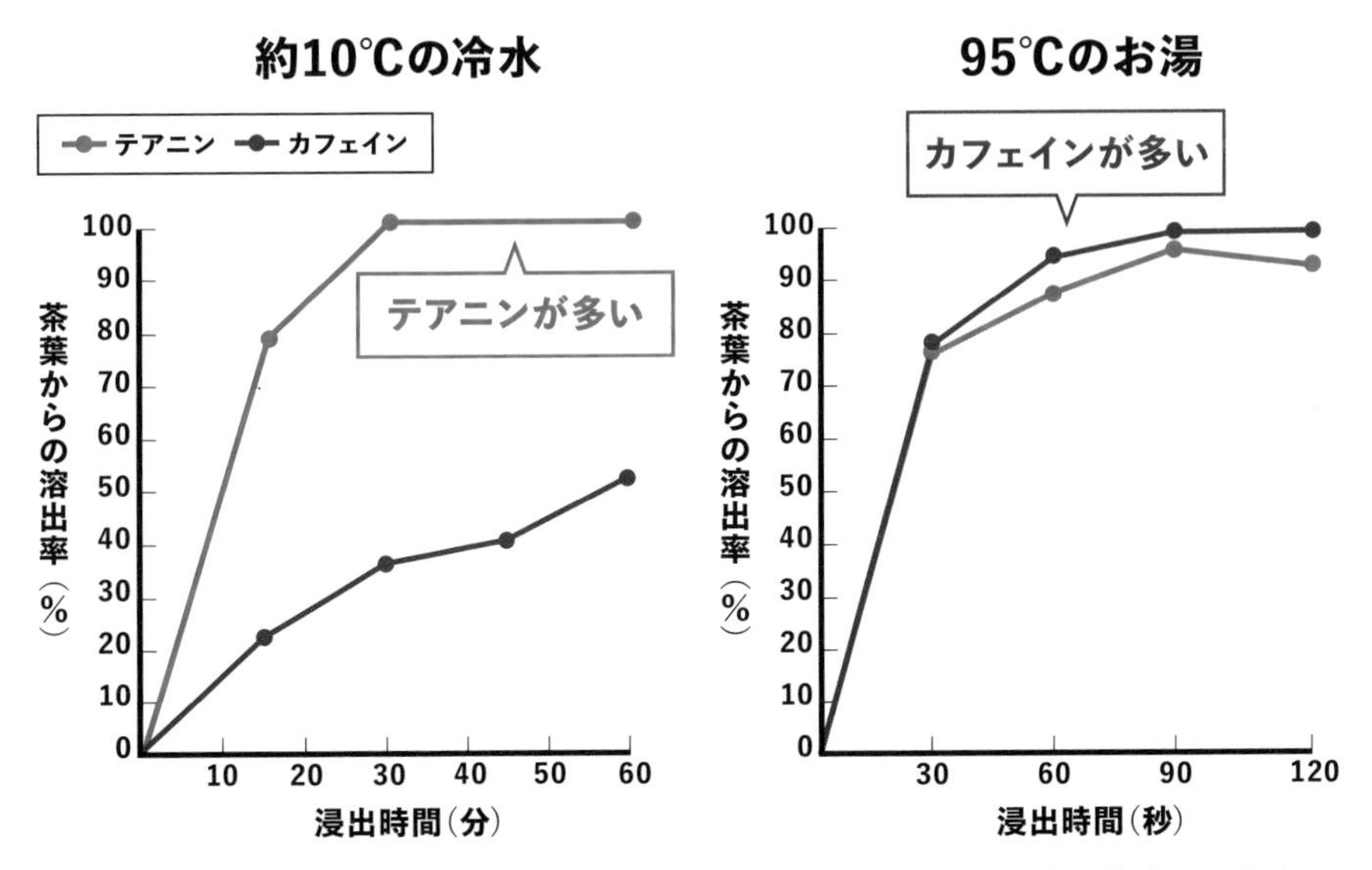

温度の低い水で抽出すると、カフェインの割合が減り、テアニンを多く抽出できます。一方、熱い湯で淹れた場合は、カフェインの割合が増え、テアニンの効果を邪魔するため、テアニンに期待する場合は水出し緑茶がおすすめです。

高齢者施設でも就寝中のトイレが減少

ある高齢者施設で、カフェイン量を抑えた「低カフェイン緑茶」を入居高齢者に就寝前に飲ませたところ、夜中にトイレで起きてしまう中途覚醒がなくなり、入居者の睡眠の質が向上。介護する職員たちの負担も減ったそうです。

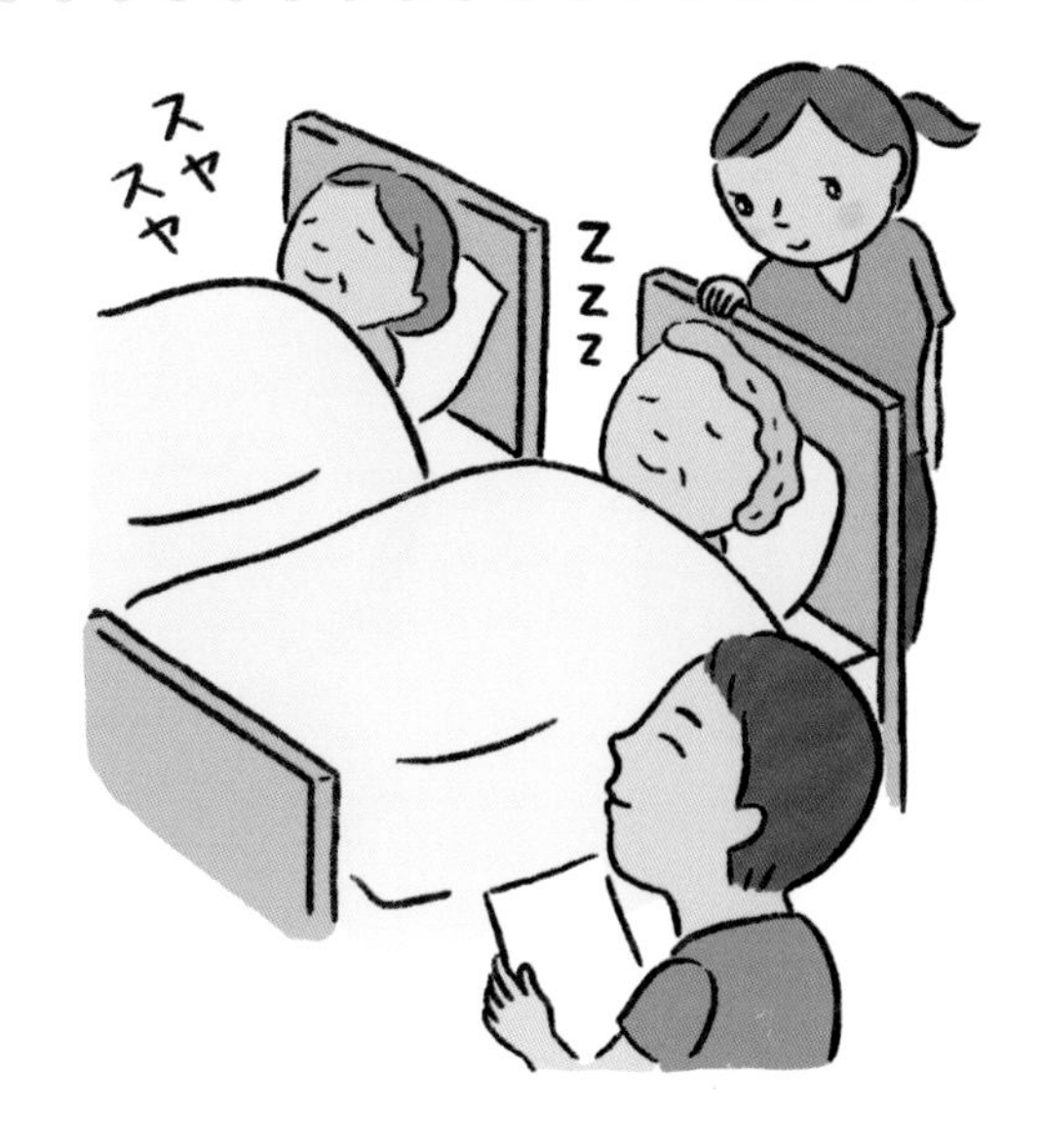

 Monobe M., NARO tech. rep, 2019

腸内環境が改善される

POINT カテキンが悪玉菌を減らし、善玉菌を活性化

おすすめ 習慣的に濃いめの緑茶を飲む

なぜ効く？

大腸には、約1000種類の細菌がすみつき、**腸内フローラ**を形成しています。腸内細菌は、人体によい影響をもたらす**善玉菌**と、悪影響を及ぼす**悪玉菌**、その中間の**日和見菌**（ひよりみ）と呼ばれるグループに分けられ、善玉菌の割合が多ければ、腸内環境が整っている状態とされています。

緑茶に含まれるカテキン類などの成分の多くは、**小腸で吸収されずに大腸に到達する**ことから、腸内環境への健康効果が期待されています。

緑茶カテキンの**EGCG**や、べにふうき緑茶などに含まれる**メチル化カテキン**は、ビフィズス菌などの善**玉菌を増やし**、**悪玉菌を減らす**整腸作用があると報告されています。

カテキンによる整腸作用

- カテキンの殺菌・抗菌作用が悪玉菌を減らす
- 善玉のビフィズス菌が増える

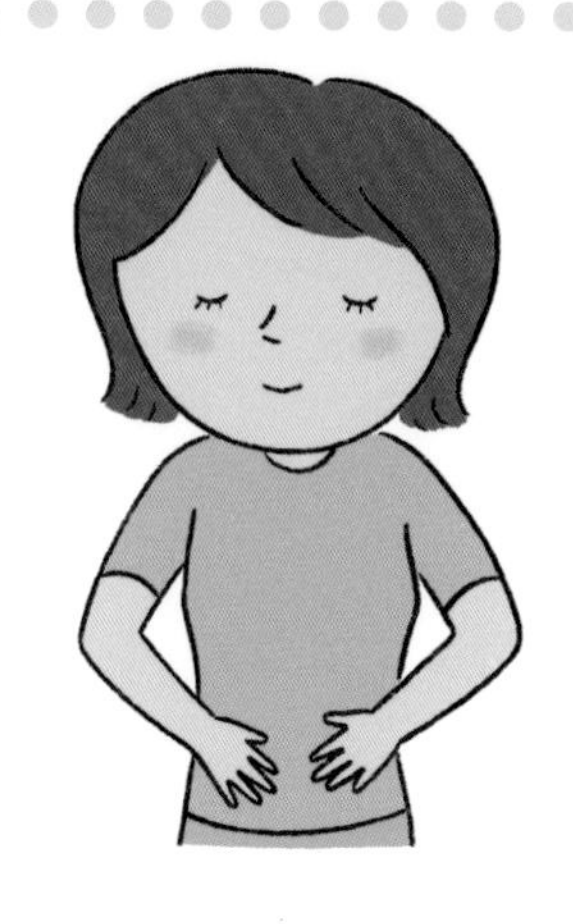

- 水溶性食物繊維が善玉菌のエサに！
- 次世代の善玉菌も増える

悪玉菌を減らして、善玉菌を増やす

4週間の緑茶摂取による腸内細菌の変化を調べた研究では、ビフィズス菌などの善玉菌の数には影響せず、悪玉菌だけ減少したそうです。また、試験管の研究報告では、EGCGやメチル化カテキンの殺菌・抗菌作用が善玉菌を増やし、悪玉菌を減らす効果も報告されています。

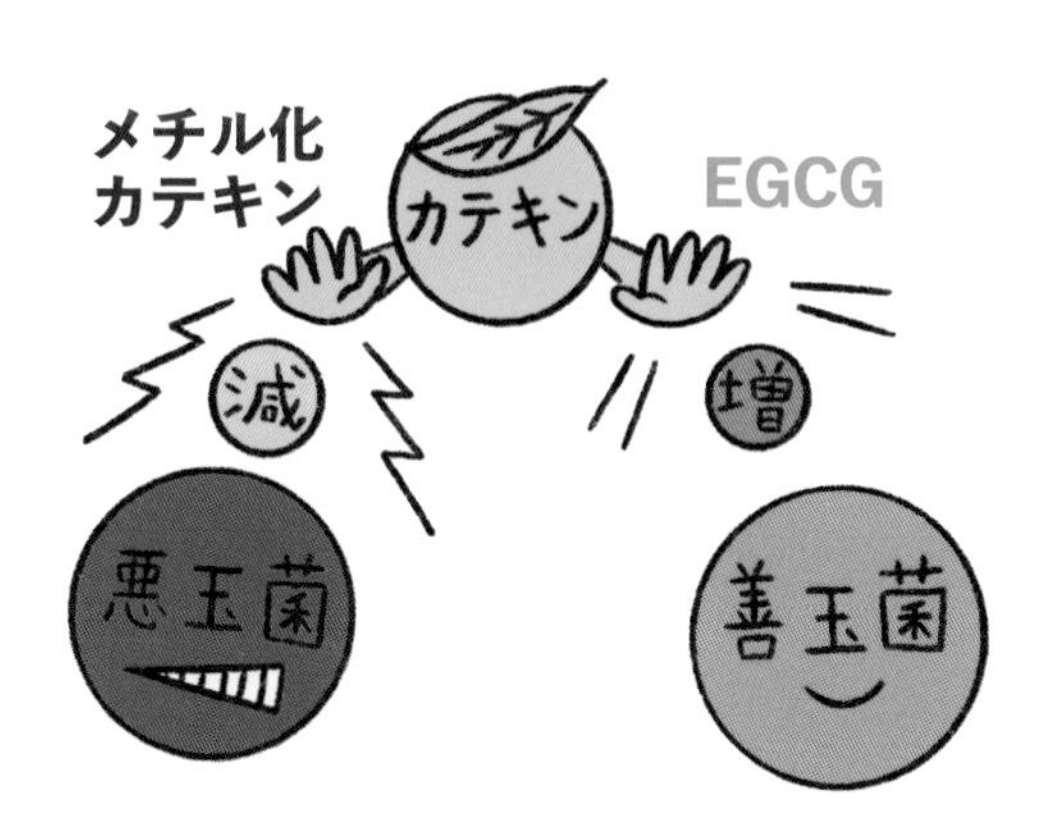

便の臭いが変わるため、ペットフードにも!?

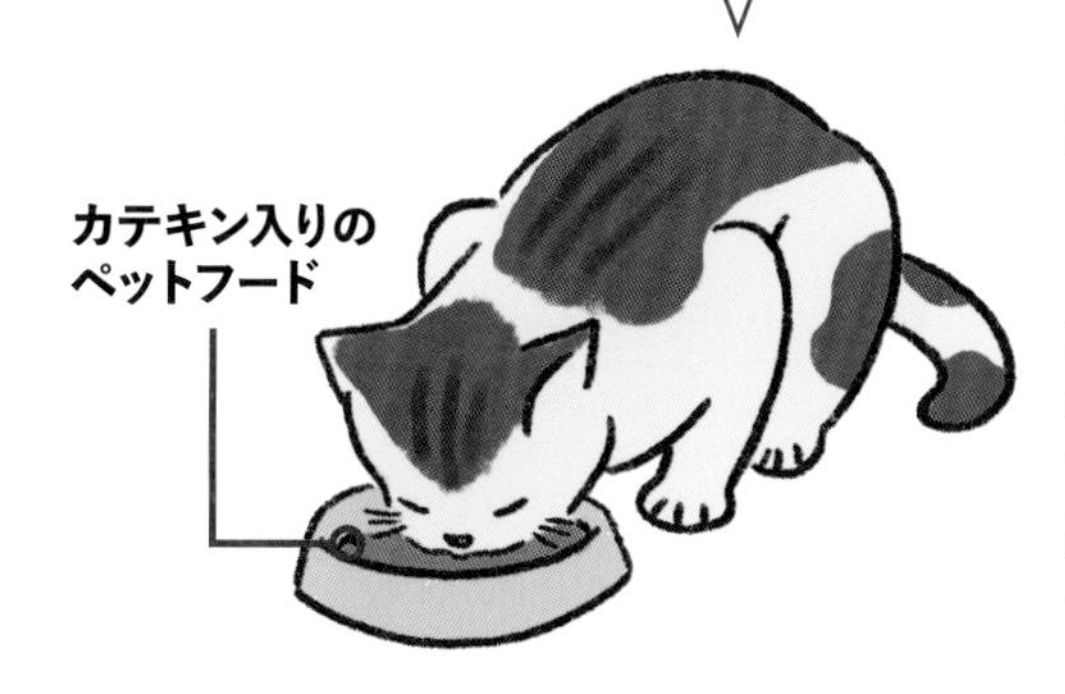

悪玉菌が減少して腸内環境が整うと、悪臭が抑えられるとされています。また、緑茶カテキンには殺菌・抗菌作用のほか、消臭効果もあるため、整腸作用のあるペットフードや、消臭効果のあるペット用トイレ砂にカテキンが利用されています。

次世代の善玉菌もカテキンで増える

2004年に発見されたアッカーマンシア・ムシニフィラという善玉菌は、腸粘膜を保護するほか、糖尿病や肥満、炎症などを抑える効果があるとして注目されていますが、緑茶カテキン（EGCG）がその増加をうながすという報告があります。

Okubo T et al., Biosci. Biotech. Bioche, 1992
Gao X et al., J Funct Foods, 2022

運動の疲労を軽減

緑茶と健康効果
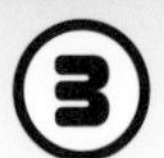

POINT 運動の疲れやダメージを抗酸化力で軽減する

おすすめ 運動中はハチミツ入り緑茶など糖質と一緒に飲む⇨P.136

なぜ効く？

運動すると、私たちのカラダは、たくさんの酸素を使ってエネルギーを生み出します。そして、酸素の消費が増えれば、それだけ**活性酸素も増加**します。

運動の疲労には、活性酸素による酸化ストレスが関係しているとされており、緑茶カテキンＥＧＣＧの抗酸化作用によって、**活性酸素を除去すれば、疲れをやわらげる**ことができます。

また、カテキンによって**脂質の代謝が活性化**することで、疲れにくくする効果も考えられます。

筋肉の炎症を抑え、ダメージを軽減したり、疲労回復を早めたりするなどの効果も期待できます。

カテキンによる抗酸化作用

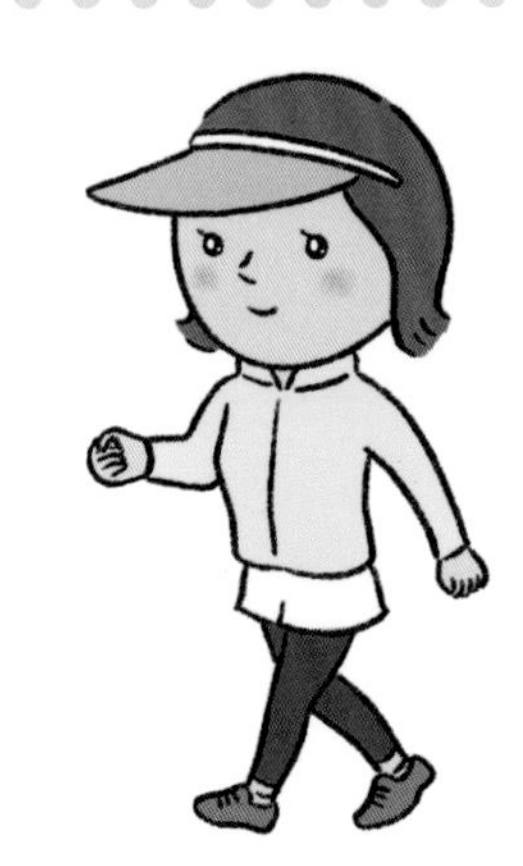

- 筋肉の疲れをやわらげる
- 筋肉のダメージを軽減する
- 脂質の代謝を活性化して疲れにくくする
- 運動後の疲労回復を促進

カテキンの抗酸化力で疲労物質を除去

運動で酸素をたくさん使うほど、体内の活性酸素が増加します。活性酸素は、増えすぎると筋肉に炎症などのダメージを与えたり、疲労の原因となる物質を刺激したりします。緑茶カテキンEGCGの抗酸化作用で活性酸素を抑えることで、疲労をやわらげることができます。

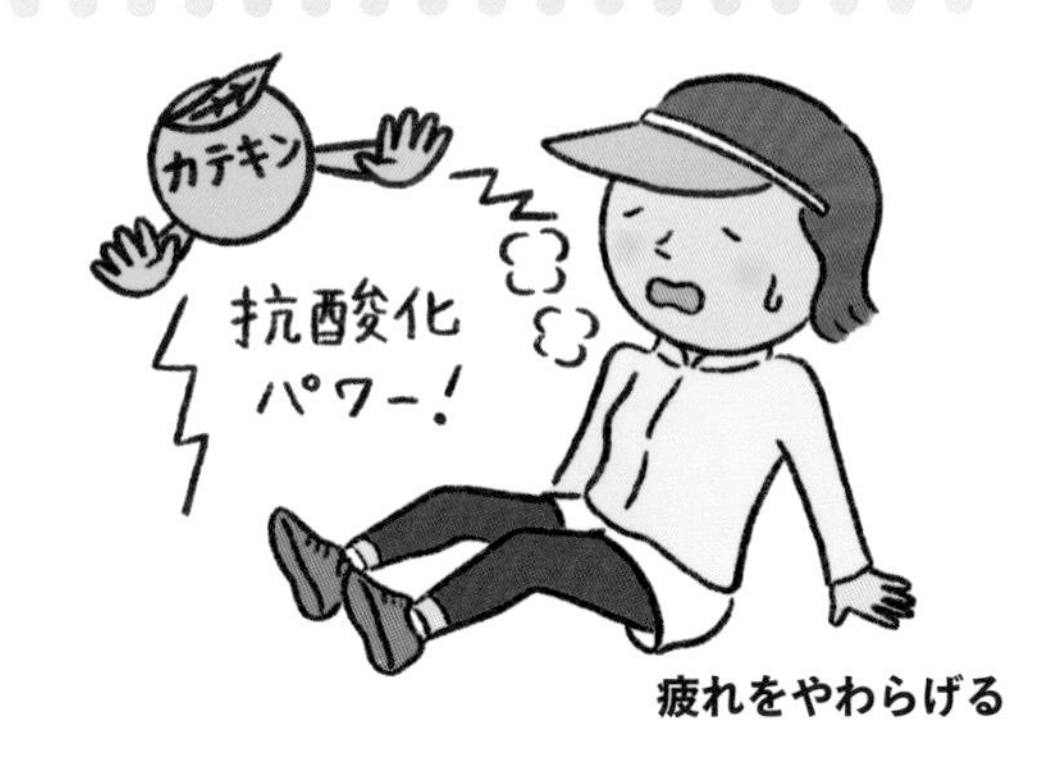

疲れをやわらげる

抗炎症の作用で筋肉のダメージをやわらげる

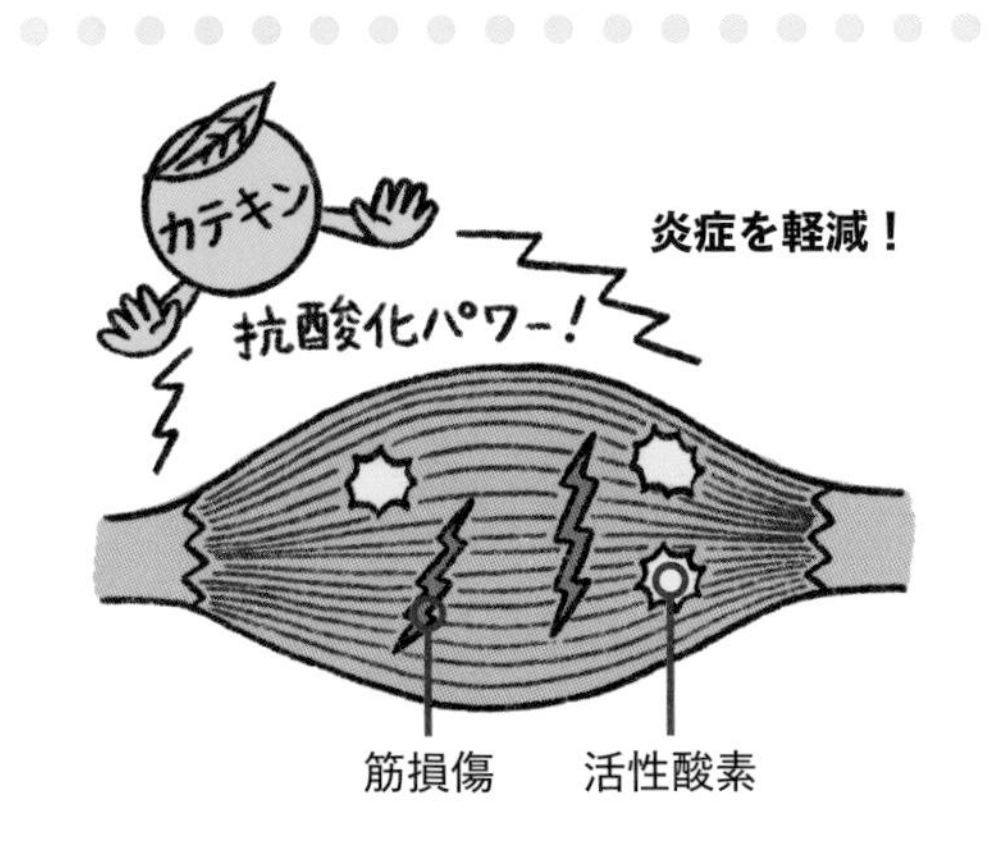

活性酸素が過剰に増加すると、炎症反応が起こったり、発痛物質を刺激したり、筋肉にダメージを与えます。緑茶カテキンEGCGの抗酸化作用によって、活性酸素の増加を抑えれば、筋肉の炎症や損傷を軽減する可能性もあります。

脂質代謝を促進して疲れにくくする！

軽い運動の場合は、糖質の消費を抑え、脂質をエネルギー源に使うことで、長時間の運動でも疲れにくくなります。運動前に緑茶カテキン（EGCG）を摂取しておけば、肝臓や筋肉での脂質の代謝（脂肪燃焼）が活性化し、疲れにくくなる効果も期待できます。

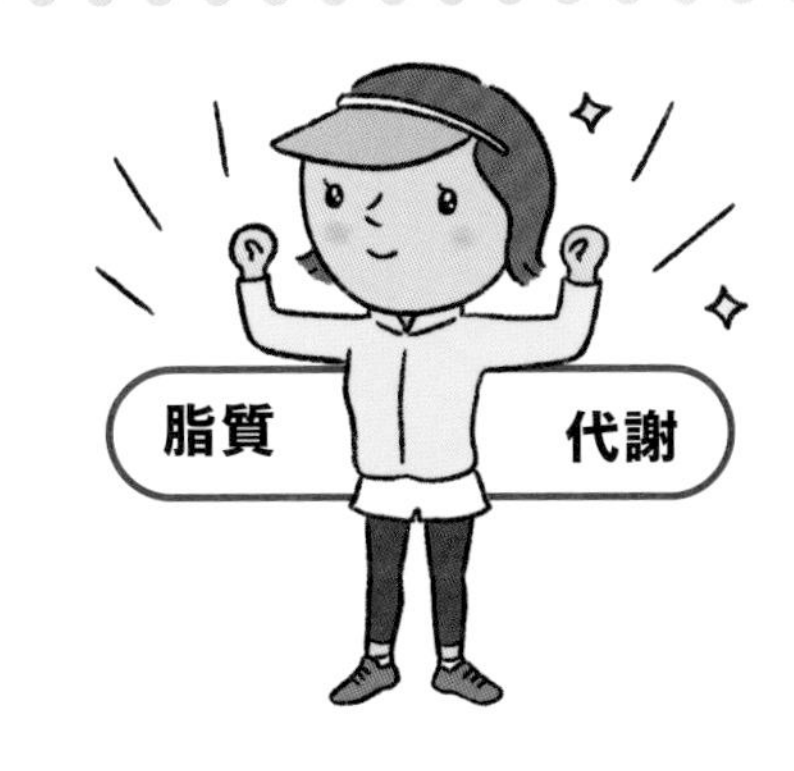

運動の持久力を上げる

緑茶と健康効果 ❹

POINT　カフェインの機能で持久パフォーマンスが向上

おすすめ　吸収をよくするにはナトリウムや糖質を一緒に！ ⇨P.136

なぜ効く？

運動中のスタミナをアップさせるには、前述したカテキンによる**脂肪燃焼を活性化させる**効果（P．74）が有効です。

この効果をさらに活かすには、カフェインとの併用が効果的であるともいわれています。

カフェインには脂肪燃焼の促進はもちろん、脳の疲労ともいわれる「**中枢疲労**」**を軽減**したり、筋肉の**疲労回復を早めたり**する効果や、**持久力そのものがアップ**するという報告もあります。

また、**テアニン**には、心を落ち着かせたり、リラックスさせたりする効果があるため、**運動中の過剰な興奮を抑える**ことが期待できます。

緑茶の持久力サポート効果

●カフェインで持久力アップ

●カフェインで中枢疲労の軽減

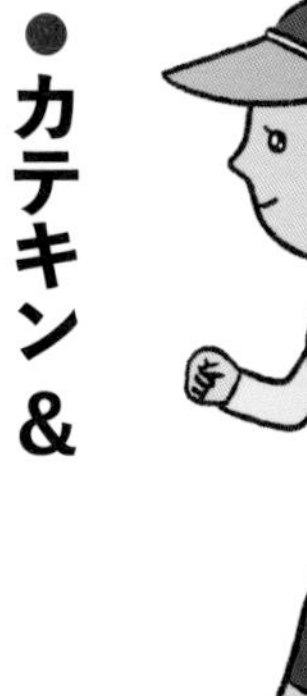

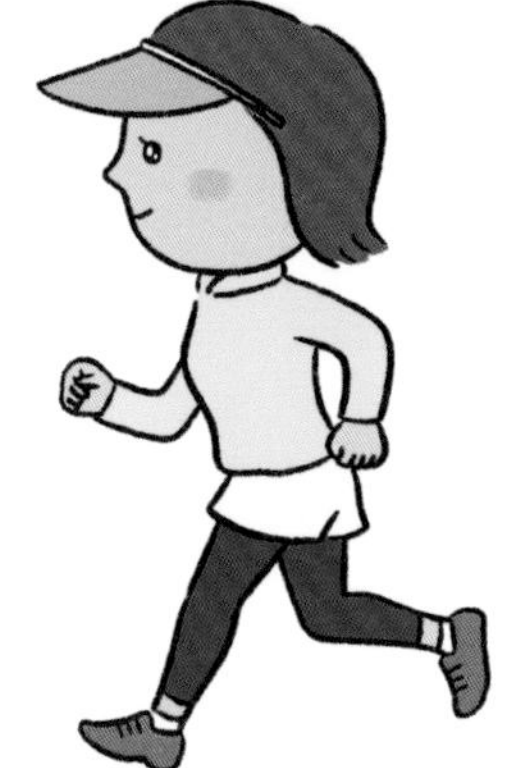

●カテキン＆カフェインで脂肪燃焼の促進

●テアニンでリラックス

Graham T et al., J Appl Physiol, 1995

カフェインの持久力サポート効果

カフェインは、スポーツのサプリメントとしても利用されるほど、持久系の運動に効果がある成分といわれています。脂肪燃焼や持久力をアップさせたり、脳の中枢疲労を軽減したり、運動時のスタミナを上げるさまざまな効果が期待できます。

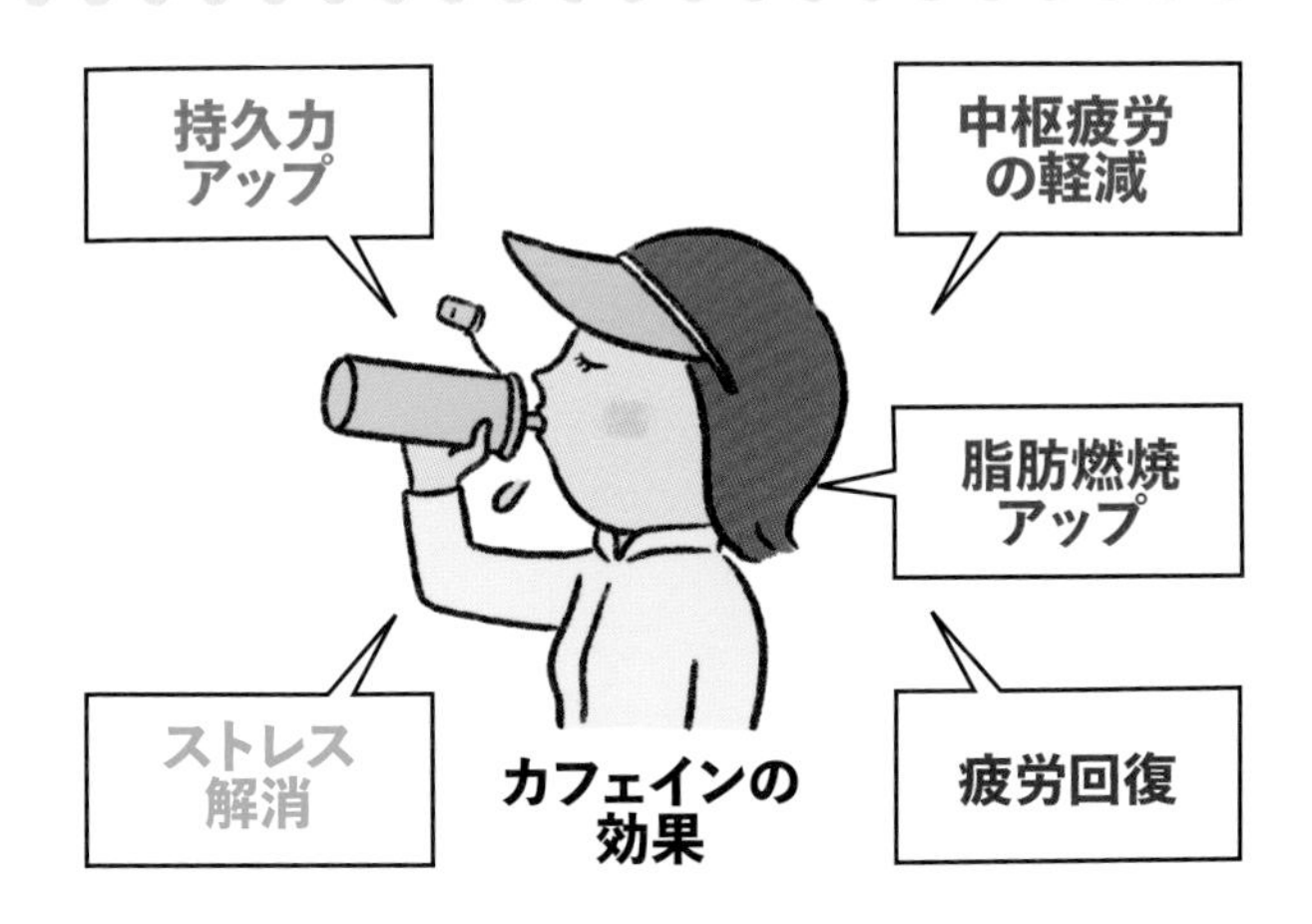

テアニンで過剰な興奮を抑える

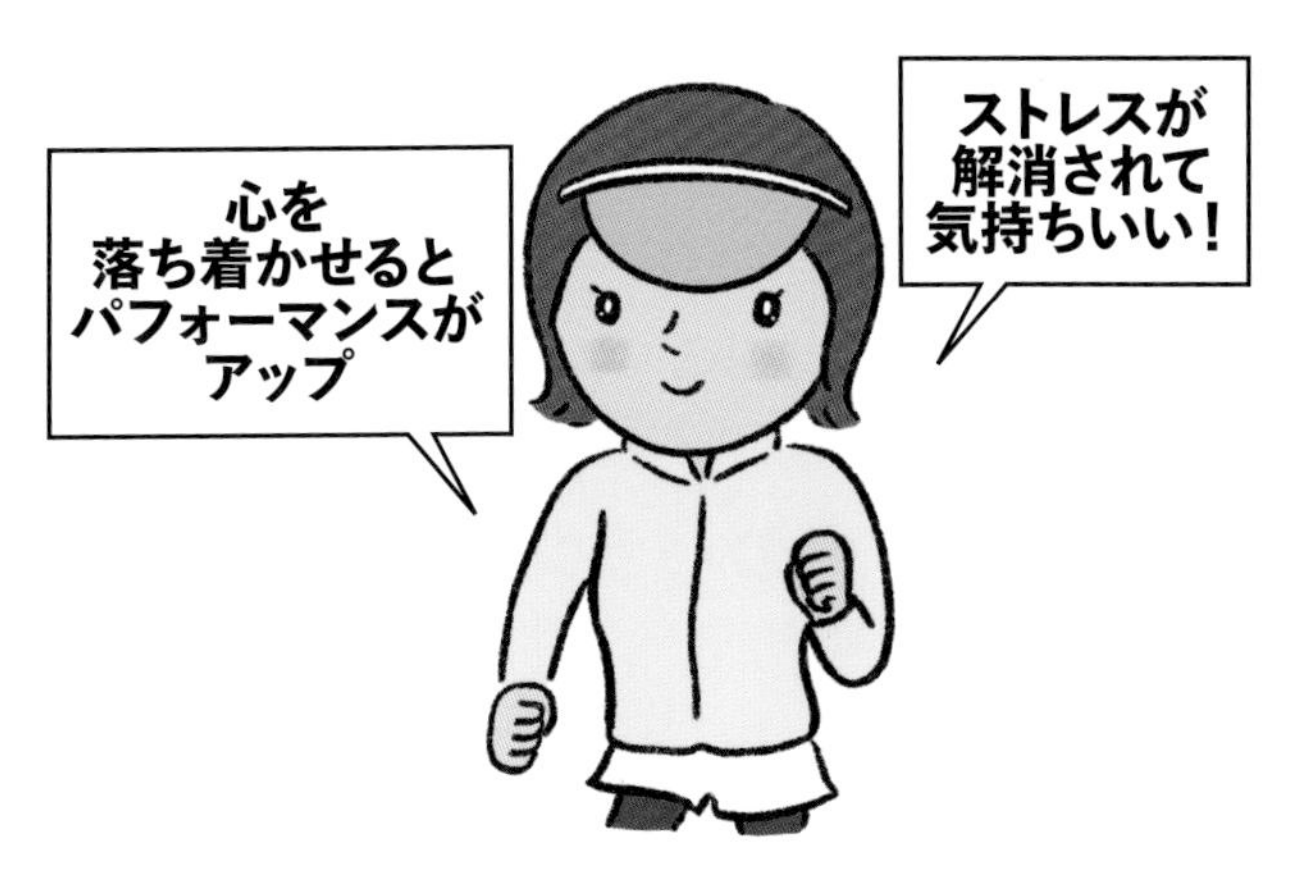

運動中に過剰な興奮が起こると、呼吸が上がってしまうなど、エネルギーの無駄な消費が増える可能性があります。そんなときはテアニンのリラックス効果によって、心を落ち着かせると、運動のパフォーマンスが向上するかもしれません。

軽い運動なら緑茶で水分補給！

緑茶を飲むと、胃から腸へと素早く送られ、水分が速やかに吸収されます。軽い運動なら緑茶はおすすめ。しかし、吸収後にカラダに水分を保持するには、ナトリウムや糖質がある程度必要になるため、緑茶にハチミツを入れるなどするとよいでしょう。

自律神経を整えてリラックス

緑茶と健康効果⑤

POINT 相対する２つの神経に作用する

おすすめ １日の生活リズムに合わせてカフェインとテアニンを調整

なぜ効く？

自律神経は、興奮系の**交感神経**と、リラックス系の**副交感神経**という2つの神経がバランスを取りながら、体内の機能を調節しています。緑茶は、この2つの神経それぞれに作用する**カフェインとテアニン**という成分が、両方含まれているのが特徴です。

そのため、**生活のリズムに合わせて緑茶の成分割合をコントロール**し、自律神経のバランスを整える飲み方をするのもおすすめです。

心身を目覚めさせる**朝には、カフェイン多めの熱い緑茶**を飲み、リラックスして睡眠に向かう**夜には、テアニン多めの水出し緑茶**にするなど、飲み分けすることも有効です。

カフェインとテアニンのバランス作用

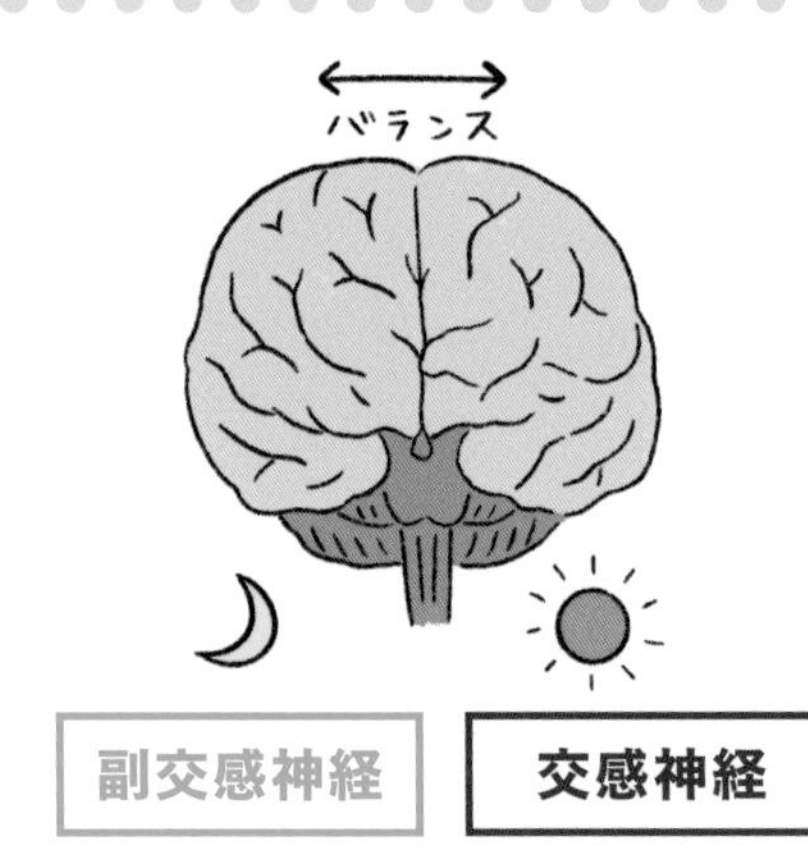

自律神経は2つの神経のバランスが大事

交感神経と副交感神経には、それぞれ下記のような（相対関係にある）カラダの機能を調節する役目があり、どちらか一方に偏るのではなく、バランスを取りながらメリハリをつける生活が健康的といえます。

自律神経の主なはたらき

交感神経	カラダの各部	副交感神経
活動・興奮・緊張	全般	リラックス・弛緩
収縮	脳の血管	弛緩
開く	瞳孔	閉じる
ネバネバ	唾液	サラサラ
増える	心拍数	減る
収縮	血管	弛緩
抑制	胃腸	活発
収縮	膀胱	拡張

1日のリズムに合わせて調整する

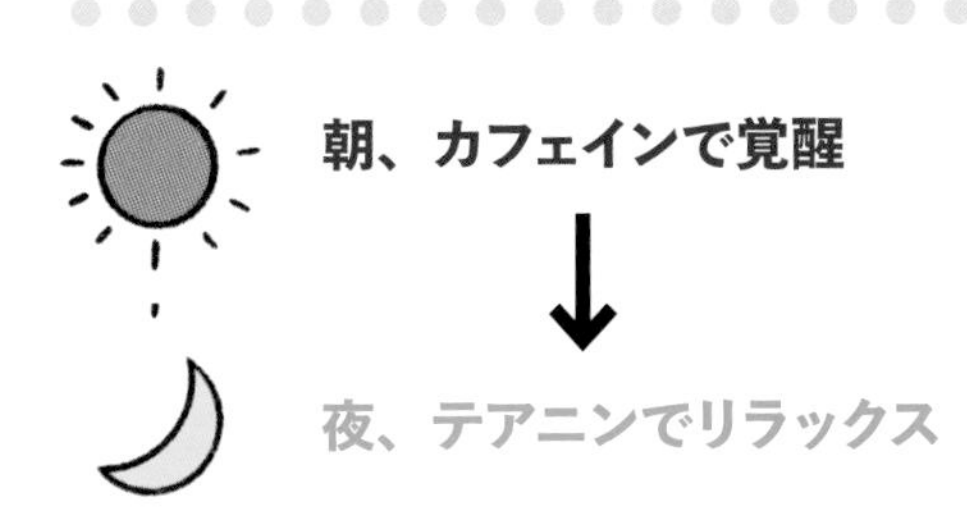

目覚めの朝は、カフェインが多くなる熱い湯で淹れた緑茶を飲み、睡眠に向かう夕方〜夜にはテアニンが多くなる水出し緑茶か低カフェイン緑茶を飲むと、自律神経と生活のリズムが一致し、過ごしやすくなります。

カフェインとテアニンの同時摂取で集中力アップ

緑茶に含まれるカフェインとテアニンという相対関係にある成分。若者44人を対象に、これらの組み合わせと認知能力の変化を調べた研究では、同時に摂取すると集中力がアップしたという結果になったそうです。

Giesbrecht T et al., Nutr Neurosci, 2010

口臭を予防する

POINT カテキンが口臭の原因となる細菌や物質を減らす

おすすめ 食後にカテキン濃いめの緑茶を飲む ⇨P.133

なぜ効く？

口臭の原因の約9割は、歯周病やむし歯などの口腔疾患によるものとされています。

そのため、口臭を予防したい場合は、まず**歯周病やむし歯にならないようにする**ことが重要です。緑茶の効果としては、**緑茶カテキンの歯周病菌などに対する殺菌・抗菌作用やフッ素による歯の保護効果**（P.39）が期待されます。

また、緑茶カテキンには、ニンニク臭や魚臭、生ごみ臭などの**悪臭の原因となる物質を吸着して、臭いを消す効果**があります。

緑茶カテキンの力で口腔疾患を予防しながら、悪臭そのものを消す作用で口臭を予防します。

カテキンの殺菌・抗菌作用と消臭作用

●カテキンがむし歯菌や歯周病菌を殺菌する
●フッ素が歯を保護する
●悪臭を吸着して消す

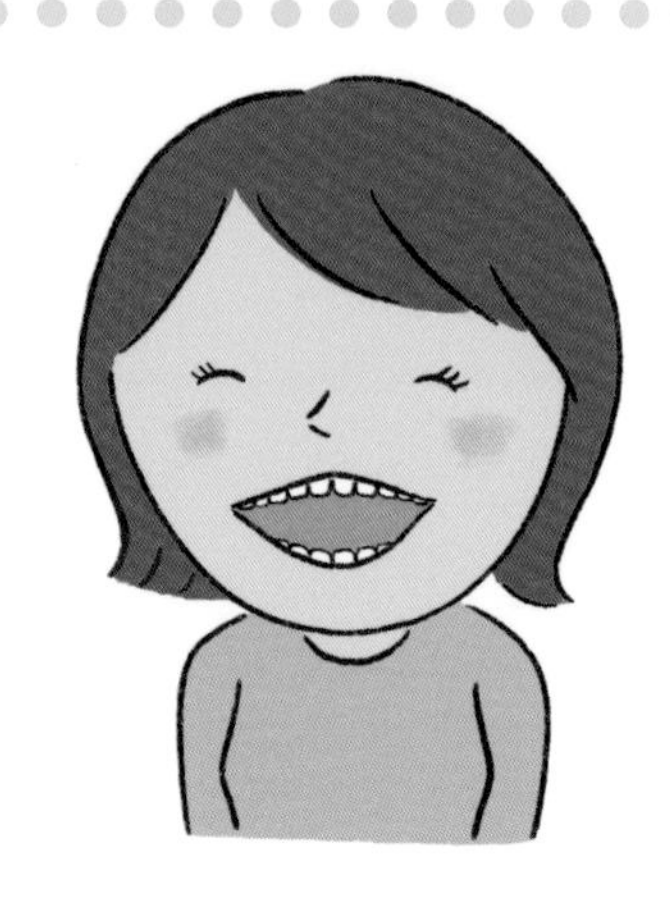

口臭の原因の9割は歯周病などの口腔疾患

口臭の多くは、歯周病菌や舌にこびりついた舌苔（せったい）という付着物によるもの。口臭の原因の９割は、口腔疾患や清掃不良なのです。そのため、歯周病菌などに対して殺菌・抗菌作用のある緑茶カテキンは、口臭予防にも役立つものと考えられます。

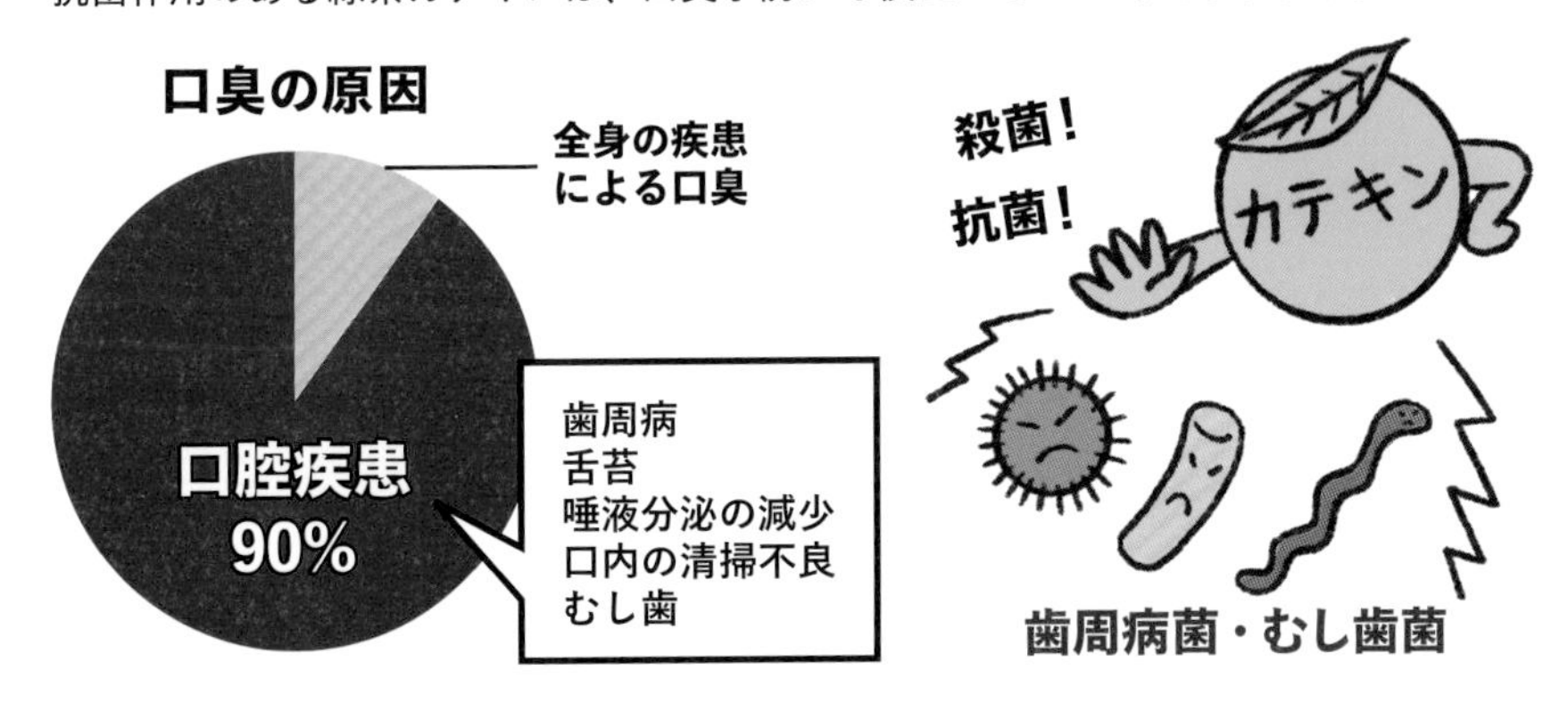

臭い物質を吸着して消す

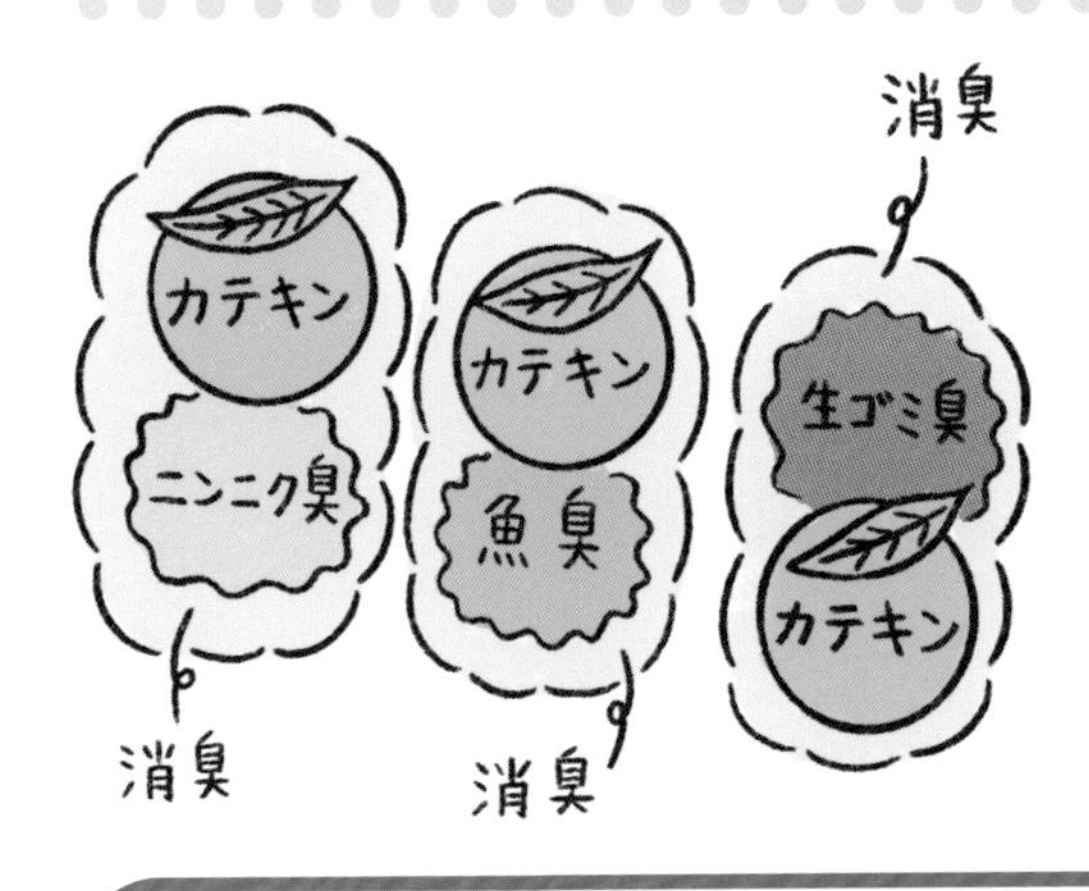

緑茶カテキンの消臭効果も口臭予防に役立ちます。ニンニク臭や魚臭、生ごみ臭のような悪臭の原因となる臭い物質をカテキンが吸着し、悪臭を消してくれます。食後にカテキンが濃いめの緑茶を飲むことで、口臭を抑えることが期待できます。

カテキンの消臭効果は幅広く利用されている

緑茶カテキンが臭い物質を吸着して消臭する効果は、飲用だけでなく、さまざまな製品に活かされています。部屋の消臭剤や建材をはじめ、ペット用のトイレ砂、医療用のシーツ、下着、靴下といった意外なところにもカテキンの力が活用されています。

 Aida J et al., デンタルハイジーン*, 2021*

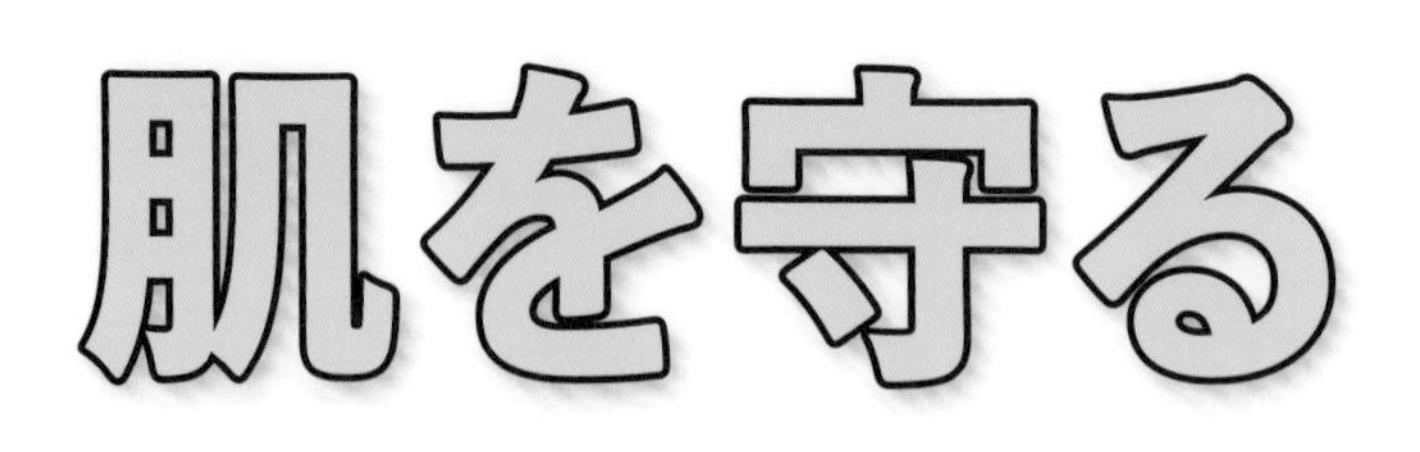

肌を守る

POINT カテキンが肌の酸化や糖化から守る

おすすめ 習慣的に濃いめの緑茶を飲む ⇨P.134

なぜ効く？

アンチエイジング対策として、**肌の健康を守る**ことも大切です。

肌にダメージを与える主な原因は、紫外線。肌に紫外線が当たると活性酸素が発生し、**酸化ストレスによって、肌にシミやシワ、たるみをつくる**原因となります。

また、**糖化**（とうか）という、肌にハリを与えるタンパク質にブドウ糖が結合する現象があります。**糖化によって、肌のくすみやシワが出る**といわれています。

加齢によって抗酸化の機能などが衰えてきますが、緑茶カテキンには、これらの**酸化や糖化を抑える効果**があります。抗酸化作用によって、肌を守ることが期待できます。

カテキンによる抗酸化作用

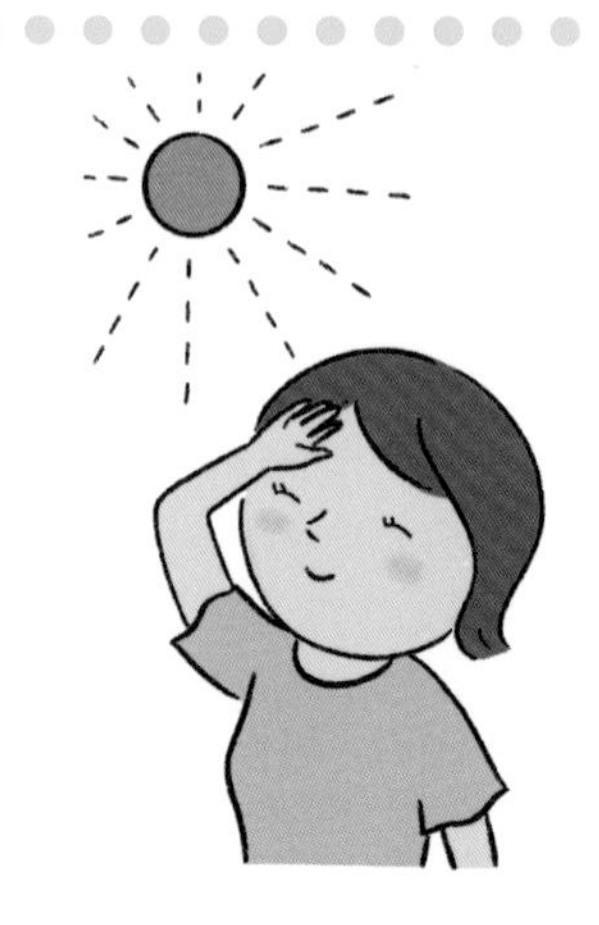

●紫外線による酸化ダメージから肌を守る

●肌の老化の原因となる「AGEs（エイジス）」をつくらせない

紫外線による肌の酸化ダメージから守る

紫外線を過剰に浴びると、肌に活性酸素が増加します。活性酸素はシミの原因となるメラニンを増やし、コラーゲンやヒアルロン酸を壊してシワやたるみの原因に。緑茶カテキンには強力な抗酸化作用があるため、酸化ダメージから肌を守ります。

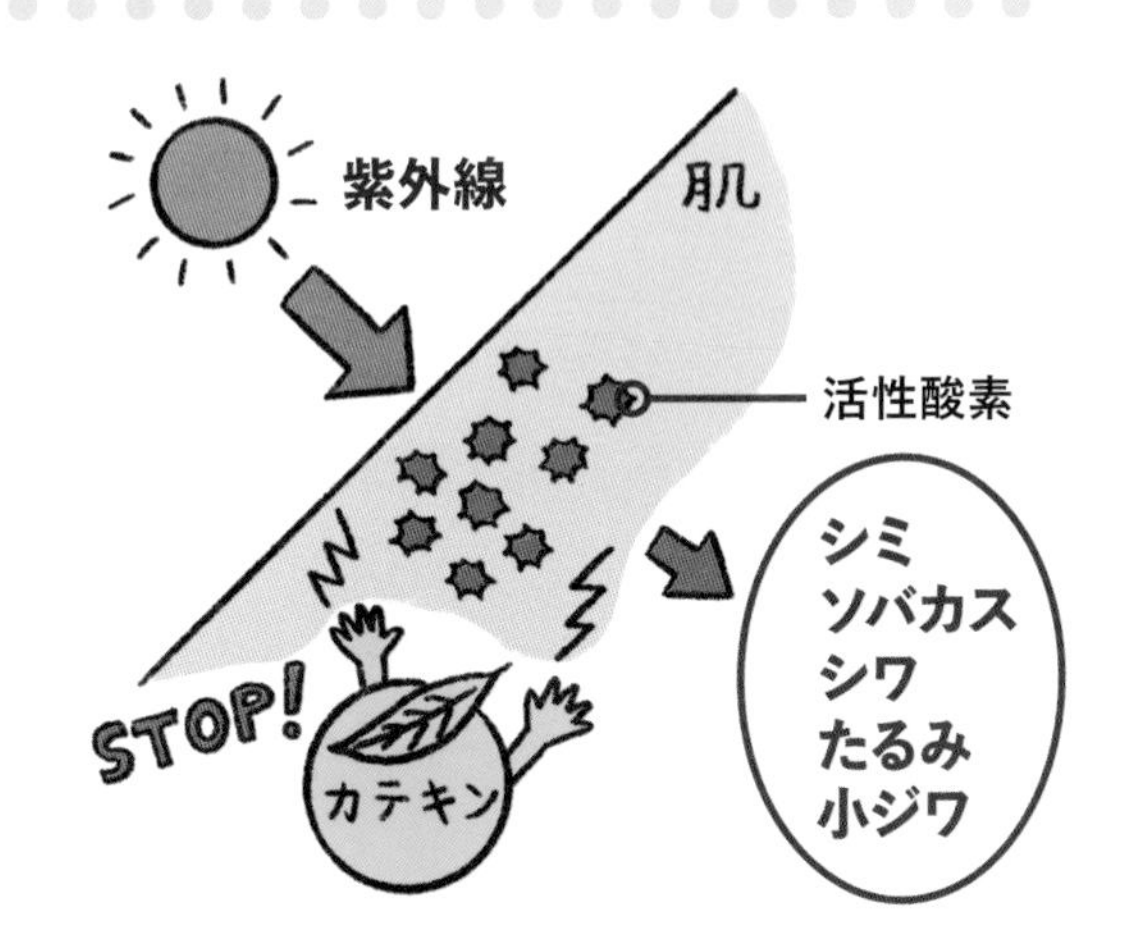

肌を老化させる原因「AGEs」を抑える

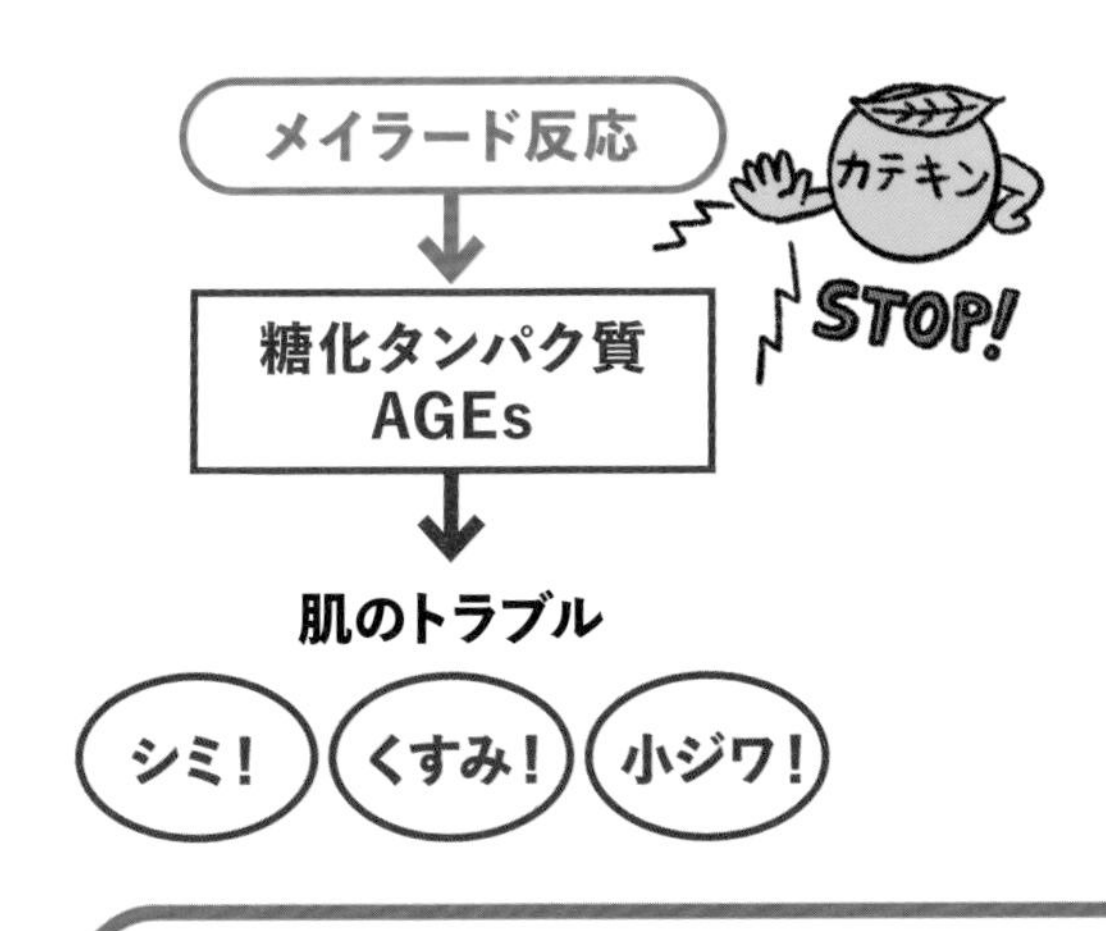

食生活の乱れなどによって、肌の弾力を支えるタンパク質にブドウ糖が結合して変性することを「糖化＝メイラード反応」といいます。この変性した物質は「AGEs」と呼ばれ、肌にくすみやシワをつくる原因に。緑茶カテキンは、この糖化を抑えてAGEsをつくらせないようにします。

カテキン入りの化粧水や石けんも！

シミやソバカスといった皮膚の色素沈着の原因は、主に紫外線による皮膚の酸化ストレスといわれていますが、緑茶カテキンの抗酸化作用で皮膚を守るという考え方から、カテキン入りの化粧水や石けんなども開発されています。

二日酔いを予防する

緑茶と健康効果
⑧

POINT カフェインが二日酔いの原因アセトアルデヒドの分解を促進

おすすめ 熱い湯で淹れた緑茶をお酒と一緒に飲む ⇨P.135

なぜ効く？

アルコールは、肝臓で分解され、最終的に水と二酸化炭素となって体外に排出されます。

二日酔いの原因は、このアルコール分解の過程で発生する**アセトアルデヒド**という物質であり、悪酔いや頭痛を引き起こします。

緑茶に含まれる**カフェイン**や**ビタミンCには、アセトアルデヒドの分解を促進する効果がある**とされています。また、カフェインは、**利尿作用**もあるため、体外に排出するサポート効果も期待できます。

さらに、カフェインには前述したように（P．78）、**目覚ましの効果**もあるため、二日酔いの朝に熱い湯の緑茶を飲むと、シャキッとします。

カフェインによるアルコール分解の促進作用

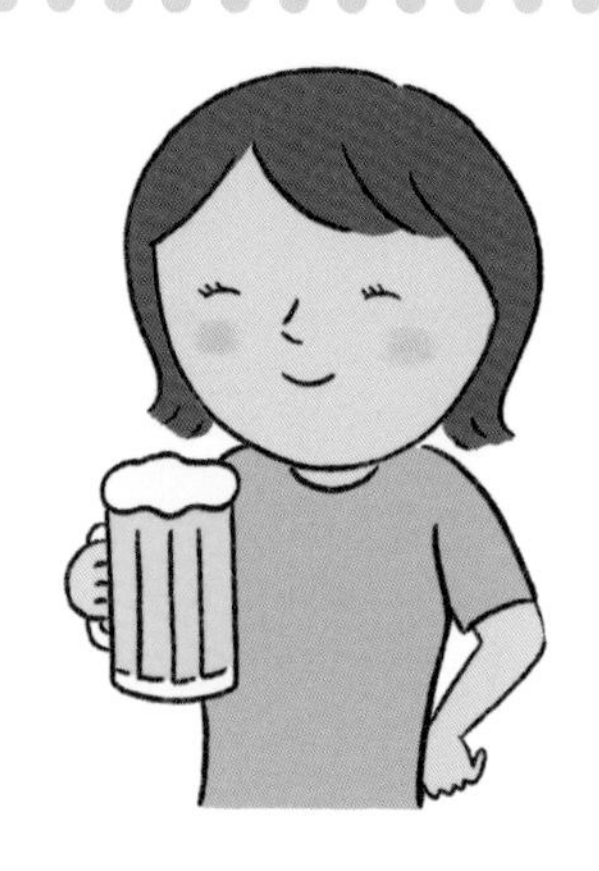

●カフェインがアセトアルデヒドの分解を促進する

●カフェインの利尿作用で体外への排出を促進する

●ビタミンCもアセトアルデヒドの分解を促進する

アルコール分解のしくみ

アルコールはADH（アルコール脱水素酵素）などでアセトアルデヒドに分解され、ALDH（アルデヒド脱水素酵素）によって酢酸に分解。酢酸は、最終的に二酸化炭素と水となって体外に排出されます。

アセトアルデヒドの分解を促進する

二日酔いの原因となるのは、悪酔いや頭痛を引き起こす物質であるアセトアルデヒド。カフェインとビタミンCは、肝臓内のALDH（アルデヒド脱水素酵素）を活性化させ、このアセトアルデヒドの分解を促進。アルコール分解をサポートし、二日酔いを予防します。

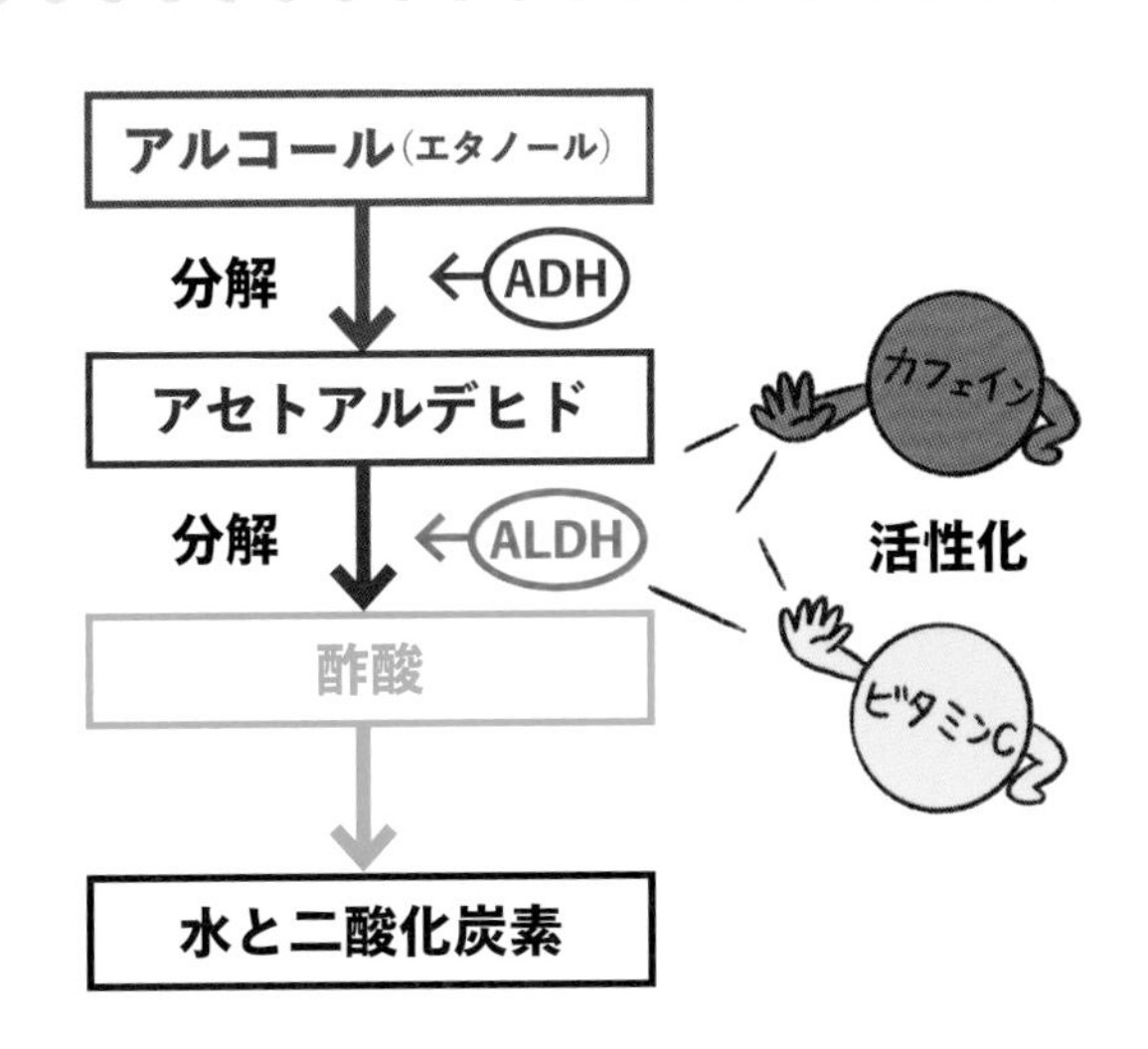

利尿作用や覚醒効果もサポートになる

シャキッ
熱い湯で淹れた緑茶はカフェインが多くなる

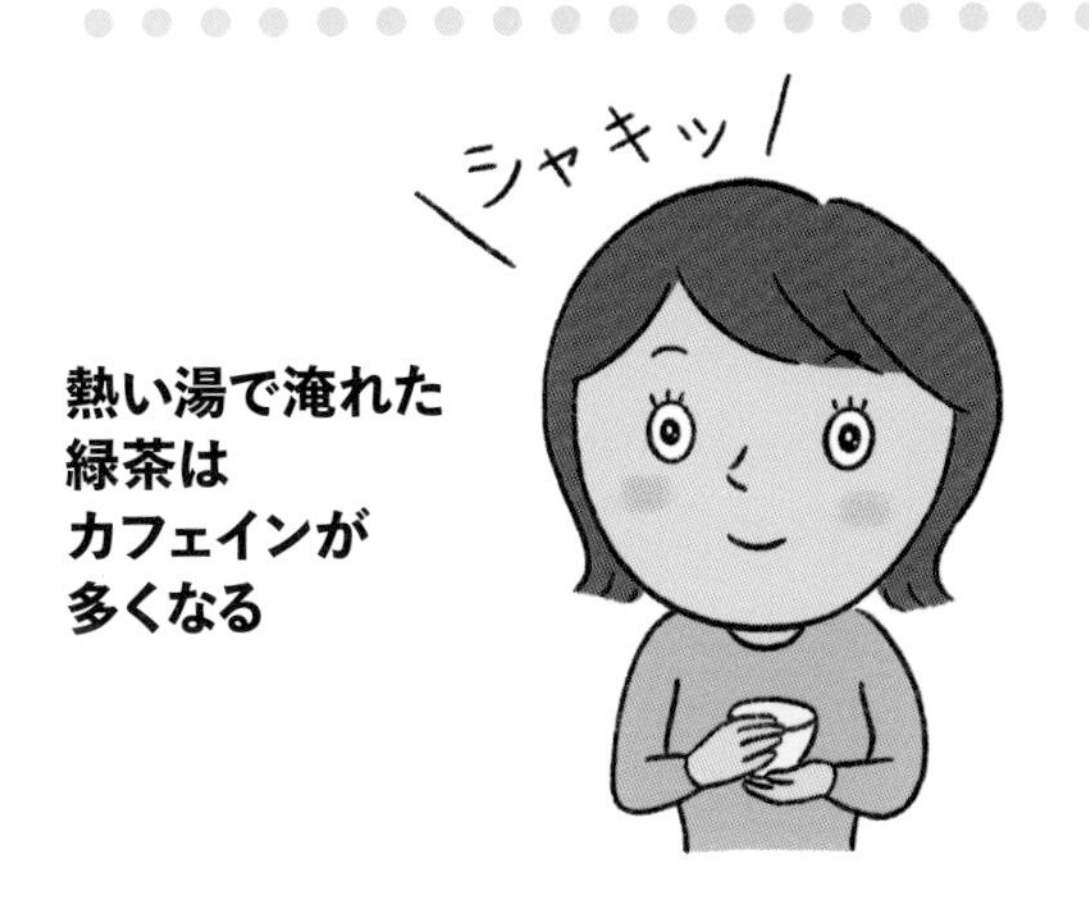

カフェインには利尿作用があり、体外へ排出するサポートに。また、目覚ましの覚醒効果もあるため、二日酔いの朝に熱い湯で淹れた（カフェインを多く抽出できる）緑茶を飲むのがおすすめ。さらに、血管を収縮させる作用もあるため、血管拡張による頭痛の抑制にも効果が期待できます。

緑茶の香りにも健康効果がある!?

緑茶の品質の評価には、味はもちろんですが、「香り」もとても重要な要素として扱われています。

緑茶に含まれる機能性成分の効果の幅広さ、万能ぶりには驚かされるばかりですが、実は緑茶の飲用する成分だけでなく、この香りの成分にも健康効果があるといわれています。

緑茶の香りといえば、みずみずしい「みどりの香り」です。この香りを生み出している代表的な香り成分は、「青葉アルコール」「青葉アルデヒド」などとも呼ばれる「(3Z) -hexenol（ヘキセノール）」「(2E) -hexenal（ヘキセナール）」（以下、みどりの香り）です。

「みどりの香り」には、脳からα波が出やすくなり、心を落ち着かせるリラクゼーション効果があると報告されています。

また、ストレスに対しても「みどりの香り」は効果を発揮するという報告も。ヒトにおける心理ストレスの実験では、ストレスがかかっていない状況では心理的な効果はなかったようですが、心理的な負荷（ストレス）がかかった状態になると、抗ストレス作用がはたらき、ストレスからの回復を促進することが示唆されています。

緑茶の香りを嗅ぐと、なんとなく「ホッ」と心が落ち着くような気がすると思いますが、実際に科学的にもリラクゼーション効果や抗ストレスの効果が確認されているようです。

Kasuga H., 新版 茶の機能*, 2013*

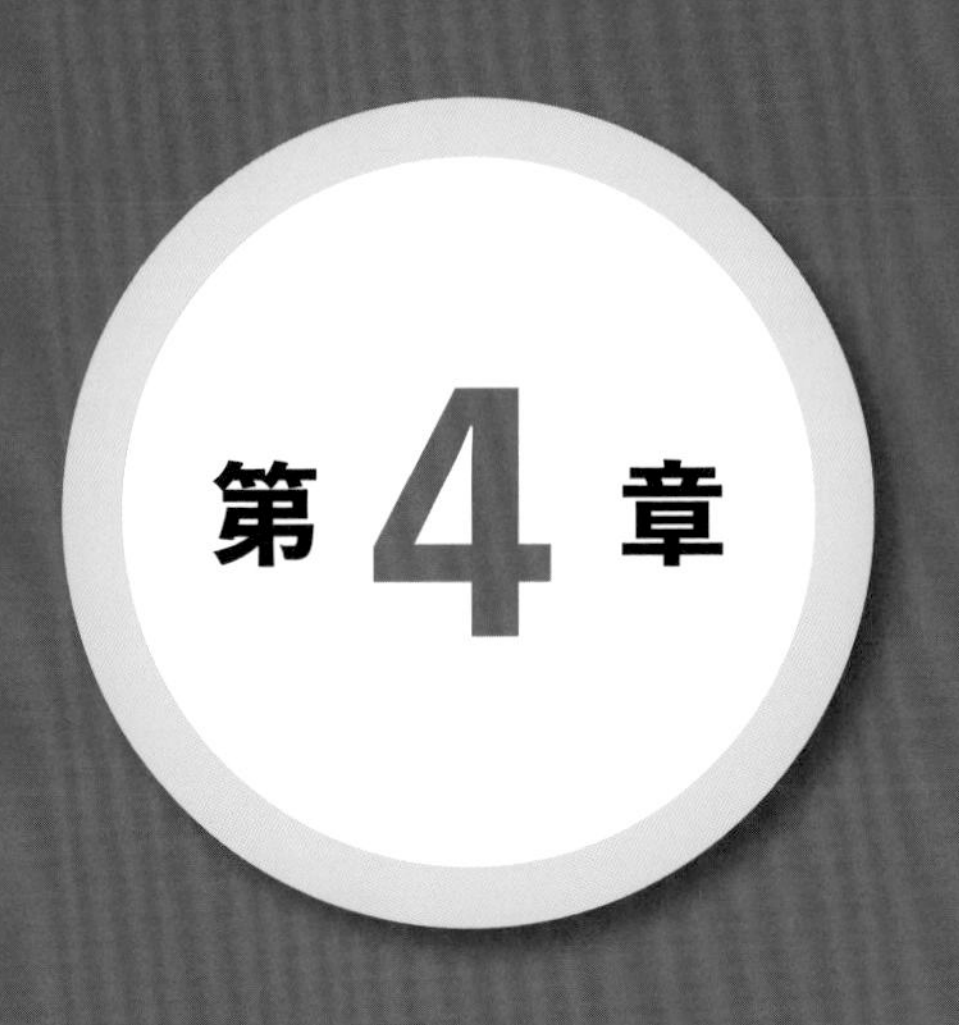

第4章

緑茶は老けにくい！

緑茶は脳のはたらきや心の問題にも影響する

脳や心の問題、アンチエイジングまで緑茶の万能性がサポート!

これまで、カラダの病気や健康に関する緑茶の効果を解説してきましたが、緑茶は**脳や心の問題**にも効果はあるのでしょうか?

緑茶を飲むと、なんとなく心が落ち着いたり、ホッとする安心感などを抱いたりすることがあると思います。これらの効果を科学的に示唆する研究もたくさん報告されています。

たとえば、最近は新しい治療薬でも話題になった**認知症**。認知症は、脳内にアミロイドβ(ベータ)というタンパク質が蓄積することが原因のひとつとされていますが、**緑茶カテキンがこの蓄積を予防する**といわれています。実際に**緑茶を飲むほど認知症のリスクが低下する**という報告も。

また、心のストレスも私たちにとって大きな悩みのひとつですが、緑茶に含まれるアミノ酸である**テアニンには、ストレスを軽減する効果がある**そうです。

さらに、緑茶の成分は、脳内の情報を伝達する物質にも影響し、**うつ症状を軽減する可能性**も示唆されています。

いつまでも元気なカラダでいるためには、脳の老化なども予防したいものですが、驚くべきことに緑茶カテキンには**脳の神経細胞の成長(分化)をうながす**効果も報告されています。

緑茶が古くから「万能薬」として尊重されてきたのは、このように**心の問題や老化抑制にも幅広く作用している**からなのかもしれません。

認知症や心のストレスにも緑茶の効果がはたらく！

本書で紹介する脳や心の問題

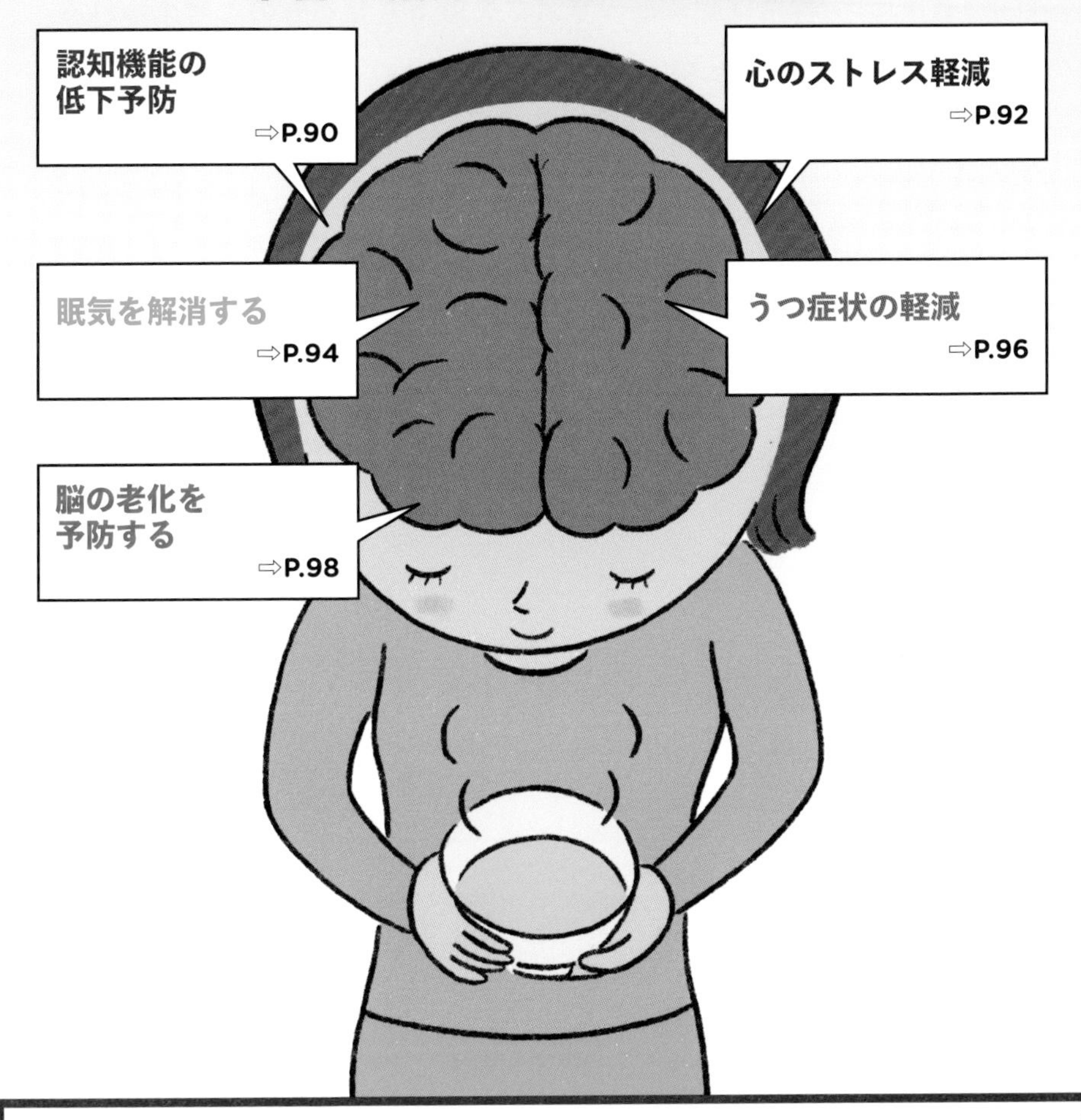

将来に期待される効果について

「将来に期待される効果」のカテゴリーでは、現段階で動物実験や試験管データから可能性が示唆されている効果を紹介。ヒトでの検証が進んでいないため、現状のデータから考えられる推測として解説しています。

認知機能の低下予防

緑茶と脳のはたらき ①

POINT 緑茶は認知症のリスクを低下させるものと考えられる

おすすめ 緑茶を習慣的に毎日飲む

原因は？

認知症は、生活習慣病やストレスなど、なんらかの理由で**脳内に変性タンパク質が蓄積して脳が萎縮**したり（アルツハイマー型・レビー小体型・前頭側頭型）、脳血管疾患といった血管の問題で**脳神経が圧迫**されたりすること（血管性）で、**認知機能が著しく低下する病気**です。

厚生労働省の発表によれば、2025年には認知症の患者は**約700万人に達する**と推計されています。

認知症の主なしくみ

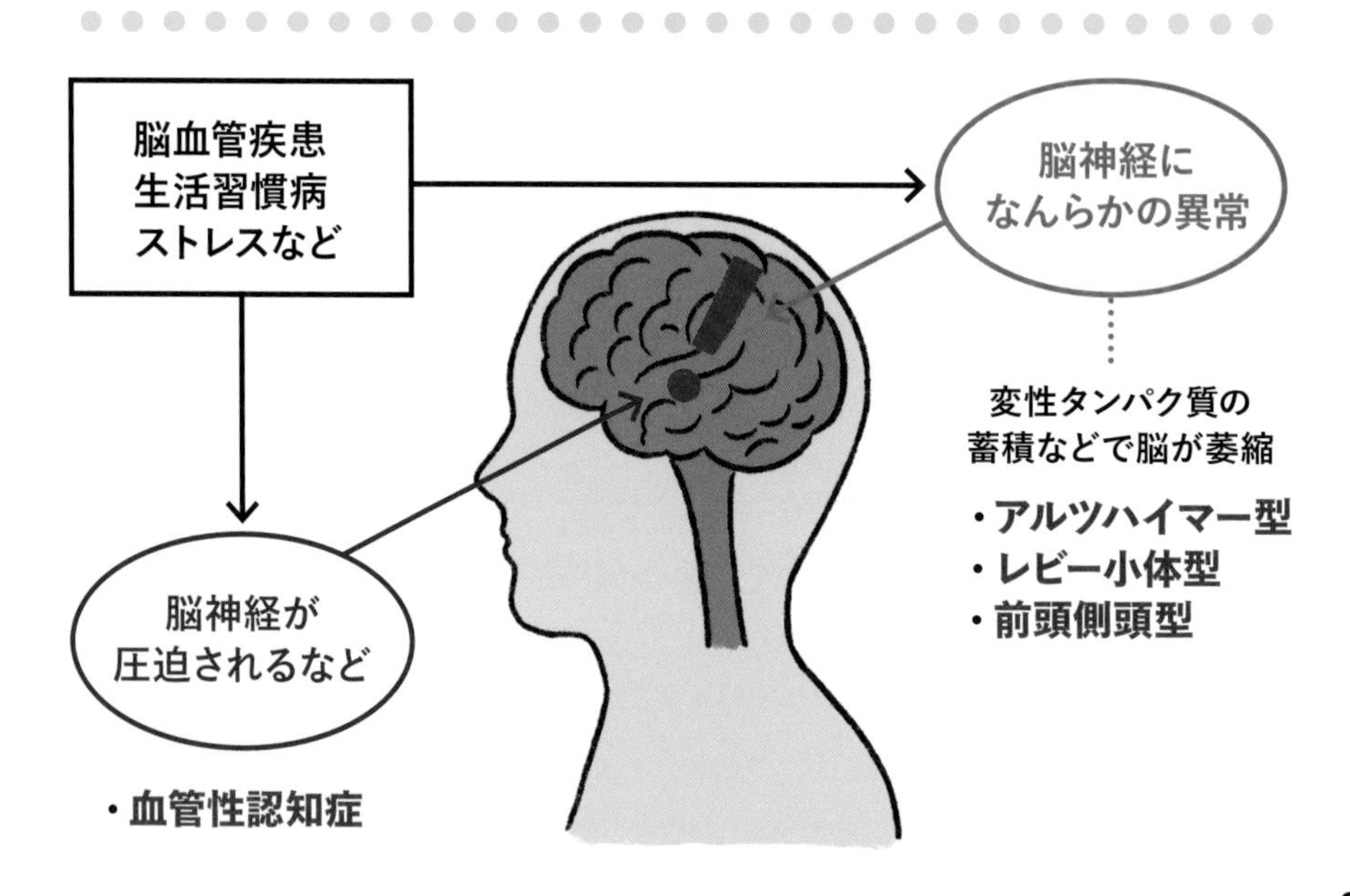

緑茶の効能

認知症と緑茶摂取の関連を調べた研究によると、毎日緑茶を飲む人の場合、**認知症の発症リスクは3分の1まで低下する**そうです。

認知症予防のメカニズムについては、マウスや細胞の実験では明らかになっています。

認知症は、アミロイドβという変性タンパク質が脳細胞に蓄積することが原因のひとつとされていますが、**緑茶カテキンEGCGが、その蓄積を抑える**と考えられています。

緑茶を飲む習慣のある人は認知症リスクが低下

認知症の発症リスクと緑茶、コーヒー、紅茶それぞれの摂取との関連を調べた研究によると、緑茶を毎日飲むと発症リスクが1/3まで低下。コーヒーや紅茶ではなく、緑茶だけ低下したことにより、緑茶カテキンの影響が推測できます。

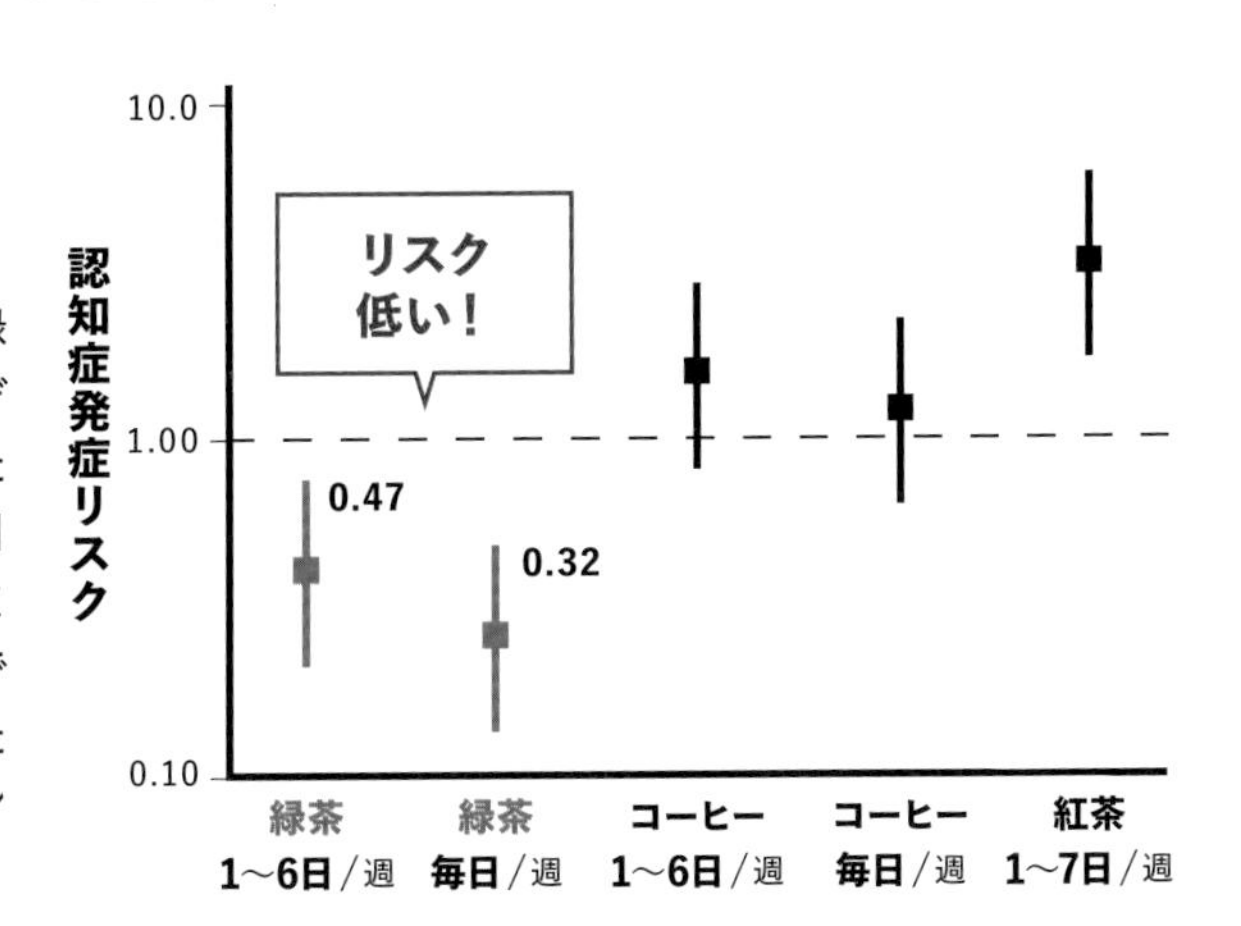

アミロイドβの蓄積を抑える効果もある？

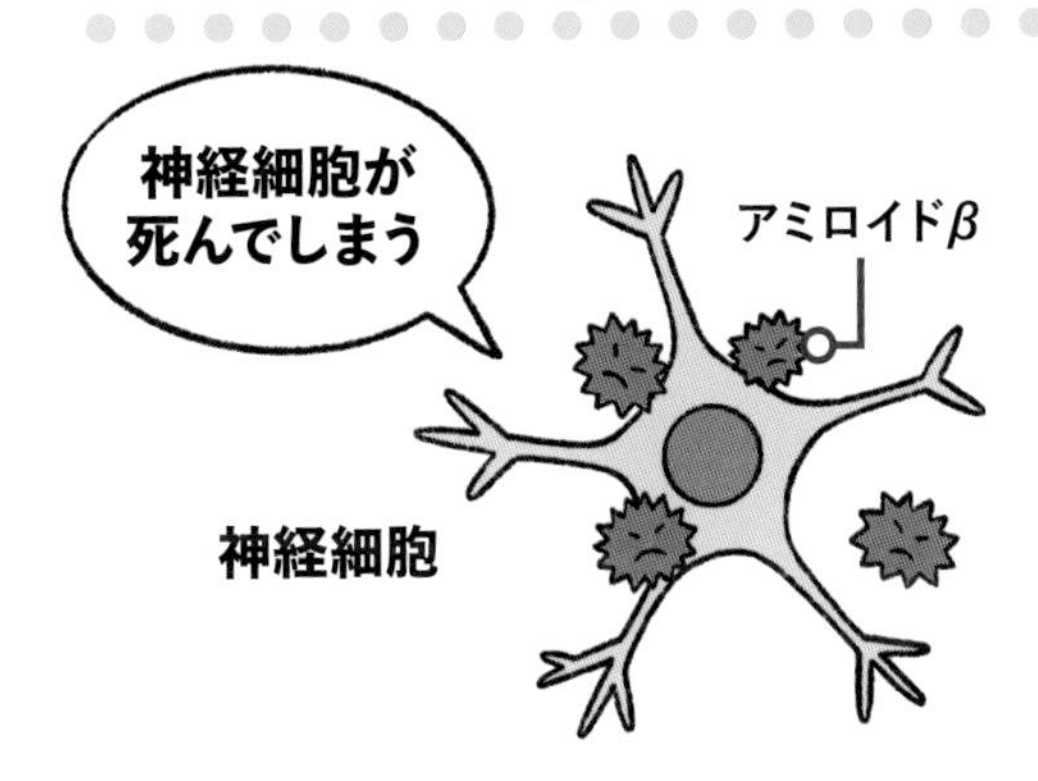

緑茶カテキンEGCGは、脳細胞を萎縮させ認知機能低下の原因となるアミロイドβの蓄積を抑える効果があるそうです。また、認知症は酸化ストレスの影響も考えられており、EGCGの抗酸化作用も認知症予防に役立つとされています。

Noguchi-Shinohara M et al., PLoS One, 2014
Rezai-Zadeh K et al., J Neurosci, 2005

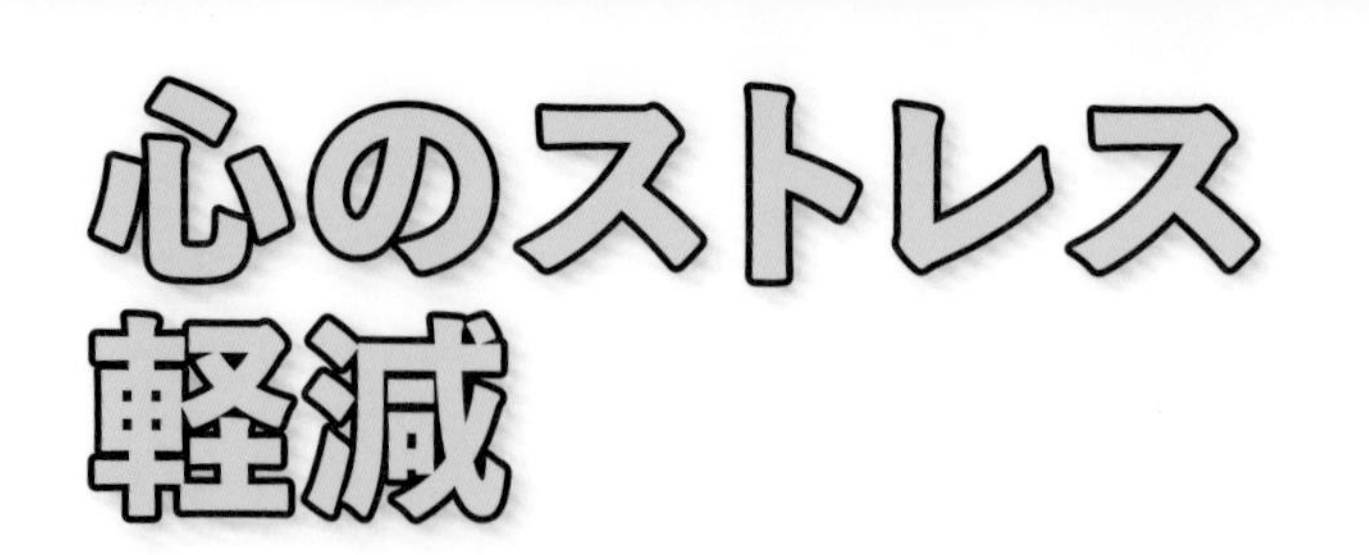

心のストレス軽減

緑茶と脳のはたらき
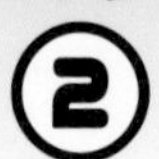

POINT テアニンの抗ストレス作用がはたらく

おすすめ ストレスを感じたら水出し緑茶を飲む ⇨P.130

原因は?

心のストレスに対し、**カラダが危機反応を起こす**ことで、さまざまな不調の原因になります。

　ストレスがかかると、脳の**大脳辺縁系**（だいのうへんえんけい）という感情などに関連する部位が反応し、免疫系、自律神経系、内分泌系といった**カラダのネットワークに「危機に備えろ」という指令**が出されます。

　カラダの危機反応は、すぐに終われば問題ないのですが、**慢性化すると病気や不調、脳の老化にも影響**してきます。

心のストレスとカラダの反応のしくみ

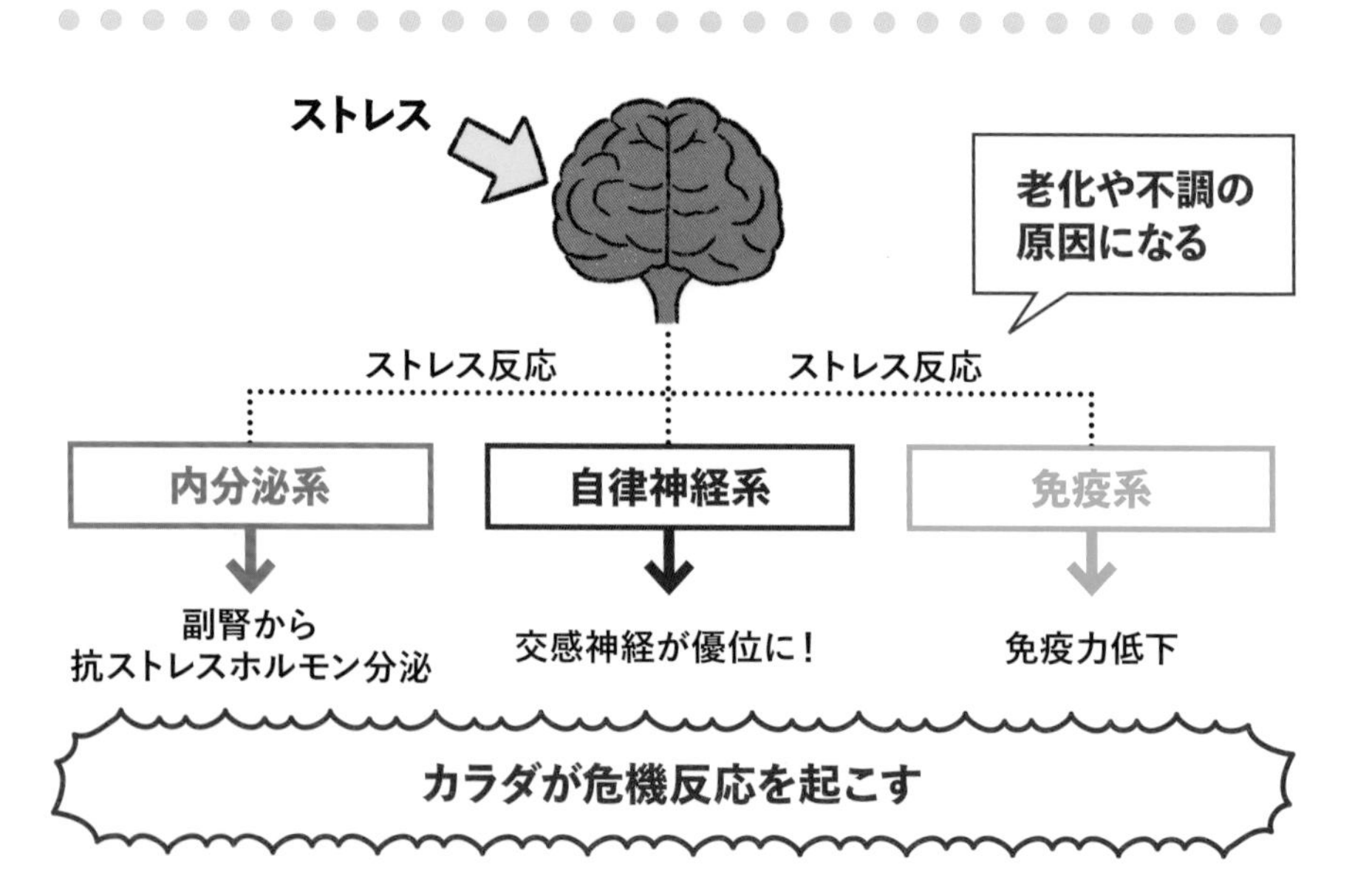

緑茶の効能

緑茶のストレス軽減に貢献している成分は、**テアニン**です。

前述したように、テアニンは、α波が出やすく、リラックス効果がある(P.68)とされます。ストレスで**興奮した脳を落ち着かせ、ストレス反応を軽減**します。

ヒトによる実験でも同様の効果(**血圧上昇などのストレス反応が軽減**)が確認されています。また、低カフェイン緑茶を摂取すると、ストレスが軽減されたそうです。

テアニンによってストレス反応がやわらぐ

テアニンを摂取すると、α波が発現し、脳の興奮を抑えてストレス反応をやわらげます。また、心的ストレスによる血圧の上昇、緊張や不安感の高まりなどが抑えられ、ストレスによる気分の悪化を防ぐことが研究で明らかになっています。

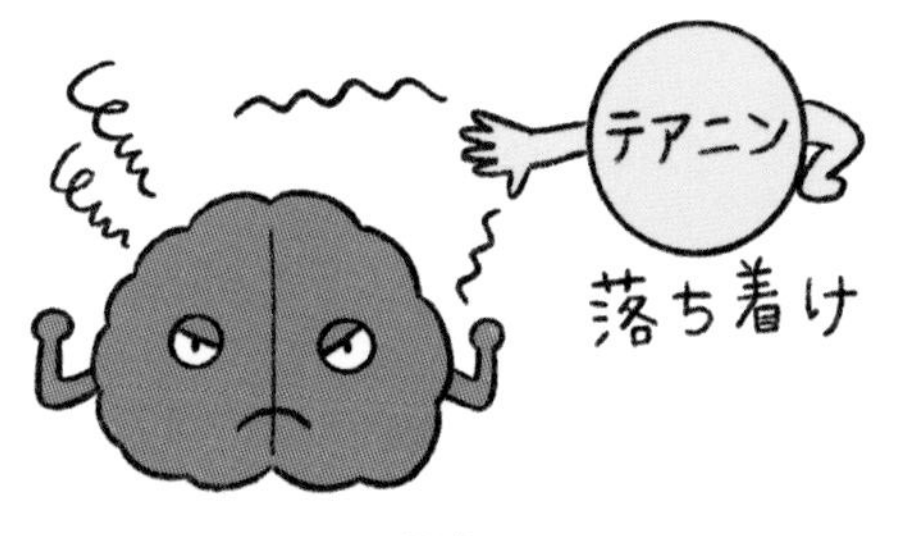

脳がストレスで興奮

低カフェイン緑茶でストレスが軽減!

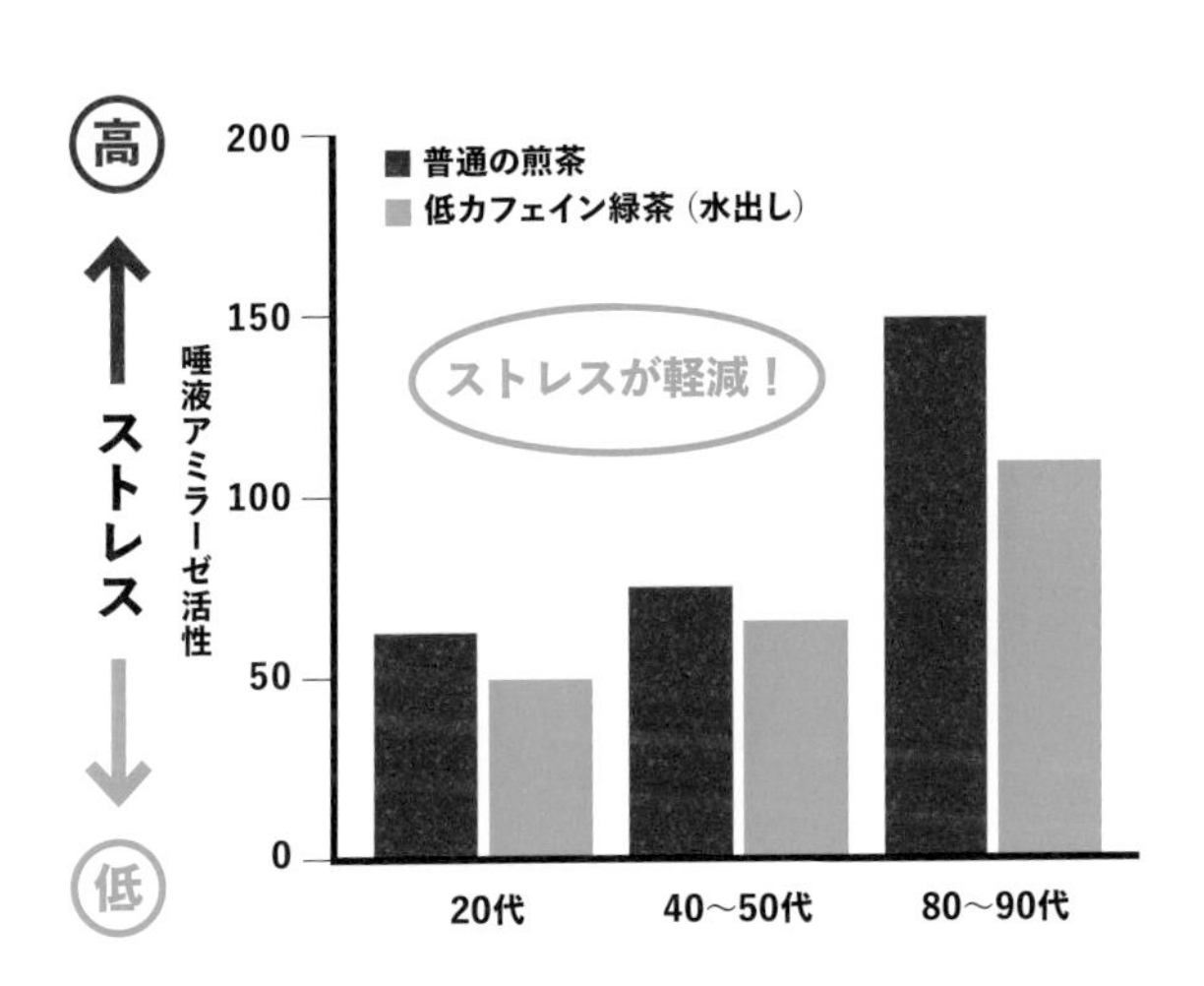

カフェイン量を抑えた低カフェイン緑茶を水出し(テアニンが多くなる)して摂取したグループと、普通の煎茶を摂取したグループで20〜90代までの各世代のストレスを調べた研究では、低カフェイン緑茶のグループのほうがストレスが軽減するという結果になりました。

 Unno K., 茶の健康効果20選, *2020*

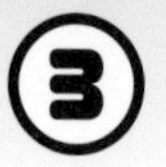

眠気を解消する

POINT **カフェインが脳を覚醒させる**

おすすめ **熱い湯で淹れた緑茶を飲む** ⇨P.131

原因は？

眠気が起こるメカニズムは、**アデノシン**という物質が関係しています。

アデノシンは、人間のエネルギー物質アデノシン三リン酸からつくられるため、**覚醒時間が長いほど多くなる**ともいわれています。

脳内にある**アデノシン受容体に、アデノシンが結合する**と、**睡眠中枢が刺激**されて眠くなります。活動するほどアデノシンが増えるので、よく動いた日ほど眠くなるのもうなずけます。

脳内の眠気のしくみ

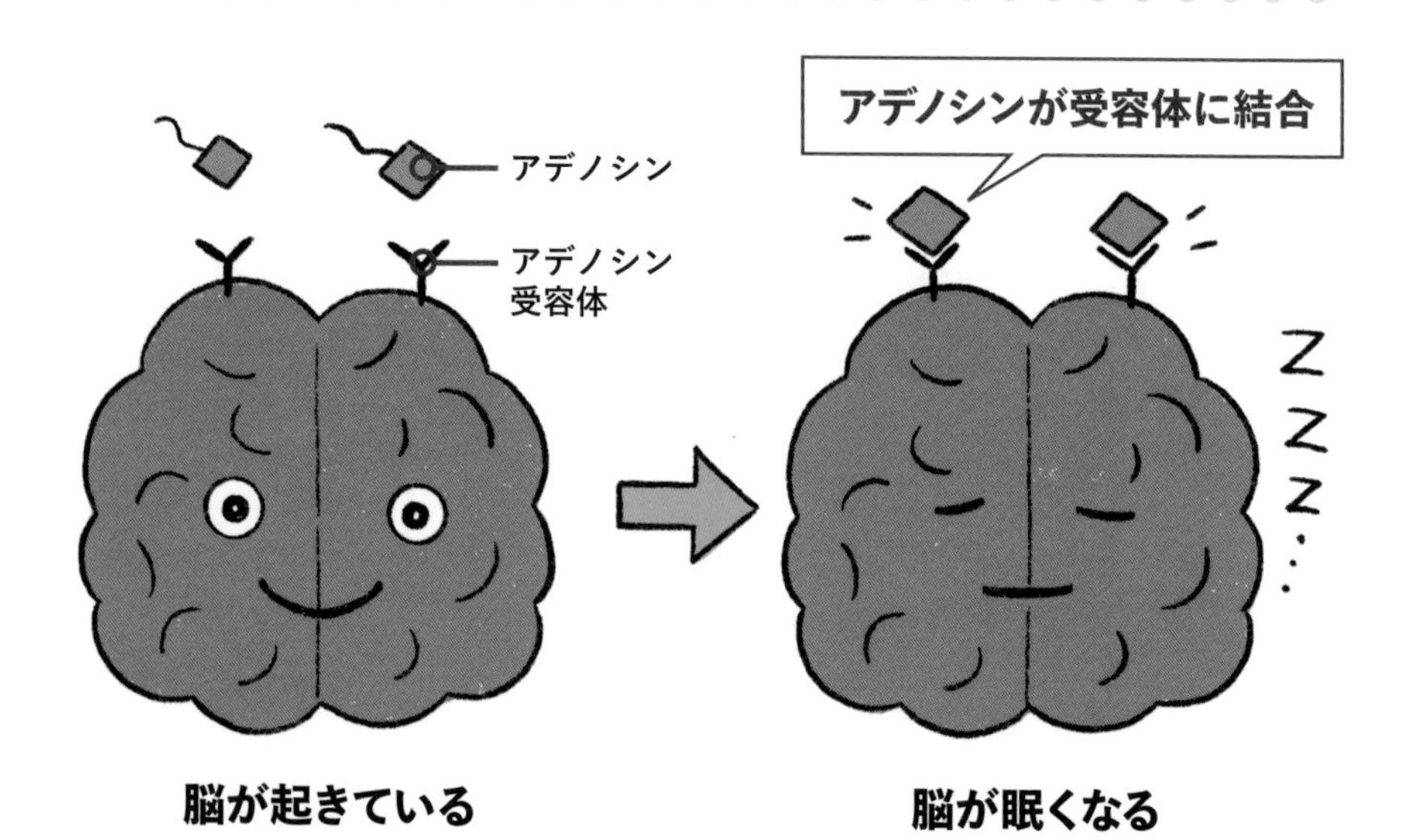

緑茶の効能

緑茶に含まれる**カフェイン**は、アデノシンと構造が似ており、しかも脳に入りやすいという特徴も持っています。

脳内に入り込んだ**カフェインが、アデノシン受容体に結合**してアデノシンの邪魔をするため、眠気を抑えます。

また、カフェインによって、幸せホルモンの**セロトニン**や、快楽や意欲系の神経伝達物質**ドーパミン**が増えるといわれており、前向きで活動的なスイッチが入ります。

脳に入りやすいカフェインはすぐに効く

カフェインは、血液脳関門（脳内に有害な物質が侵入しないようにブロックするバリア構造）を通過しやすく、摂取するとすぐに脳に入り、アデノシン受容体に結合。アデノシンをブロックしてしまうため、睡眠中枢が刺激されず眠くなりません。

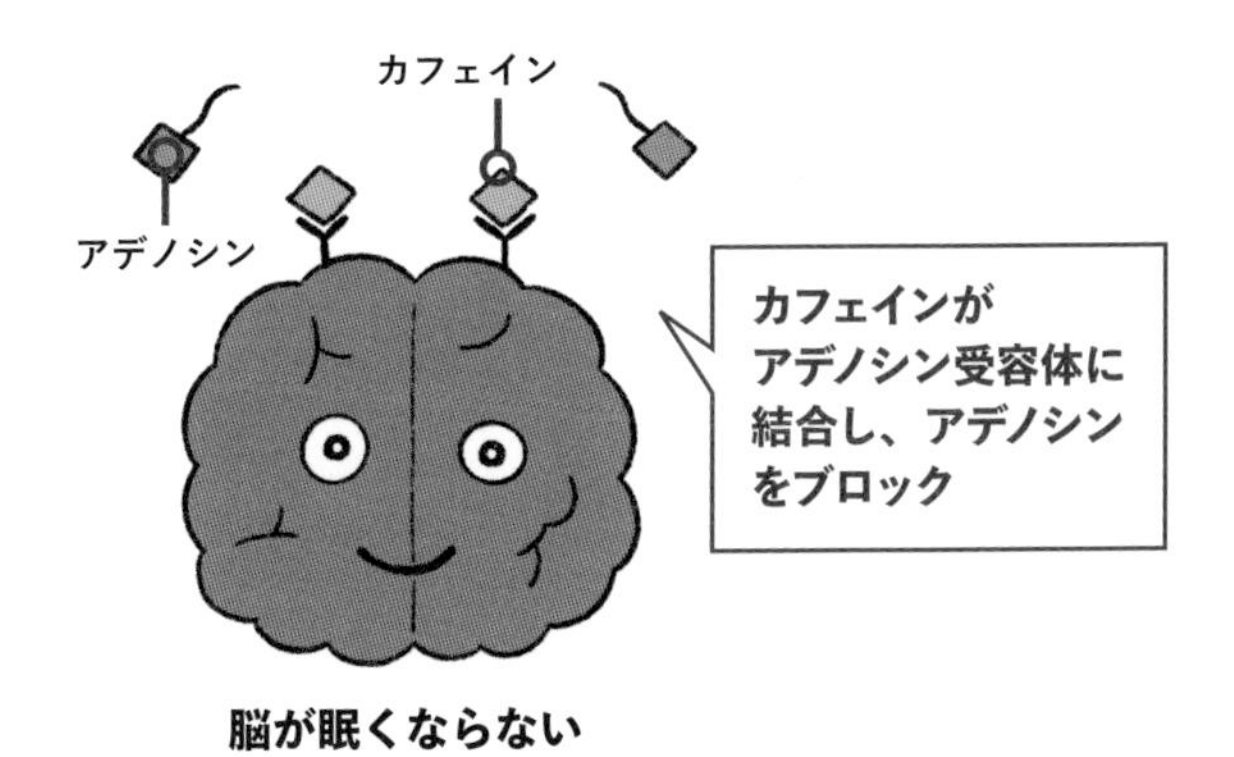

前向きで活発なスイッチが入る

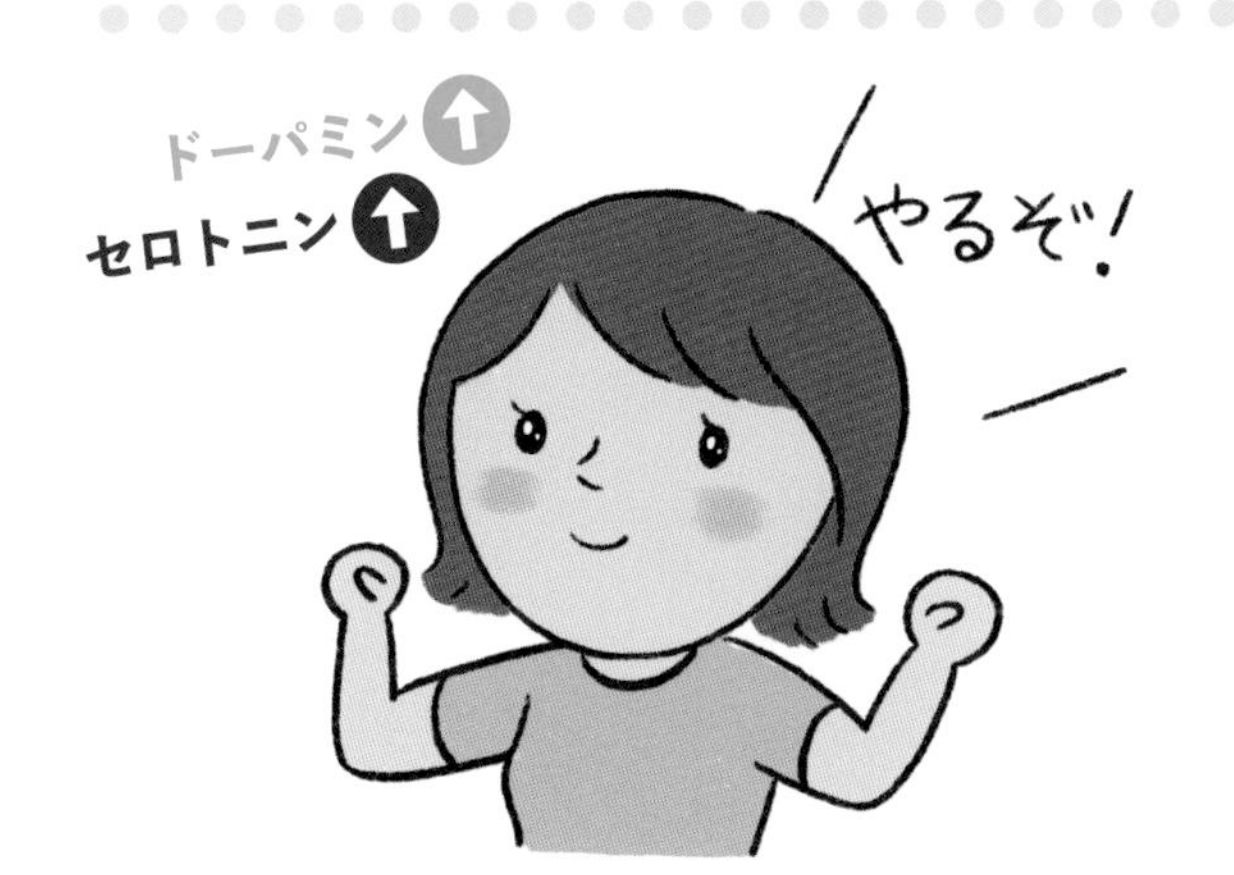

カフェインを摂取すると、幸せホルモンと呼ばれるセロトニンや、やる気や快感をもたらす神経伝達物質ドーパミンが増えることが報告されています。興奮系の交感神経も刺激されるため、前向きで活発なスイッチが入り、覚醒作用を後押ししてくれるものと考えられます。

M A De Luca et al., J Neurochem, 2007

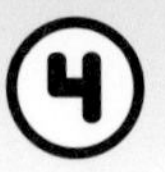

うつ症状の軽減

POINT 脳の興奮と抑制のバランスをとる

おすすめ 毎日緑茶を2～3杯飲むとよい

原因は？

うつのしくみは、明確になっていませんが、脳の神経細胞（シナプス）間で情報をやり取りする**神経伝達物質が関係している**とされています。

脳内の情報伝達は、**興奮性のシナプス**と**抑制性のシナプス**があり、興奮を伝えるノルアドレナリンや、逆に興奮を抑えるセロトニンなど、それぞれの情報を伝える神経伝達物質があります。

これらがバランスを取りながら**正常に機能する**ことが重要です。

脳内の情報伝達のしくみ

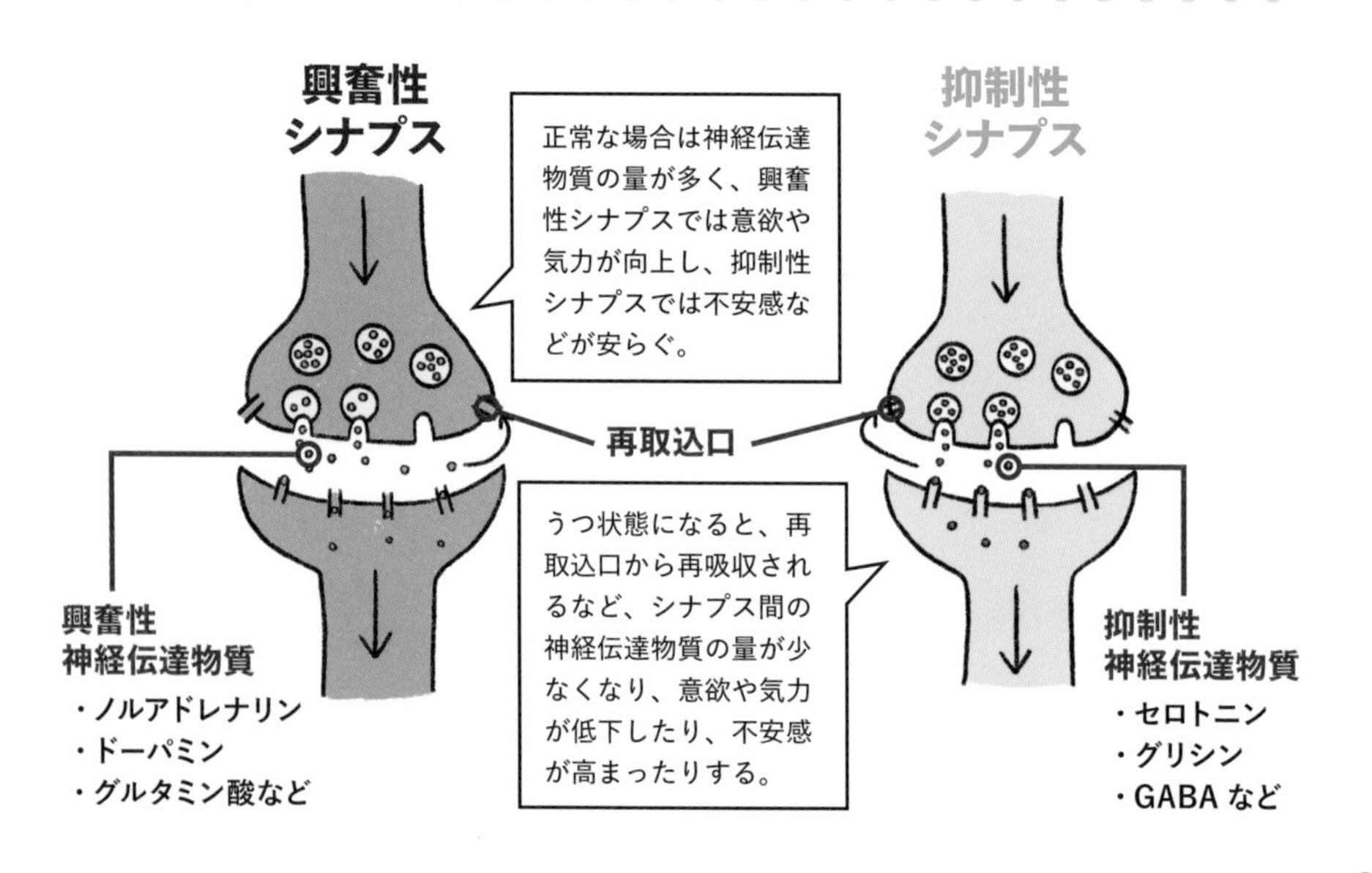

緑茶の効能

うつ病の患者と健常者における緑茶摂取の頻度との関連を調べた研究によると、**うつ病の患者は緑茶を飲む頻度が少ない**傾向にあるそうです。そのほかの研究でも似たような傾向にあるとされ、**緑茶を飲むほどうつ症状を軽減できる**可能性を示唆しています。

緑茶成分の有効性については、**テアニン**のストレス軽減効果や、**カフェイン、カテキン**の作用が関係しているものと考えられています。

うつ病患者は緑茶を飲む頻度が少ない傾向

うつ病患者と健常者の緑茶の摂取頻度を調べた研究では、うつ病患者は緑茶を飲む頻度が少ない傾向にあることが示唆されています。また、ほかの研究においても緑茶を1日４杯以上飲む人はうつ症状が少ないといった、似たような結果が出ています。

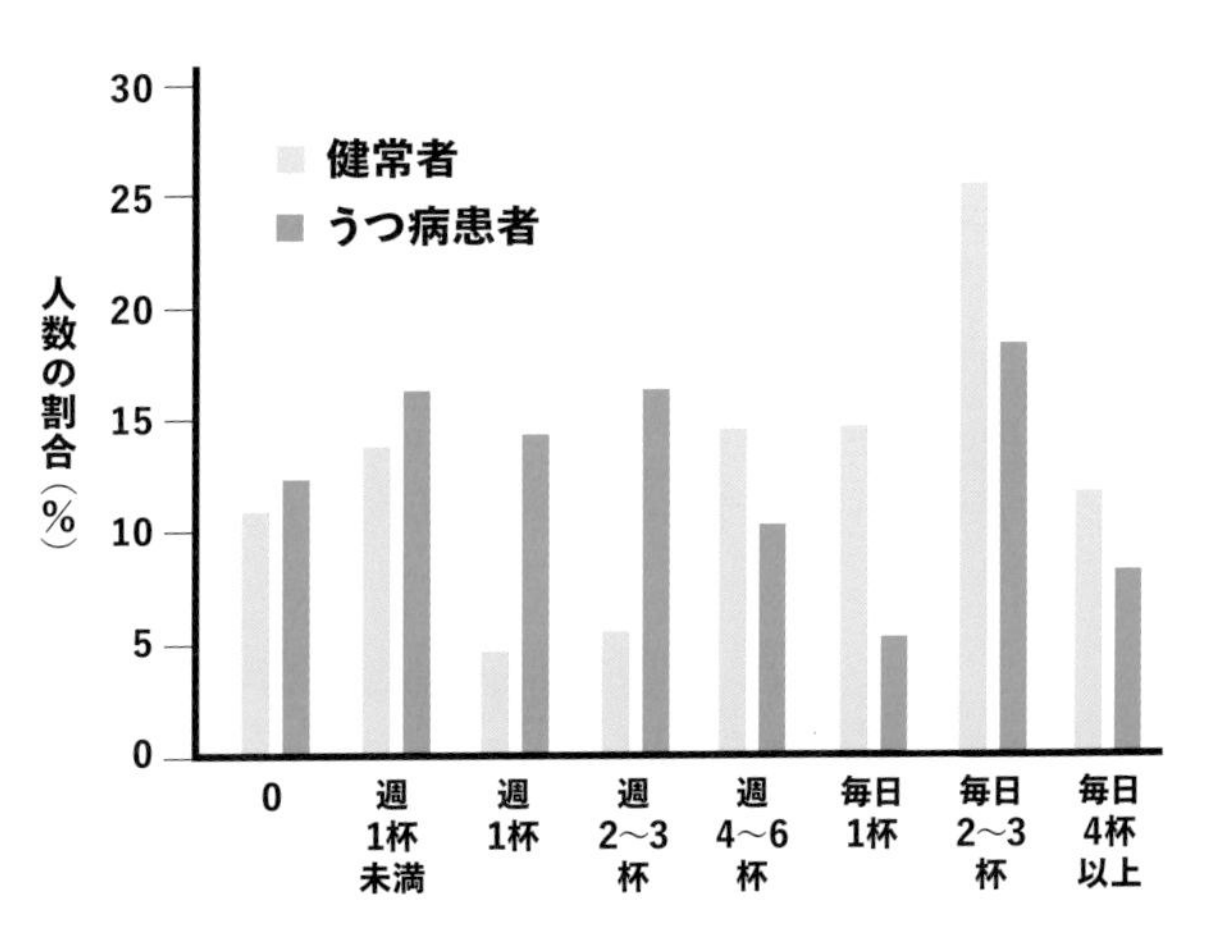

カテキン、テアニン、カフェインの作用が影響

興奮性と抑制性のバランス！

テアニン
カフェイン
カテキン
それぞれ影響する

うつ症状のしくみは複雑であるため、テアニンのストレス軽減効果、カフェインの交感神経活性化作用、カテキンの抗酸化作用など、それぞれのはたらきが間接的な改善のサポートになる可能性があります。あくまで抗うつ薬のサポートとして飲んでみましょう。

Koga N et al., New Diet Therapy, 2013

＼将来に期待される効果／

脳の老化を予防する

POINT カテキンが脳細胞を活性化し、テアニンが認知機能をサポート

おすすめ **緑茶を毎日習慣的に飲む**

原因は？

脳は、一般的には30～40代から萎縮が始まり、その早さや程度は個人差がありますが、**加齢とともに脳の老化が進んでいきます。**

脳の神経細胞は、**細胞の数**も大事ですが、**神経突起の数**も重要です。神経突起は、神経細胞間のネットワークづくりに関係し、**認知や記憶力の低下**に影響します。

神経細胞の数が減り、神経突起が減ると、**脳の容量は減少し、萎縮する**ことになるのです。

脳の老化のしくみ

若齢

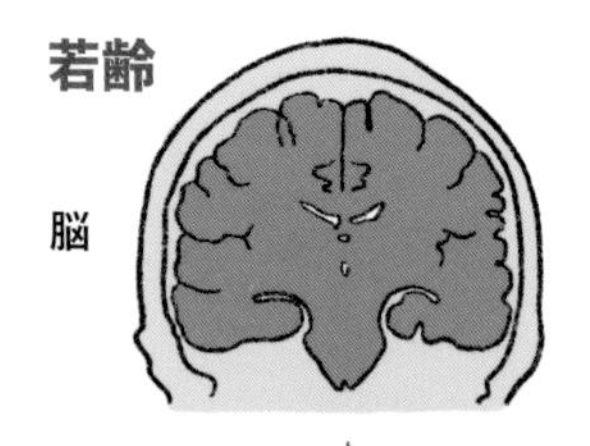

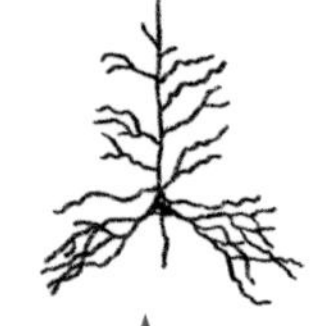

若齢の脳は神経細胞の数や神経突起の数が多く、ネットワークの密度が高い。脳容量も大きい。

老齢

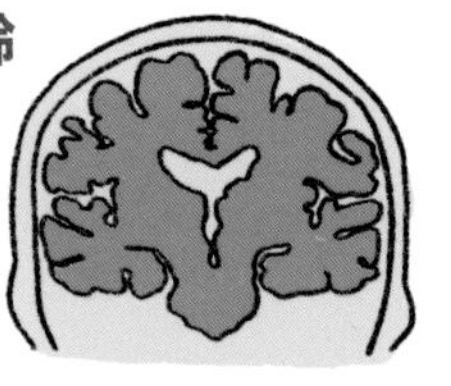

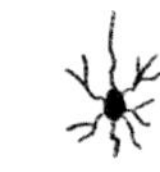

老齢の脳は神経細胞の数や神経突起の数が少なく、ネットワークの密度が低い。脳容量も小さい。

緑茶の効能

緑茶カテキンＥＧＣＧは、わずかですが脳内に入り、**脳の神経細胞の成長（分化）を促進する**とされています。さらに、**ＥＧＣＧの代謝物であるＥＧＣ‐Ｍ５**も脳内に入り、脳細胞の成長をうながすという**２段階の効果**が期待できる可能性が示唆されています。

また、**テアニン**は、ストレス軽減効果によって間接的に**脳の萎縮を軽減**することが考えられ、さらに**認知機能向上**の効果も報告されています。

カテキンが脳細胞を活性化

緑茶カテキン EGCG は、わずかですが血液脳関門を抜けて脳内に入ることが確認されており、脳の神経細胞の分化を高めると考えられています。また、EGCG 代謝物 EGC-M5も脳内に。EGC-M5の生成には8時間以上かかり、緑茶を飲んだ際のカテキンによる脳細胞の活性化が２段階で起こる可能性も。

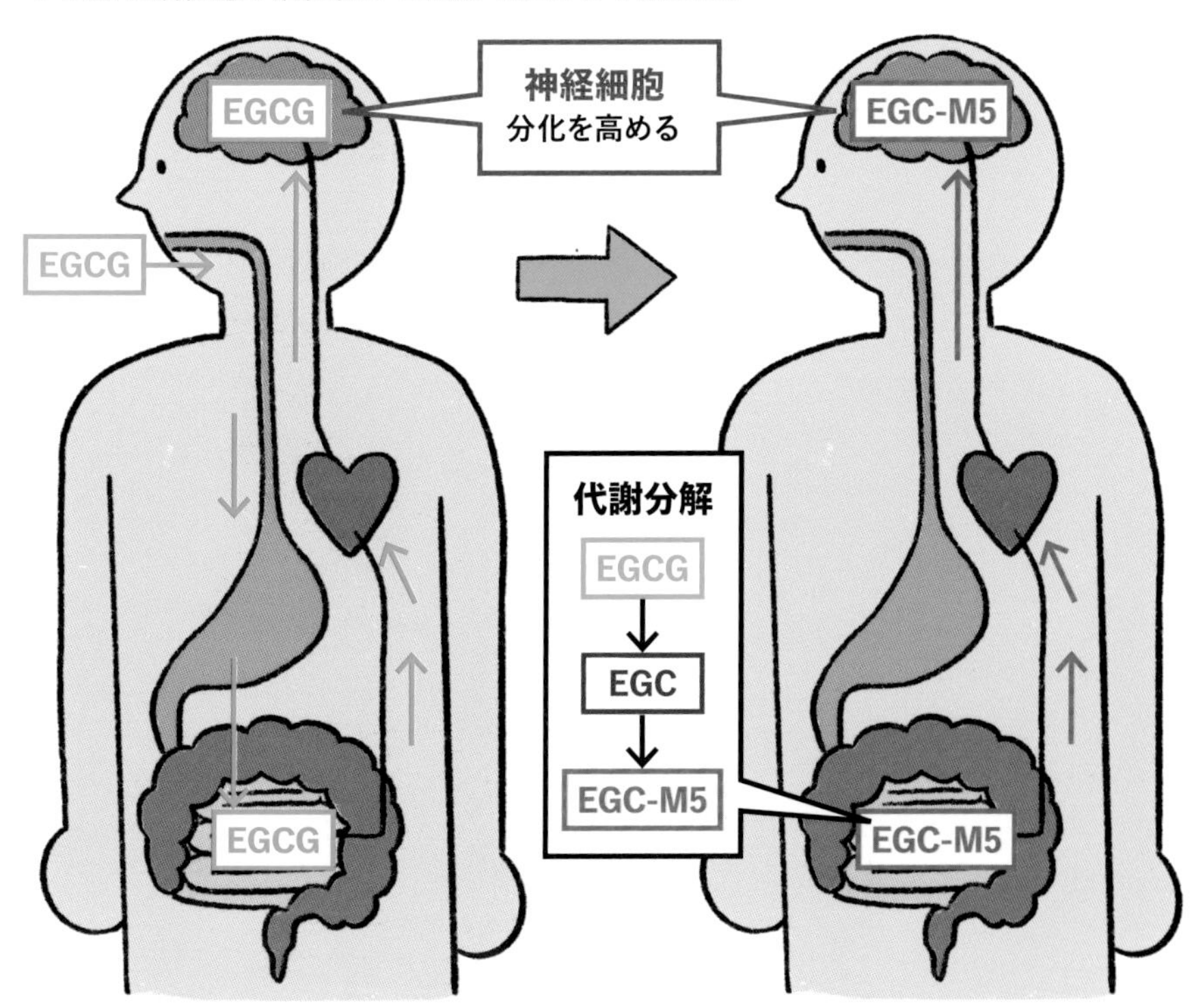

 Unno K., 茶の健康効果20選 *, 2020*

＼将来に期待される効果／

脳の老化を予防する

テアニンのストレス軽減効果も老化を防ぐ

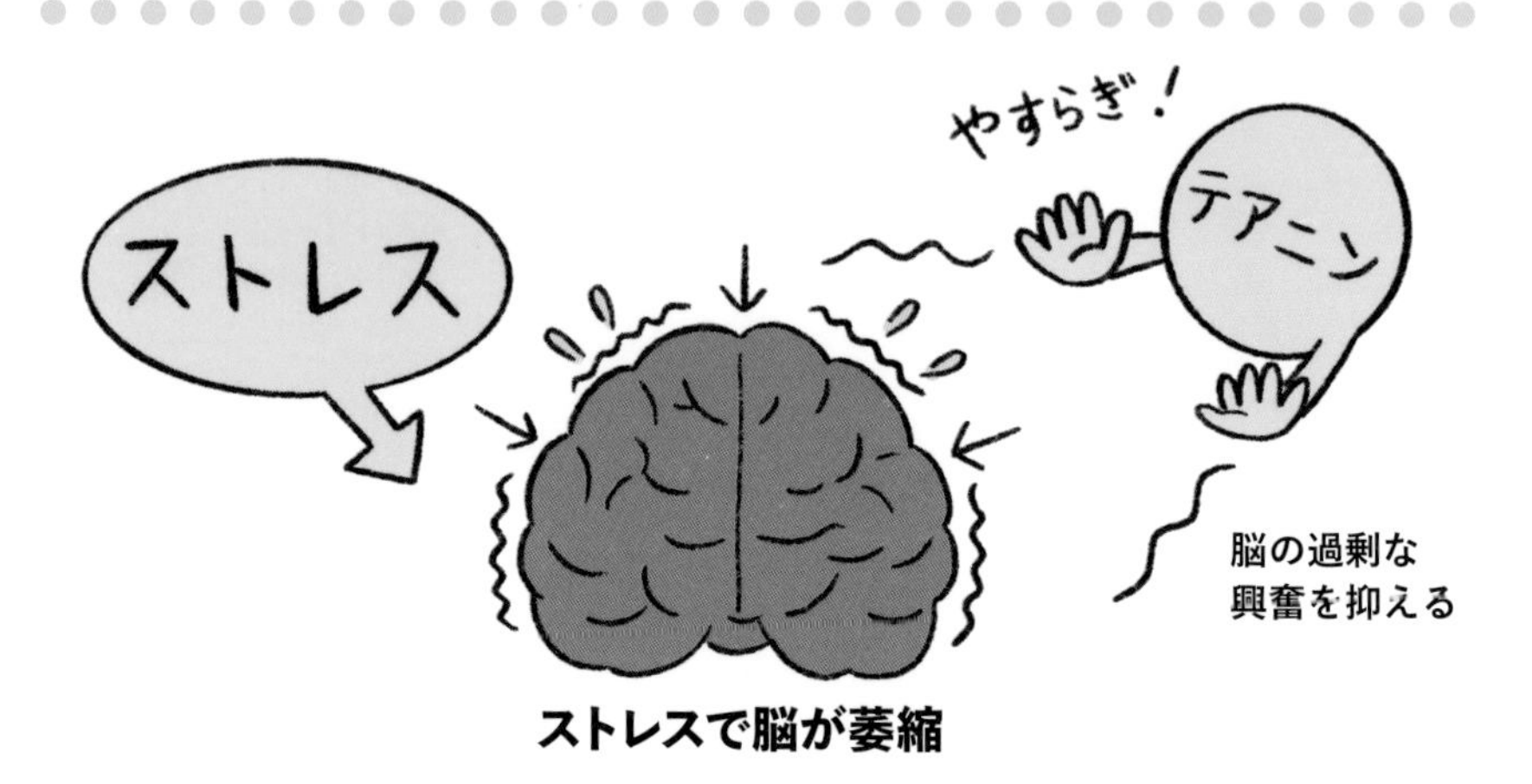

家族の死や突然の解雇、大きな災害や事故といった強いストレスを多く経験した場合、脳が萎縮すると言われています。テアニンにはストレス軽減の効果があるため、間接的に脳の老化予防が期待できます。ストレス軽減で寿命も長くなるという報告も。

テアニンによって記録力が向上!?

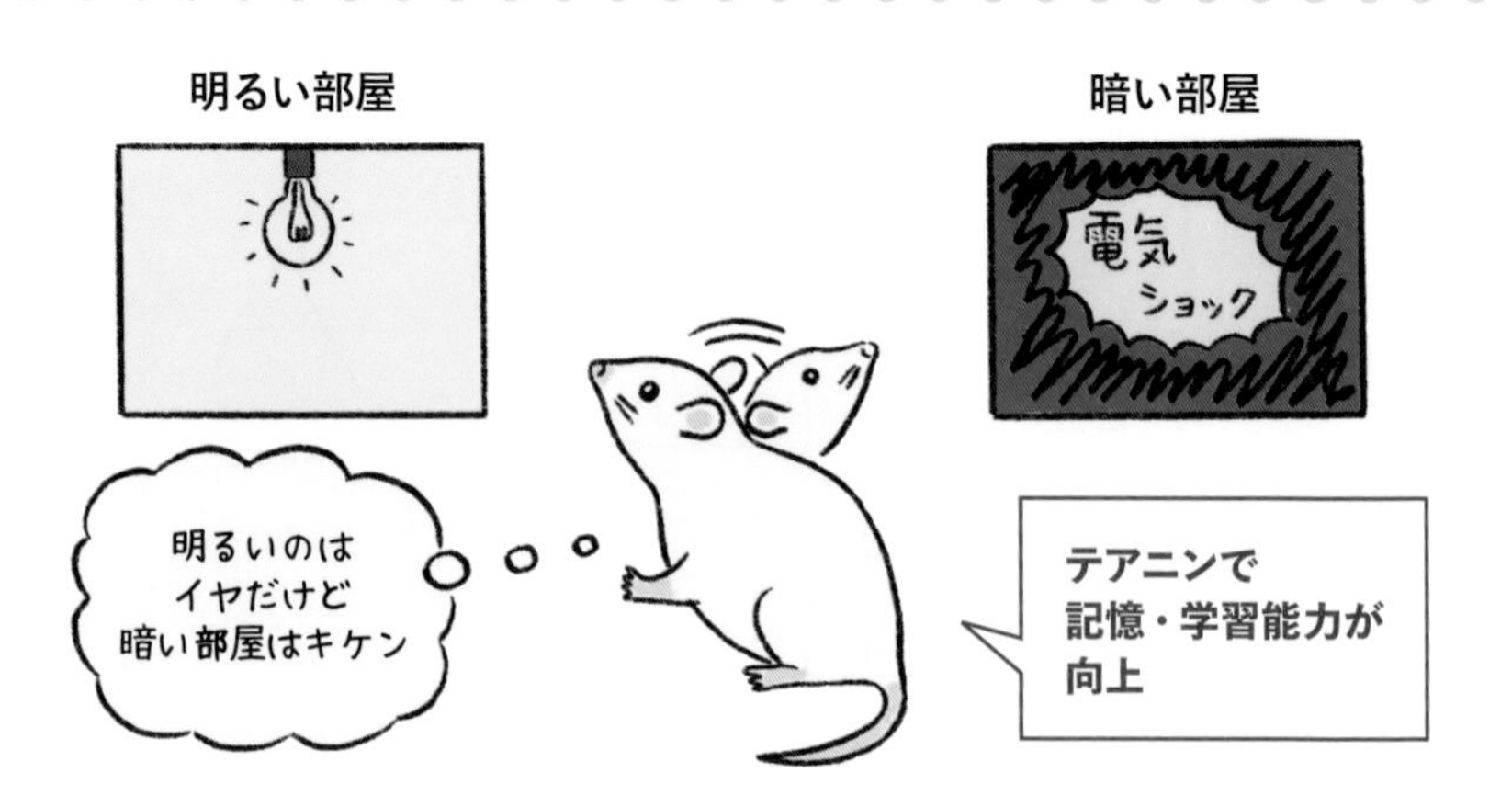

ラットの暗い場所を好む性質を利用し、明るい部屋と暗い部屋を用意して暗い部屋にいるときに電気ショックを与える実験。テアニンを与えたラットは、暗い部屋を回避する率が上がったそうで、テアニンの記憶・認知力向上の可能性が示唆されました。

Yokogoshi H et al., Nutrition, 2000

第5章

緑茶は楽しい！

美味しく飲んで健康になる新しい緑茶習慣

緑茶を美味しく飲んで健康に！「緑茶のある暮らし」実践編

これまでは、緑茶の健康効果に関する知識を学んできましたが、ここからは「**緑茶のある暮らし**」の**実践編**です。緑茶の健康機能は理解できたけれど、具体的にどうやって緑茶を選ぶか？　どうやって淹れるか？　どうやって飲むか？　という基本的な方法を解説していきます。

まずは、緑茶の種類別の「**成分と特徴**」を解説します。それぞれの特徴を理解し、さらに特定の機能性成分に注目してつくられた「**機能性緑茶飲料**」を知ることで、緑茶の選択肢の幅を広げましょう。

そして、緑茶の種類別の「**基本的な美味しい淹れ方**」。緑茶は、基本的に水に溶け出した「浸出液」を飲むため、淹れ方次第で味も香りも成分割合も変化します。緑茶の種類別に「淹れる楽しさ」を味わいましょう。

また、本書のメインテーマである**健康効果に注目した**「**カラダによい緑茶の飲み方**」を解説。これまでに紹介したさまざまな病気や悩み。これらに対応する形で目的別におすすめの淹れ方や飲み方を紹介します。目的の健康効果に合わせて緑茶の種類、淹れ方、飲み方を選択しましょう。

さらに、緑茶の万能ともいえる健康作用を活かしたさまざまな製品の例を紹介します。飲むだけではない「**緑茶パワーのさまざまな利用法**」を知ることで、自分流にアレンジした「**新しい緑茶のある暮らし**」を演出しましょう。

健康は楽しく過ごした緑茶生活の先にある！

緑茶のある暮らし

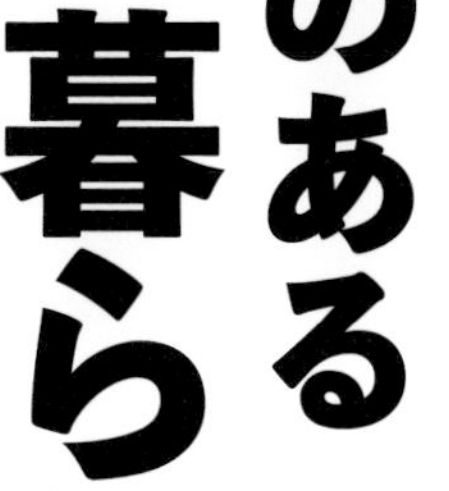

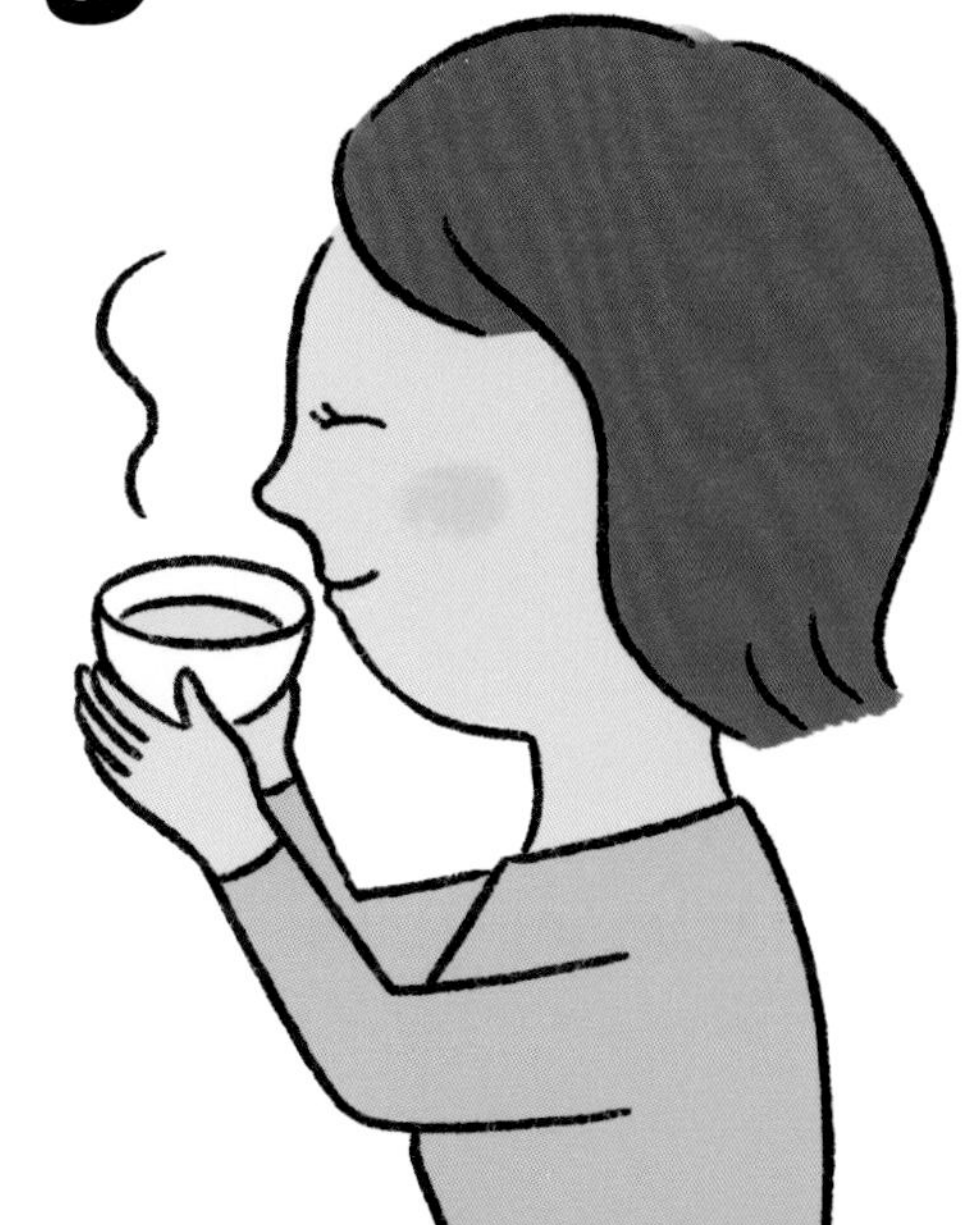

緑茶の種類別成分と特徴

緑茶は、種類によって含まれる成分の割合をはじめ、味や香りの特徴に違いがあります。カテキンやカフェインによる渋みや苦み、テアニンなどのアミノ酸による旨みや甘み、さわやかなみどりの香り、香ばしい香り、これらの要素がバランスを取りながらそれぞれの特徴を生み出しています。緑茶のバラエティ豊かな魅力を種類別に紹介します。

※『日本食品標準成分表2020年版』(八訂)より作成

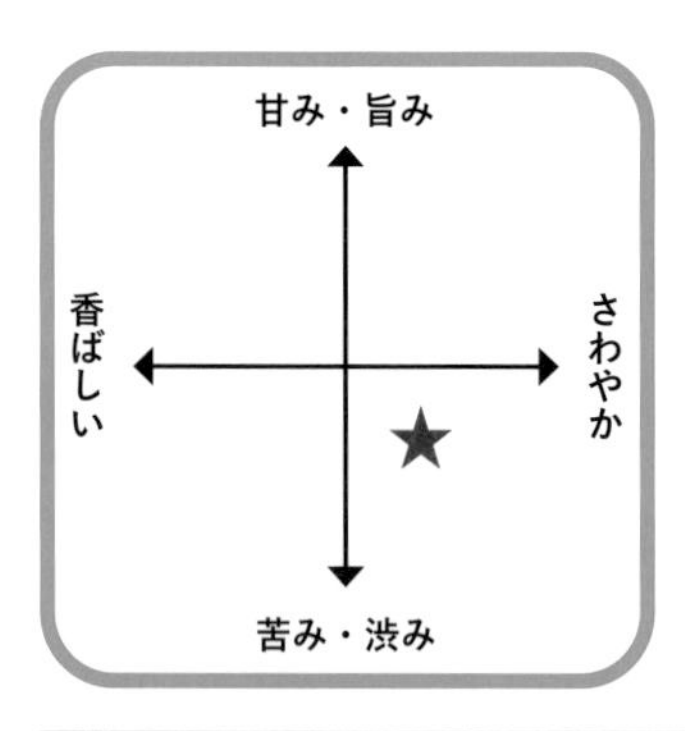

煎茶

日本茶で最も ポピュラーな バランス型の緑茶

日本で最も多く生産され、広く一般的に飲まれているのが煎茶。価格的にもリーズナブルで、甘みと苦み、香りのバランスも程よく整っています。さまざまな食べものに合わせやすく、食事中の飲料として相性が抜群。健康機能に関する成分もバランスよく含まれています。

主な成分 浸出液：茶葉10g を90℃の湯430ml に1分間浸出したもの			
カテキン (100ml 当たり)	0.07g (16mg)	パントテン酸	0.04mg
カフェイン (100ml 当たり)	0.02g (5mg)	ビタミン C	6mg
テアニン	普通	ナトリウム	3mg
ビタミン B1	−	カリウム	27mg
ビタミン B2	0.05mg	カルシウム	3mg
ナイアシン	0.2mg	マグネシウム	2mg
ビタミン B6	0.01mg	リン	2mg
葉酸	16μg	鉄	0.2mg

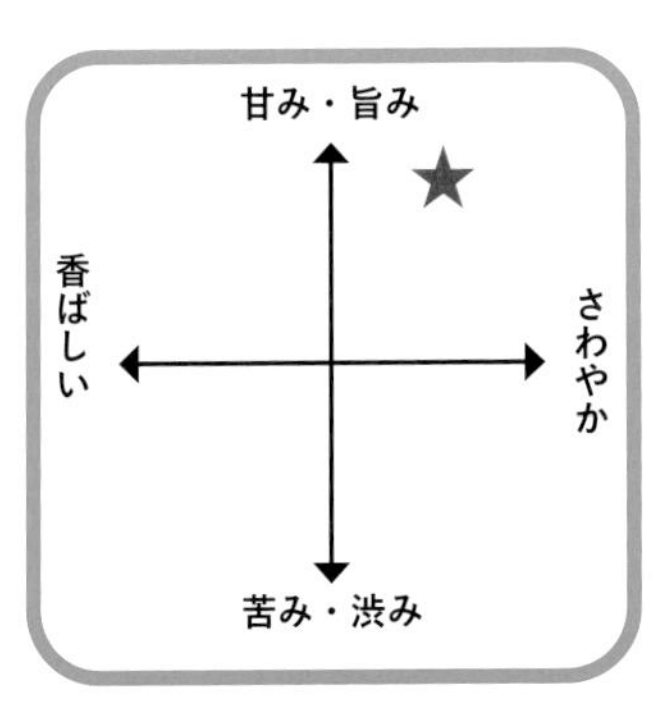

玉露

アミノ酸による旨みや甘みを引き出した高級茶

20日間ほどの被覆栽培によってカテキンの生成を抑え、アミノ酸（テアニンなど）による旨みや甘みを引き出した高級茶で、海苔のような「覆い香（おおいか）」も特徴。程よい甘さのお菓子などと相性がよく、低温の湯で淹れて少量を味わうのがおすすめ。高いリラックス効果が期待できます。

主な成分 浸出液：茶葉10g を60℃の湯60ml に2.5分間浸出したもの			
カテキン（100ml 当たり）	0.23 g（383mg）	パントテン酸	0.24mg
カフェイン（100ml 当たり）	0.16g（267mg）	ビタミン C	19mg
テアニン	特に多い	ナトリウム	2mg
ビタミン B1	0.02mg	カリウム	340mg
ビタミン B2	0.11mg	カルシウム	4mg
ナイアシン	0.6mg	マグネシウム	15mg
ビタミン B6	0.07mg	リン	30mg
葉酸	150 μ g	鉄	0.2mg

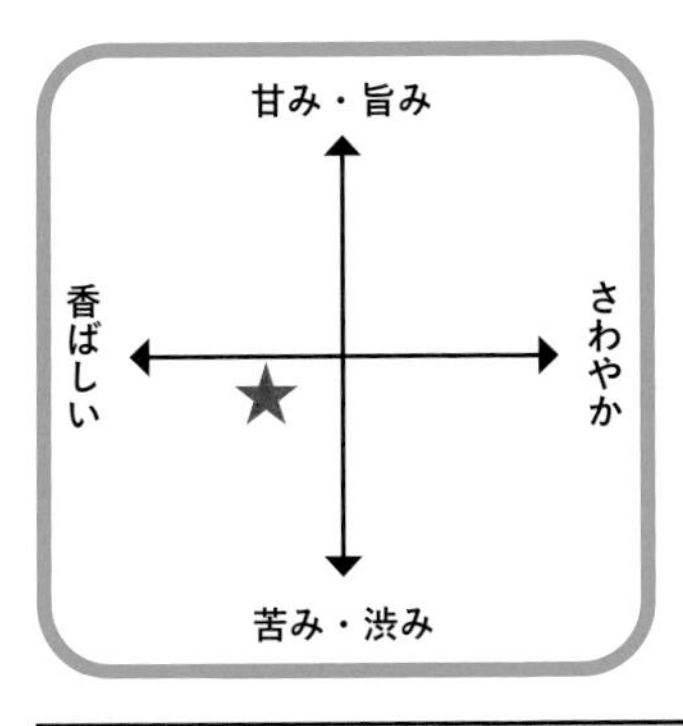

釜炒り茶

釜で炒ることで煎茶よりも香ばしい

通常は蒸して発酵を止めるところを、中国茶のように釜で炒ることで発酵を止める製法を使用した緑茶。成分的には煎茶に似ているが、釜炒りらしい香ばしさと香りの強さが特徴です。茶葉の形の異なる「釜伸び茶」や「釜炒り玉緑茶（釜グリ）」などがあります。

主な成分 浸出液：茶葉10g を90℃の湯430ml に1分間浸出したもの			
カテキン（100ml 当たり）	0.05g（12mg）	パントテン酸	–
カフェイン（100ml 当たり）	0.01g（2mg）	ビタミン C	4mg
テアニン	普通	ナトリウム	1mg
ビタミン B1	–	カリウム	29mg
ビタミン B2	0.04mg	カルシウム	4mg
ナイアシン	0.1mg	マグネシウム	1mg
ビタミン B6	0.01mg	リン	1mg
葉酸	18 μ g	鉄	–

ほうじ茶

香ばしさと スッキリとした味わい

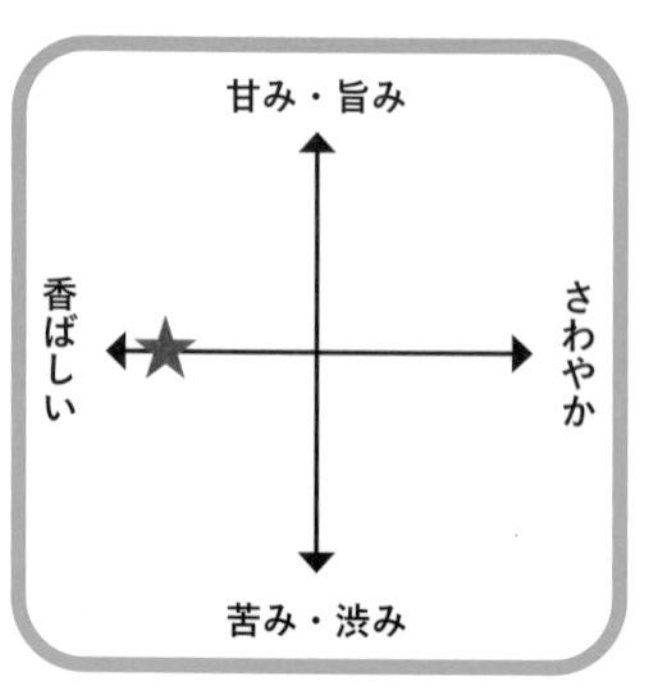

煎茶や番茶、茎茶などを強火でキツネ色になるまで炒ることで、香ばしさを引き出した緑茶。カテキンやテアニンなどが少なくなるため、お年寄りから小さな子どもまで安心して飲めます。香ばしくスッキリとした味なので、脂っこい食事との相性が抜群。

主な成分 浸出液：茶葉15g を90℃の湯650ml に0.5分間浸出したもの			
カテキン（100ml 当たり）	0.04g（6mg）	パントテン酸	–
カフェイン（100ml 当たり）	0.02g（3mg）	ビタミン C	–
テアニン	少ない	ナトリウム	1mg
ビタミン B1	–	カリウム	24mg
ビタミン B2	0.02mg	カルシウム	2mg
ナイアシン	0.1mg	マグネシウム	–
ビタミン B6	–	リン	1mg
葉酸	13μg	鉄	–

番茶

苦みが少なく スッキリと飲みやすい

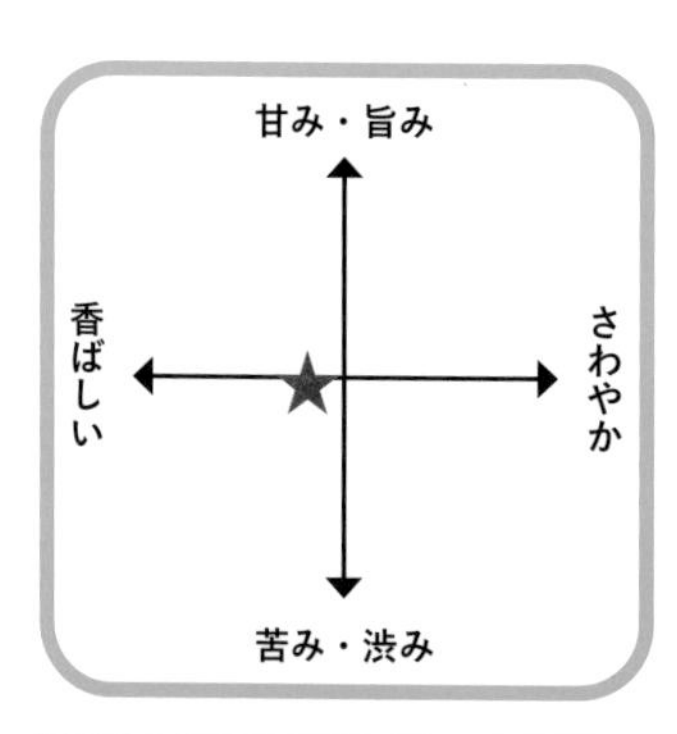

番茶は、古葉や硬い新葉を原料に、葉が硬くなってから摘採して製造。茶葉は概ね大きく扁平な形をしています。煎茶に比べてカテキンやカフェイン、テアニンなどの成分が少ないため、苦みや甘みが抑えられたさっぱりした味が特徴。脂っこい食事のお供におすすめです。

主な成分 浸出液：茶葉15g を90℃の湯650ml に0.5分間浸出したもの			
カテキン（100ml 当たり）	0.03g（5mg）	パントテン酸	–
カフェイン（100ml 当たり）	0.01g（2mg）	ビタミン C	3mg
テアニン	少ない	ナトリウム	2mg
ビタミン B1	–	カリウム	32mg
ビタミン B2	0.03mg	カルシウム	5mg
ナイアシン	0.2mg	マグネシウム	1mg
ビタミン B6	0.01mg	リン	2mg
葉酸	7μg	鉄	0.2mg

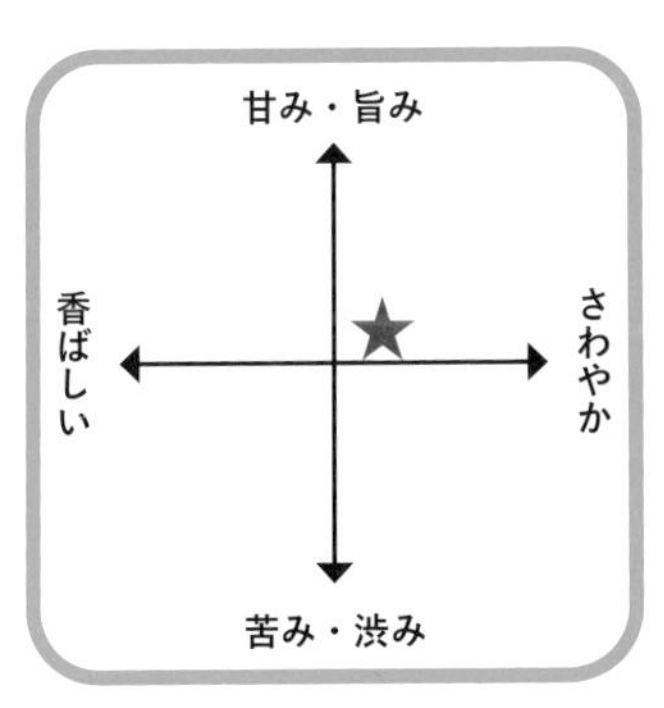

玄米茶

焙煎した玄米の香ばしさが楽しめる

煎茶や番茶に焙煎した玄米を混ぜることで、香ばしい玄米の香りを楽しめる加工茶。茶葉の量が少なくなるため、カテキンやカフェインの量が少なく、苦みや渋みを抑えた飲みやすくさっぱりとした味が特徴です。食後に飲むと、口の中がスッキリとします。

主な成分 浸出液：茶葉15g を90℃の湯650ml に0.5分間浸出したもの			
カテキン（100ml 当たり）	0.01g（2mg）	パントテン酸	−
カフェイン（100ml 当たり）	0.01g（2mg）	ビタミン C	1mg
テアニン	−	ナトリウム	2mg
ビタミン B1	−	カリウム	7mg
ビタミン B2	0.01mg	カルシウム	2mg
ナイアシン	0.1mg	マグネシウム	1mg
ビタミン B6	0.01mg	リン	1mg
葉酸	3μg	鉄	−

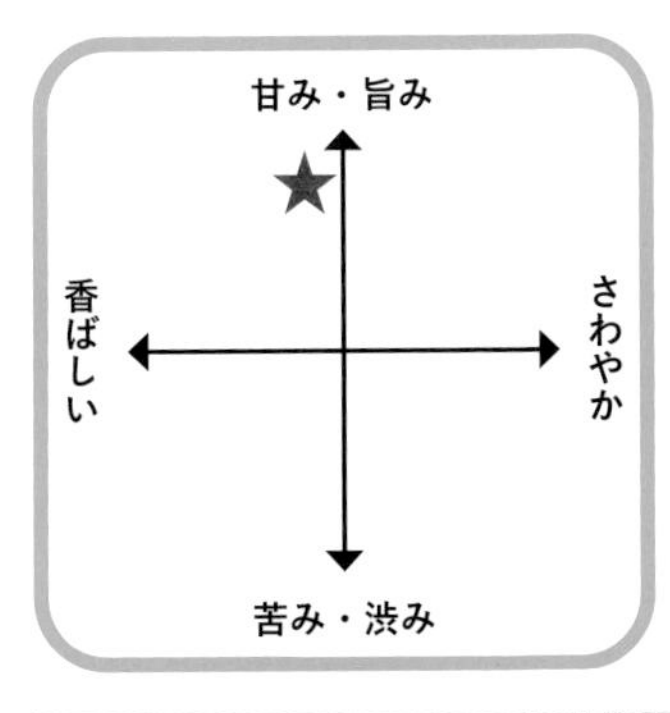

抹茶

茶葉を煎じずに飲むため健康成分を得やすい

煎茶と違って、茶葉ごと飲むため、緑茶の成分をまるごと摂取できます。被覆栽培をしたてん茶を挽いたものなので、テアニンが特に多く、甘みや旨みの深い味が特徴です。カテキンやカフェインも多いので、緑茶独特の渋みや苦みも楽しめます。しっかりとした味のお菓子におすすめ。

主な成分 粉末100g 当たりの数値（浸出液：茶2g で薄茶60ml 相当）			
カテキン（100ml 当たり）	10.0g（333mg）	パントテン酸	3.70mg
カフェイン（100ml 当たり）	3.2g（107mg）	ビタミン C	60mg
テアニン	特に多い	ナトリウム	6mg
ビタミン B1	0.6mg	カリウム	2700mg
ビタミン B2	1.35mg	カルシウム	420mg
ナイアシン	4.0mg	マグネシウム	230mg
ビタミン B6	0.96mg	リン	350mg
葉酸	1200μg	鉄	17.0mg

※抹茶の含有成分量が多くなるのは、浸出液を飲む煎茶などと違い、粉末化した茶葉を直接飲むためです。

深蒸し煎茶

煎茶よりもマイルドで
水に溶けない成分摂取も

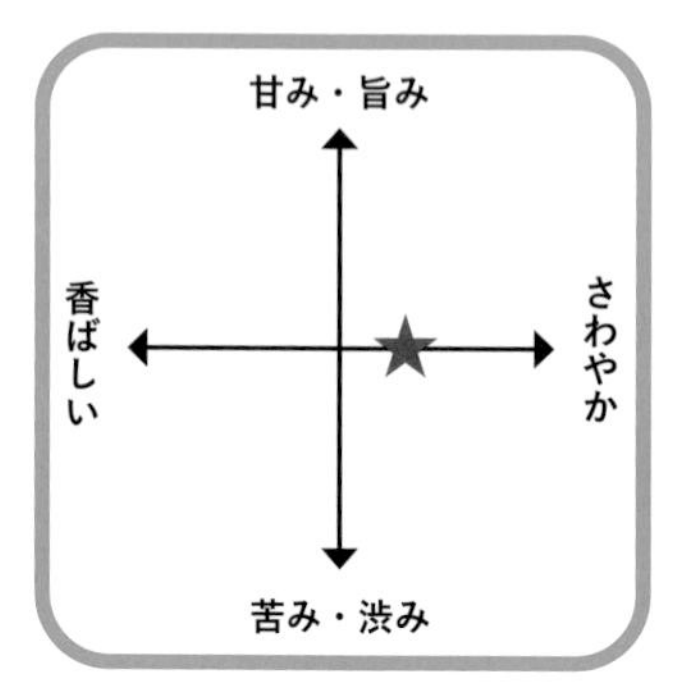

普通の煎茶より2倍の蒸し時間でつくられた緑茶。蒸し時間が長い分、水色は濃い緑となり、苦みや渋みが抑えられたコクのあるマイルドな味わいになります。また、長く蒸されることで茶葉が細かくなり、飲むときに水に溶けない不溶性の成分も摂取できます。

かぶせ茶

煎茶と玉露の
中間のような味と香り

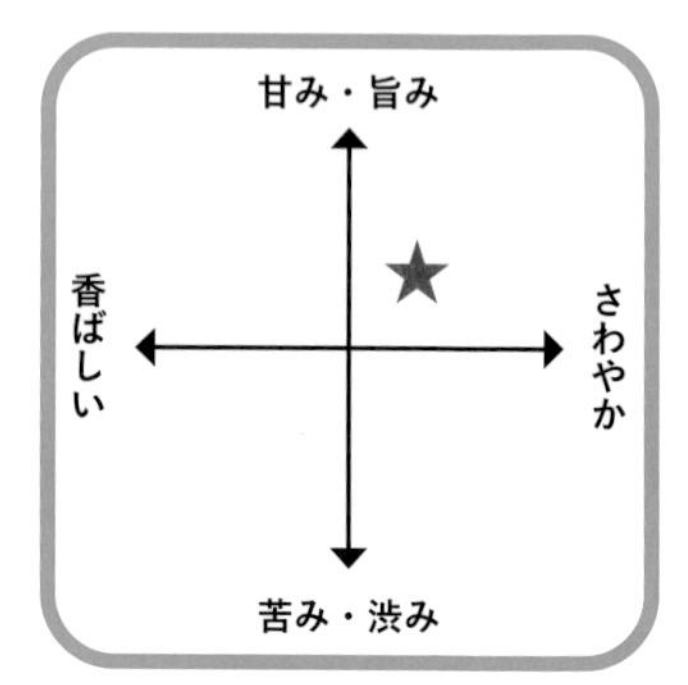

1週間ほど被覆栽培をして光を遮るため、カテキンの渋みを抑え、テアニンの甘みや旨みを引き出した緑茶。玉露よりは被覆期間が短いため、煎茶のような渋みもあり、煎茶と玉露の中間のような味と香りが特徴です。リラクゼーションにも適しています。

粉茶

寿司屋の「あがり」で
お馴染みの緑茶

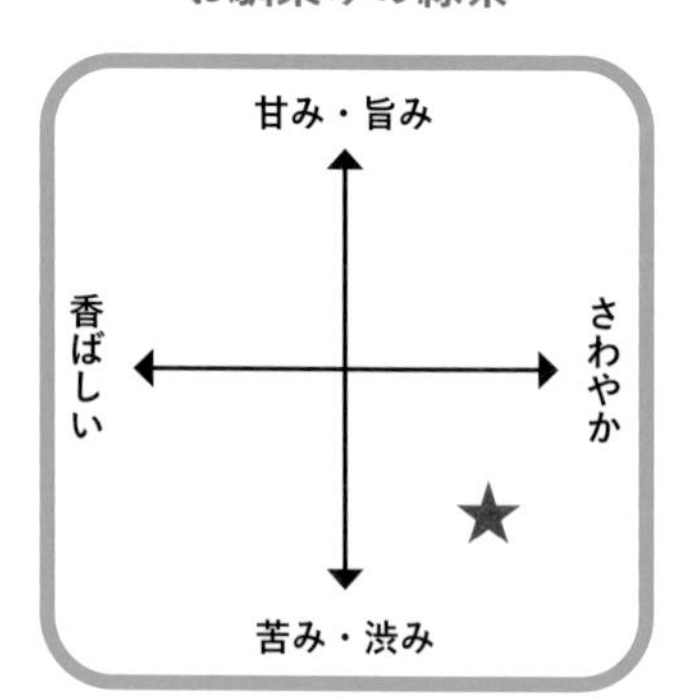

茎茶と同じく煎茶や玉露の仕上げの工程で、粉末状の茶葉をふるい分けた緑茶。寿司屋の「あがり」などで利用されることが多く、抽出液に茶葉が含まれるために不溶性の成分も摂取できます。苦みや渋みのある濃いめの味が特徴で、お寿司との相性は抜群です。

茎茶

さわやかな香りと
スッキリとしたクリアな味

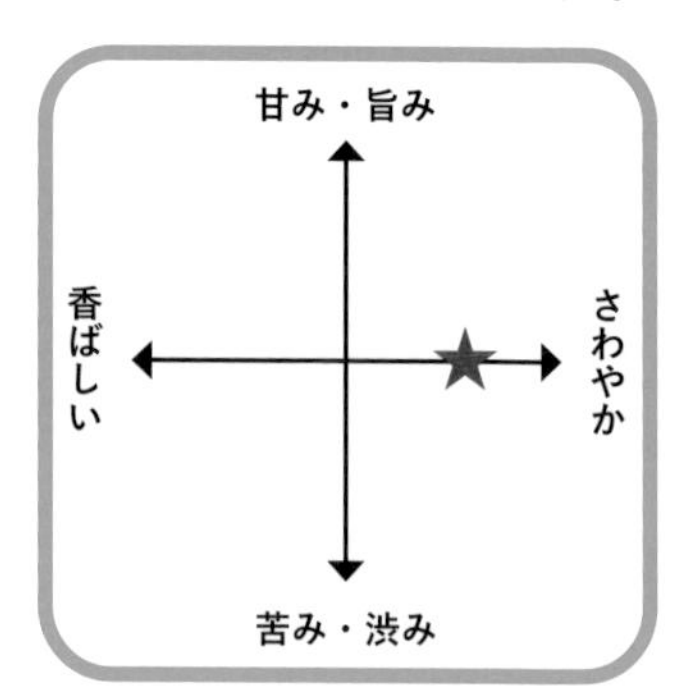

煎茶や玉露の仕上げ工程で、新芽の茎の部分だけを抽出した緑茶。高級煎茶や玉露の茎は「かりがね」と呼ばれ、鮮やかな緑の茎茶ほど旨みや甘みが深いとされています。さわやかなみどりの香りと、スッキリとした味が特徴で、食事と一緒に飲むのがおすすめです。

ペットボトル緑茶の成分は急須の緑茶と違うの?

較べてみた!

現在は、手軽で便利なペットボトル入りの緑茶を飲む人も多いと思いますが、そもそも**急須で淹れた緑茶とペットボトル入りの緑茶**では、成分量にどれほどの違いがあるのでしょうか?

急須緑茶とペットボトル緑茶、双方に含まれるカテキン量を比較した研究によると、それぞれの**カテキン**量の平均は、急須緑茶がペットボトル緑茶の**約2・5倍**も多かったそうです。

もし、カテキンの健康効果が目的なら急須で淹れる緑茶のほうが効率的に摂取できるのでおすすめです。ペットボトル緑茶ならカテキンが濃いめのものを選びましょう。

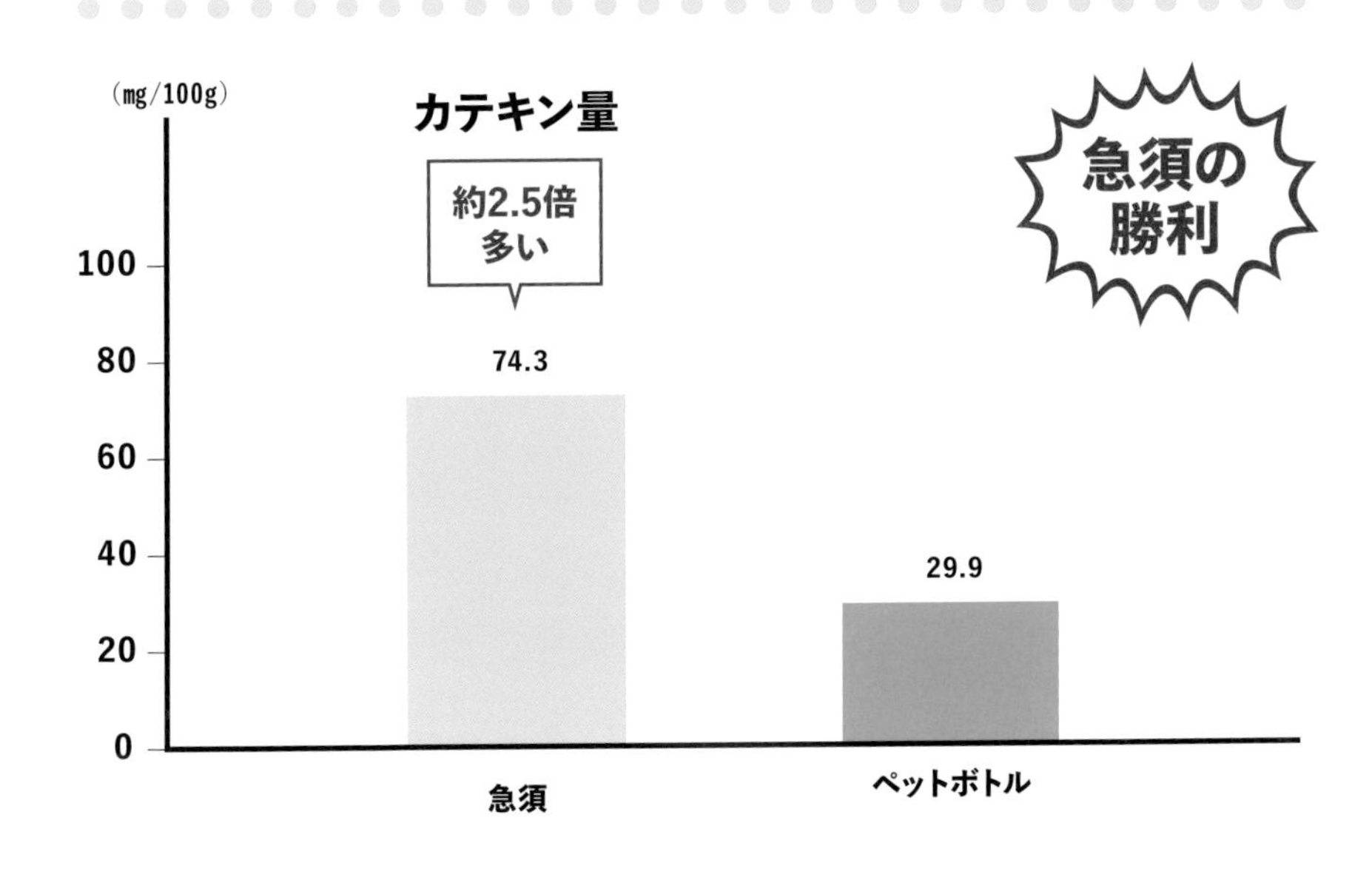

京都府消費生活化学センターポリフェノール含有食品比較テスト結果, *2000*

緑茶のある暮らし②

健康効果をパワーアップ！機能性緑茶飲料10選

目的の健康効果を得るために機能性を重視した緑茶飲料の選択も！

緑茶に含まれる成分の健康効果は、とても幅広く、古くから「万能薬」として尊重されてきたのも納得できるものです。

しかし、緑茶に含まれてはいるものの、**その量が微量すぎて、十分な効果を発揮しない**場合もあります。

「どうせ緑茶を飲むなら、しっかりと健康効果を得たい」。そのようなニーズに応えるため、目的とする成分をしっかり摂取できるよう、**特定の成分を多めに抽出してつくられたのが「機能性緑茶飲料」**です。現在では、多くの製品が開発されており、「緑茶のある暮らし」の選択肢のひとつとして飲用するのもおすすめです。

たとえば、「**低カフェイン緑茶**」は、カフェインの含有量を抑えてつくられた製品。カフェインが少ないので、小さな子どもや高齢者でも安心して飲めますし、就寝前に飲めば、睡眠の質が向上します。

また、体脂肪の吸収を抑える機能などを持たせた「**特定保健用食品（トクホ）**」の緑茶飲料も機能性緑茶飲料に該当します。

このように、もし特定の成分による健康効果を目的に緑茶を飲むならば、機能に着目した機能性緑茶飲料を選ぶのも有効です。

効果は人によって表れ方が異なりますし、価格帯もさまざま。いろいろ試してみて、自分の目的に合ったものを選びましょう。

機能性緑茶飲料10選 ①

高濃度カテキン茶

通常よりもカテキンを濃くした緑茶

急須で淹れた煎茶の場合、湯呑み１杯に含まれるカテキン量は70〜120mgといわれています。たとえば、脂肪燃焼に有効な１日のカテキン摂取量が540〜600mgだとすると、湯呑みで８杯ほど飲む必要があります。飲むのが大変な場合、高濃度カテキン茶ならペットボトル１本などで済むので、とても便利です。

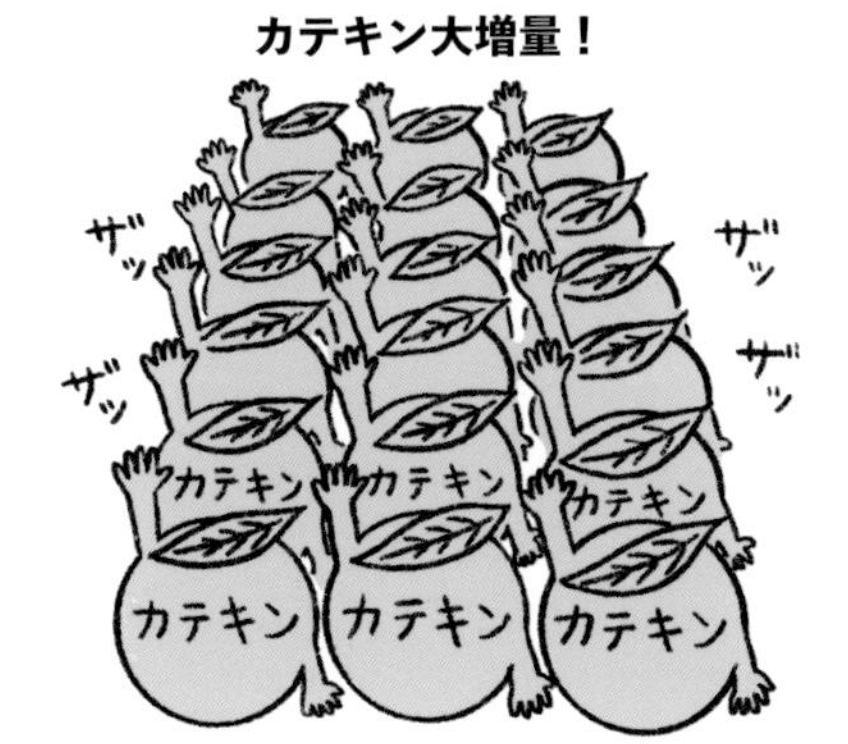

機能性緑茶飲料10選 ②

低カフェイン緑茶

カフェインの影響が少なく、快眠をサポート

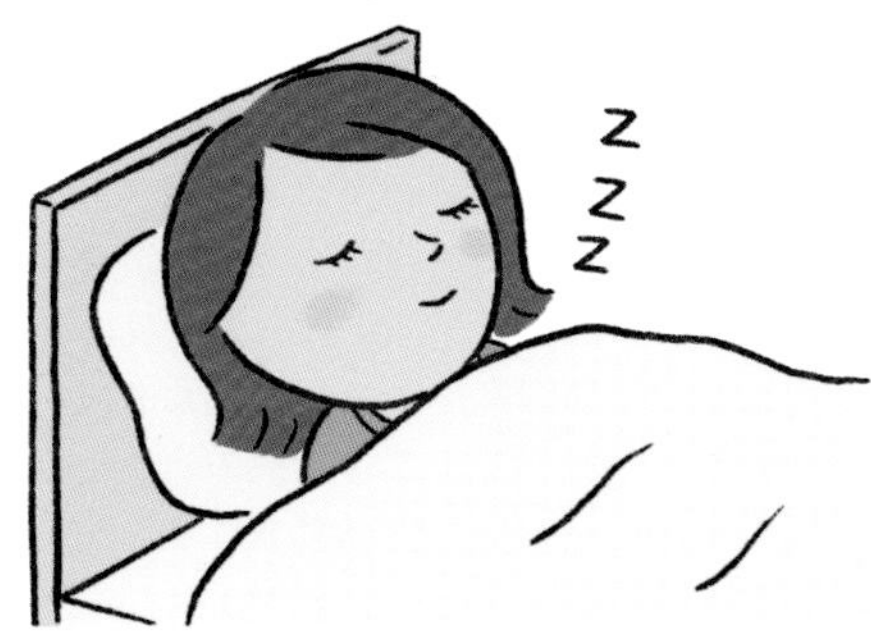

カフェインを気にして緑茶を避けている場合や、睡眠の質を上げたい場合に、カフェインの含有量を下げた「低カフェイン緑茶」がおすすめです。リラックス効果をさらに上げるには、水出しにするとカフェインの抽出が下がり、テアニンの割合が上昇します。カラダにやさしいので、子どもや高齢者も安心して飲めます。

機能性緑茶飲料10選 ③

ギャバロン茶

GABAの効果で血圧を下げる

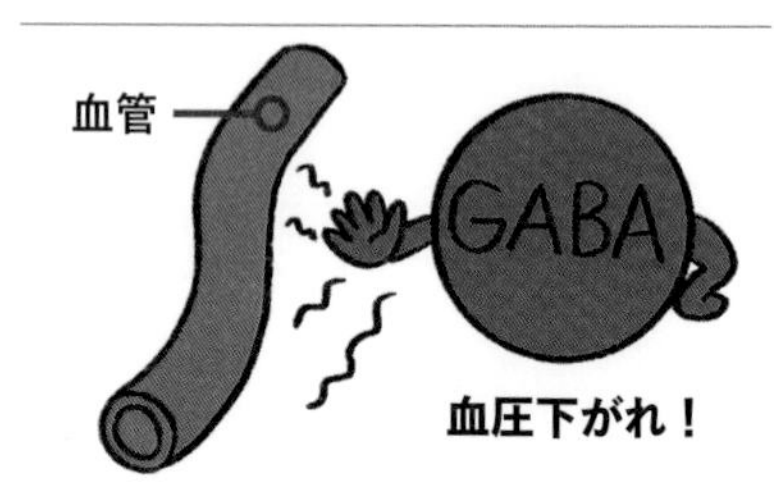

リラックス効果や血圧を下げる効果があるとされる神経伝達物質GABA（γ-アミノ酪酸）。通常は微量しか含まれないGABAの含有量を高めたお茶。150mg/100g以上のものを「ギャバロン茶」と定義しており、高血圧症や不眠症を抱えている人などにおすすめです。

機能性緑茶飲料10選 ④

べにふうき緑茶

アレルギー症状を抑える

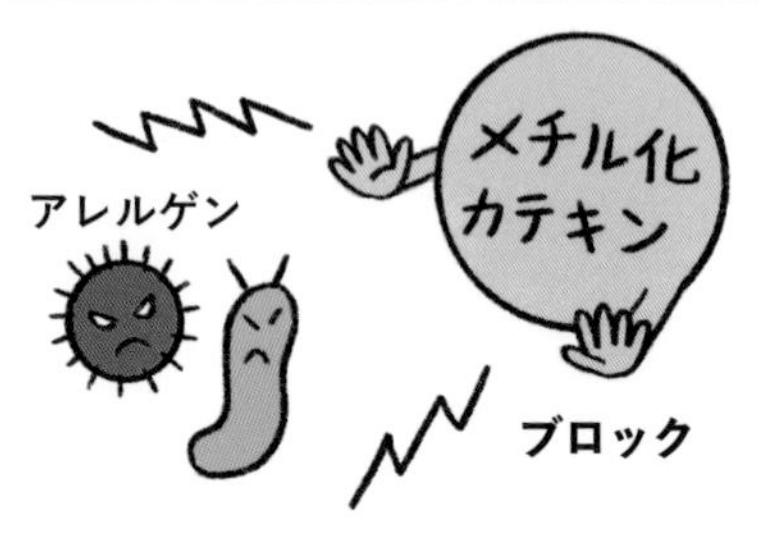

花粉症などのアレルギー症状を抑えるとされるメチル化カテキンの含有量を高めた緑茶。べにふうきは紅茶の品種ですが、発酵させて紅茶にすると、メチル化カテキンがなくなってしまいます。そこで、べにふうきを緑茶にしてメチル化カテキンを残した製品です。

機能性緑茶飲料10選 ⑤

難消化性デキストリン配合の トクホ系緑茶

トクホに関与する成分が含まれる

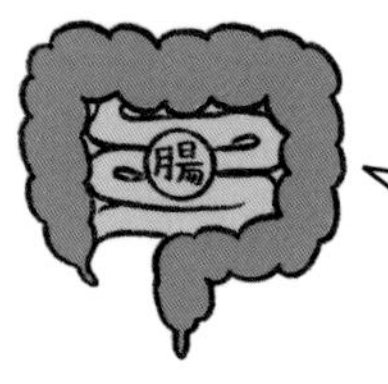

国の許可が必要な特定保健用食品（トクホ）の緑茶も発売されています。それぞれの製品には、脂肪の吸収を抑える機能なら高濃度カテキンの場合もありますし、とうもろこし由来の難消化性デキストリンなど、必ずトクホに関与する成分が含まれています。

機能性緑茶飲料10選 ⑥

プラズマ乳酸菌配合の 免疫ケア茶

免疫機能をサポートする乳酸菌

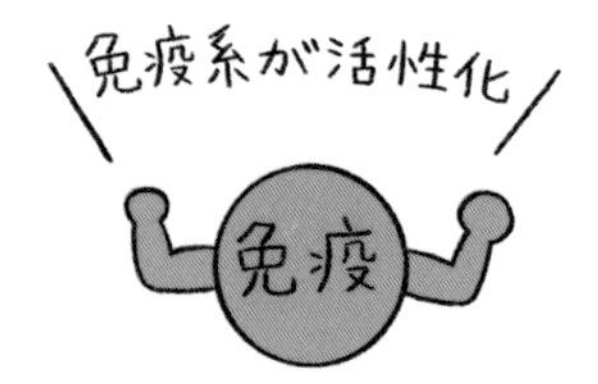

「免疫ケア」に着目した機能性緑茶製品が増えており、それらには主にプラズマ乳酸菌が配合されています。プラズマ乳酸菌とは、免疫の司令塔とされる「pDC」という細胞を活性化させることで、免疫系の機能全体をサポートするという乳酸菌です。

機能性緑茶飲料10選 ⑦

微生物発酵茶

抗酸化や抗コレステロール、
免疫力の向上も

乳酸菌や酵母など
発酵

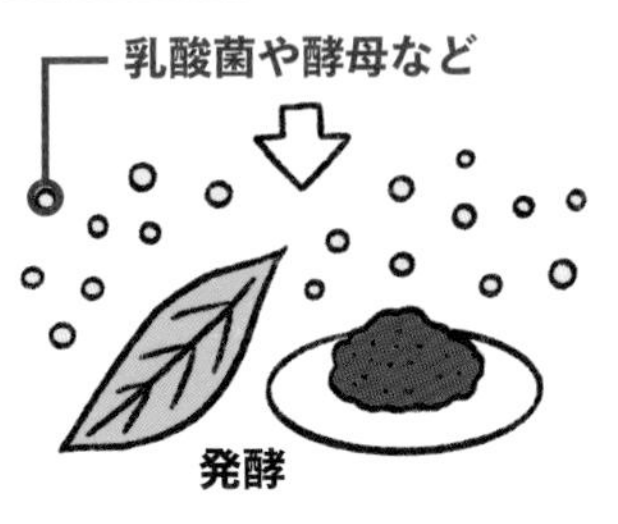

プアール茶などの黒茶は、乳酸菌や酵母などの微生物による発酵からつくられる後発酵茶で、日本でも阿波番茶や碁石茶、バタバタ茶が知られています。抗酸化作用のほか、コレステロールの低減や免疫力の向上の効果が明らかにされ、注目されています。

機能性緑茶飲料10選 ⑧

びわ葉混合緑茶

糖尿病やメタボ予防に効果

びわ葉
緑茶
体脂肪を減らす！
血糖値を抑える！

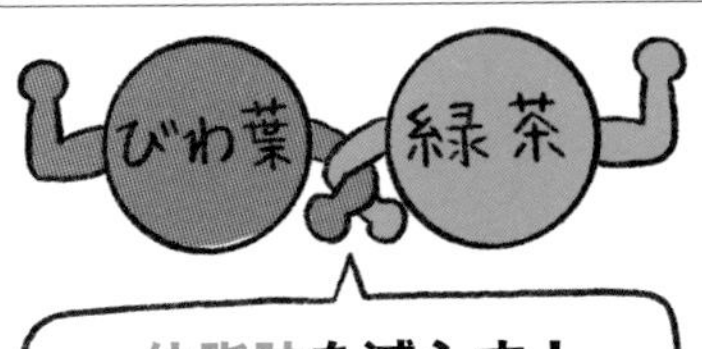

緑茶の三番茶葉とびわ葉を9対1の割合で混合して発酵させたお茶。ヒトによる実験でも食後の血糖値の上昇を抑えたり、長期の摂取で血中の中性脂肪濃度を低減させたり、体脂肪を減らしたりする効果が確認されています。味や香りに優れ、後味もスッキリしています。

機能性緑茶飲料10選 ⑨

チャフロサイド茶

抗炎症作用のあるポリフェノール

アトピーなどの皮膚炎に有効とされる
チャフロサイド

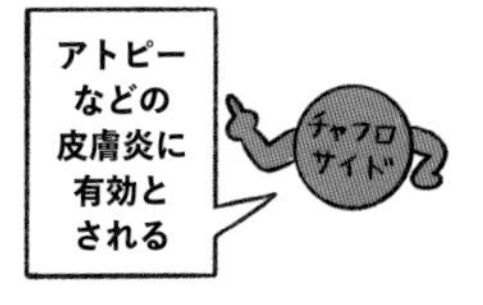

チャフロサイドは、烏龍茶、緑茶、紅茶などに含まれるポリフェノールの一種で、抗炎症作用によるアトピーなどの皮膚炎に有効とされています。チャフロサイド茶は、この成分の抽出を高めたお茶です。ヒトでの効果検証や製造法の確立など、今後の開発も期待されています。

機能性緑茶飲料10選 ⑩

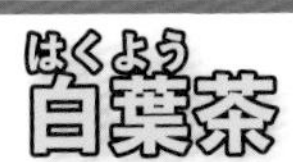

白葉茶（はくようちゃ）

3倍のアミノ酸で
うつ症状の軽減に期待

アミノ酸が3倍！

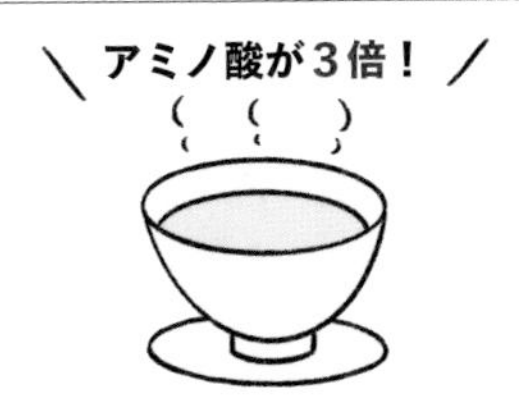

白葉茶は、まさに白い葉のお茶のこと。遺伝的に白い葉を持つ品種や、ほぼ完全に光を遮る被覆栽培によって茶葉を白くしたものがあります。テアニンなどのアミノ酸含有量が煎茶の3倍もあり、うつ症状の軽減に効果があるとされています。

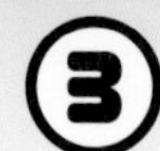

緑茶の種類別
基本的な美味しい淹れ方

緑茶には種類によって適切な湯温、浸出時間があります。また、緑茶の種類に合った茶器を選択したり、美味しく飲むための注ぎ方などもあったりします。あまり難しく考えず、必要最低限の基本を押さえておけばOKです。

共通ステップ1

緑茶の種類に応じて茶器を選ぶ

緑茶の種類によって、大振りなものから小振りのものまで、急須や茶碗の適切なサイズを選びましょう。

主な茶器の選択例

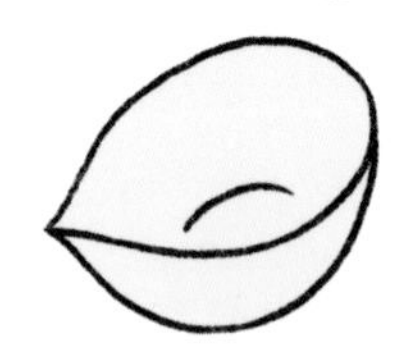
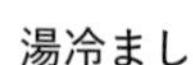
湯冷まし

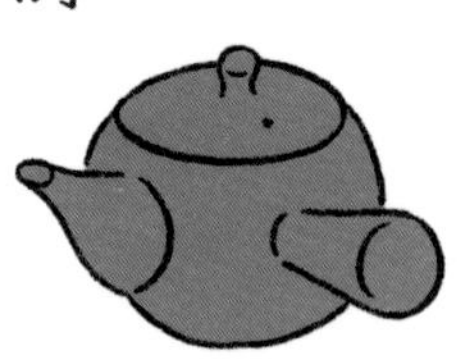
急須

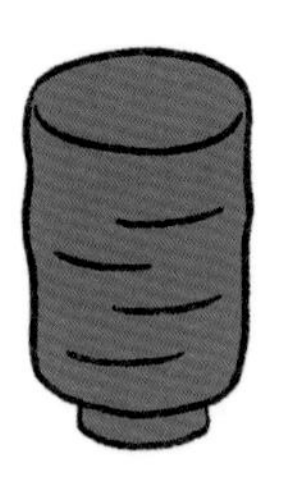
大振りの茶碗

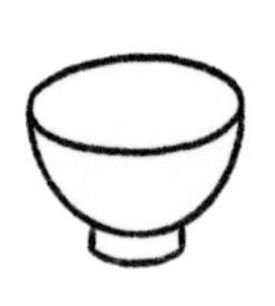
小振りの茶碗

玉露	90ml が入る急須	極小振りの茶碗（40ml）
上級煎茶	250ml が入る急須	小振りの茶碗（100ml）
中級煎茶	600ml が入る急須	中振りの茶碗（150ml）
番茶・ほうじ茶	800ml が入る土瓶	大振りの茶碗（200ml）

共通ステップ2

緑茶を適温に調節する「湯冷まし」

「湯冷まし」とは、湯冷ましの器や茶碗に湯を移して、湯の温度を調節する方法。
1回移すと5～10℃湯温を下げることができます。

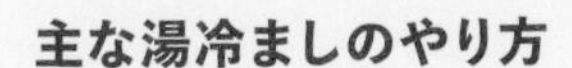

1

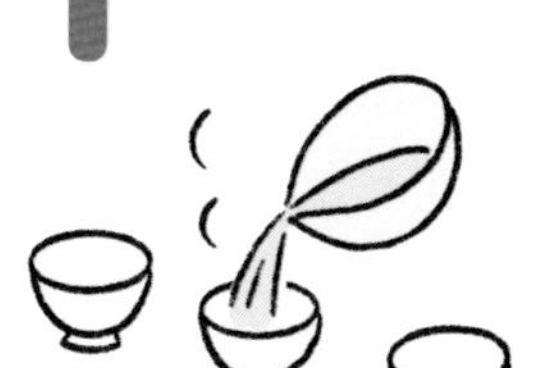

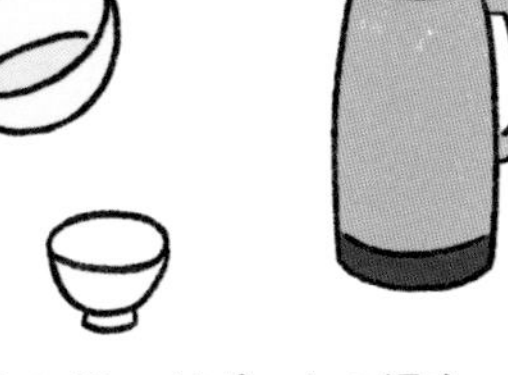

湯冷ましに注いだポットの湯を
茶碗に注ぐ

2

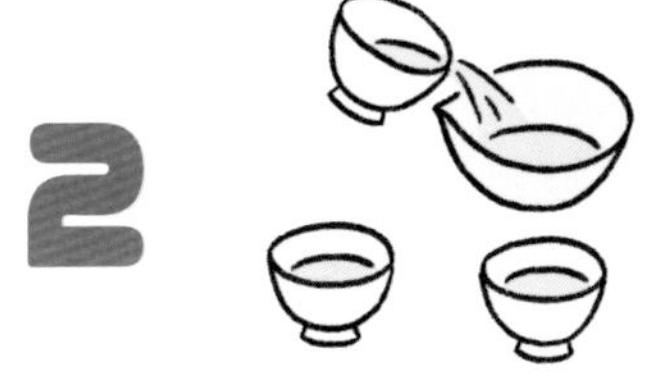

茶碗の湯を湯冷ましに戻す

3

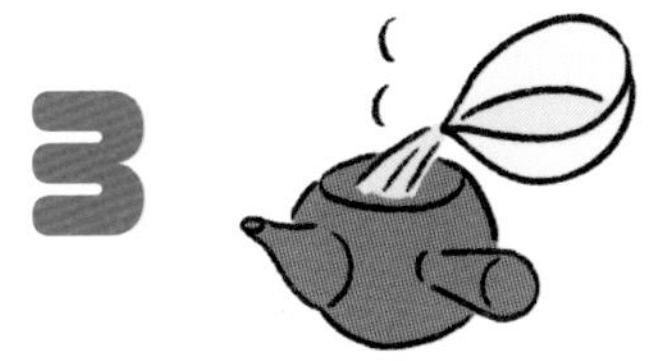

湯冷ましの湯を急須に注ぐ

共通ステップ3

味を均一にする「廻（まわ）し注ぎ」

味や水色、湯温などを均一に注ぐための方法が「廻し注ぎ」です。
最初の注ぎから順番に廻していくことでバランスよく注げます。

それぞれの茶碗にこの順番で均等に注ぐ

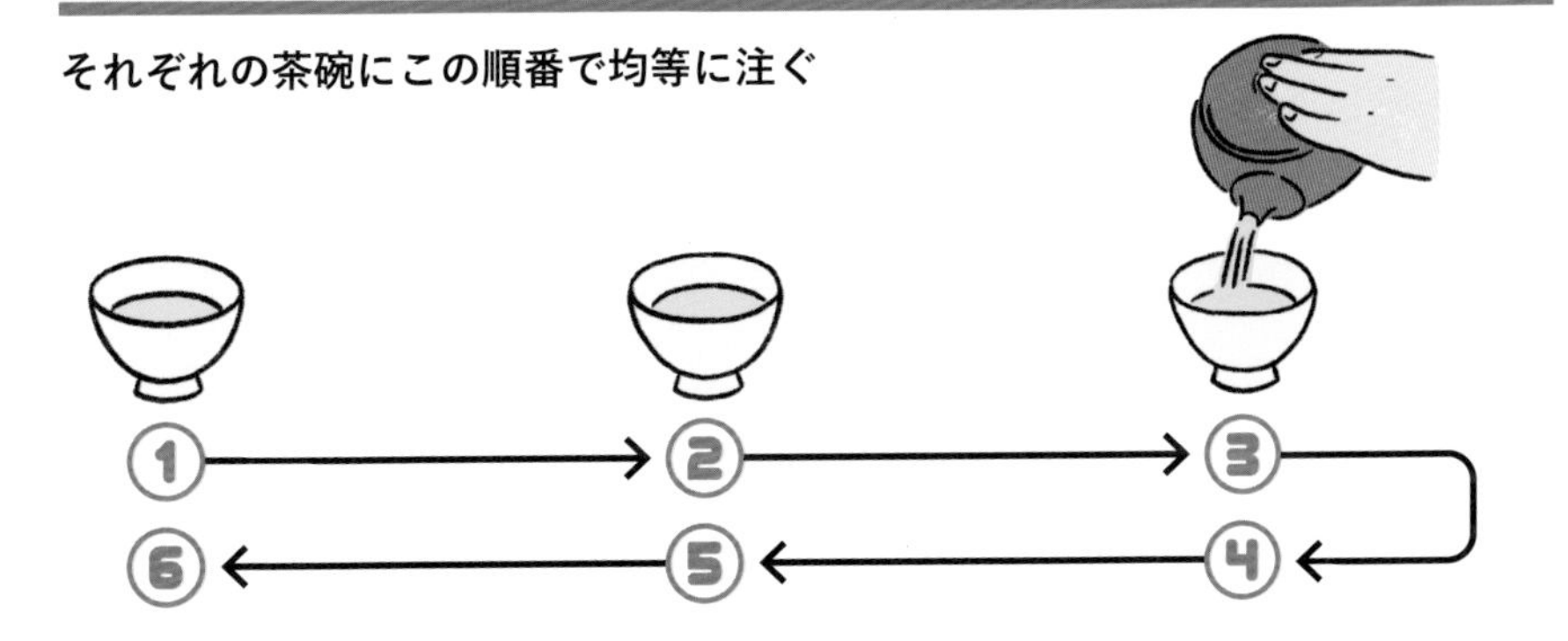

煎茶の淹れ方

POINT 基本となるベーシックな淹れ方

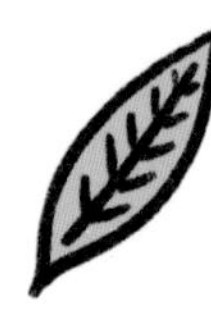

1 茶葉の量

1人分2～3g（ティースプーンで1～2杯）を使用。5人分は10～15gになるが、10g程度でも美味しく淹れられる。1人分だけ淹れる場合は、少し多めに4～5gにすると、二煎目も味の落差が少なく楽しめる。

↓

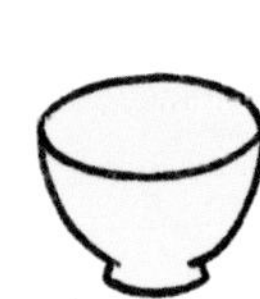

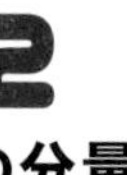

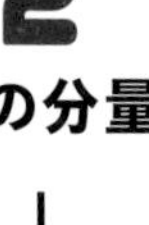

2 湯の分量

小振りから中振りの茶碗（100～150ml）を人数分用意。湯冷ましを兼ねてポットから湯を注ぎ、適切な湯量を計る。茶碗の目安は8分目程度だが、朝顔形の茶碗はやや多めに。茶葉は使用した重さの4倍の湯を吸うので、一煎目は少なくなることを念頭に。

↓

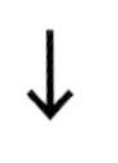

3 湯の温度

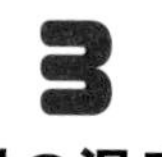

上級煎茶は70℃（例：熱湯→ポット→湯冷まし→茶碗）、中級煎茶は90℃（例：熱湯→ポット）まで湯冷ましする。

↓

4 浸出時間

通常の煎茶は90秒が目安。

↓

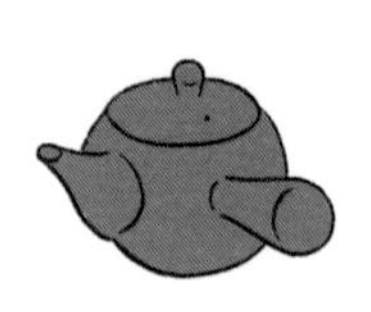

5 注ぐ

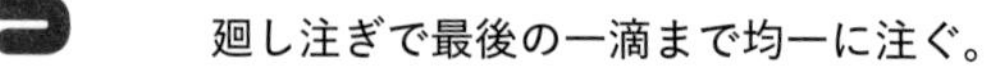

廻し注ぎで最後の一滴まで均一に注ぐ。

↓

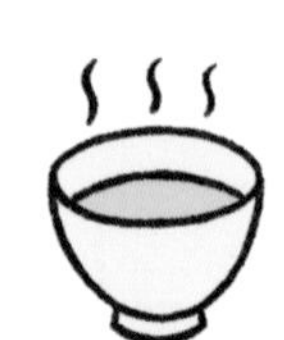

6 二煎目

一煎目より高い湯温で淹れると、成分が浸出しやすい。浸出時間は一煎目の半分の45秒程度が目安。

種類別 基本的な美味しい淹れ方 ②

玉露の淹れ方

POINT 旨みをじっくり引き出しながら、少量を味わう

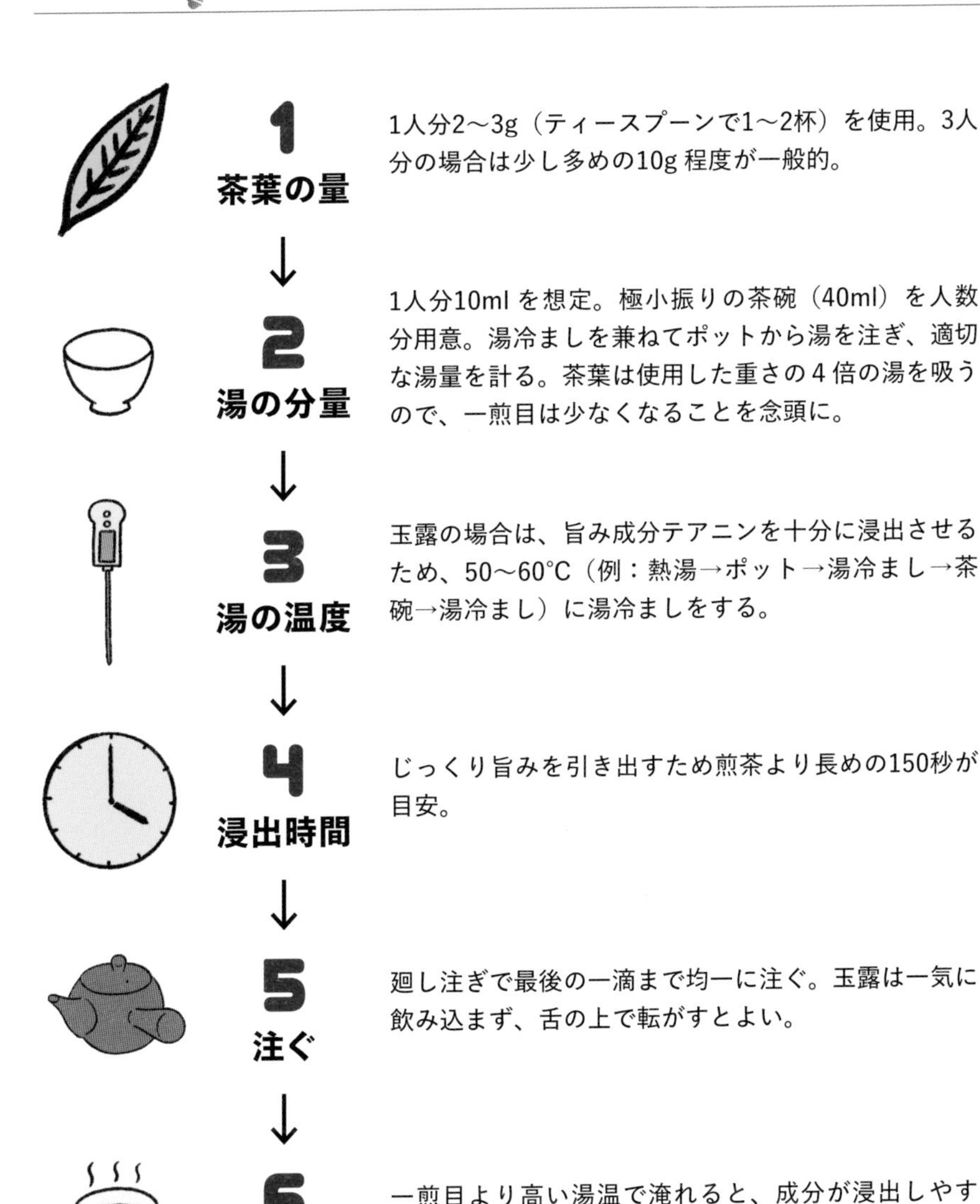

1 茶葉の量
1人分2〜3g（ティースプーンで1〜2杯）を使用。3人分の場合は少し多めの10g 程度が一般的。

↓

2 湯の分量
1人分10ml を想定。極小振りの茶碗（40ml）を人数分用意。湯冷ましを兼ねてポットから湯を注ぎ、適切な湯量を計る。茶葉は使用した重さの4倍の湯を吸うので、一煎目は少なくなることを念頭に。

↓

3 湯の温度
玉露の場合は、旨み成分テアニンを十分に浸出させるため、50〜60℃（例：熱湯→ポット→湯冷まし→茶碗→湯冷まし）に湯冷ましをする。

↓

4 浸出時間
じっくり旨みを引き出すため煎茶より長めの150秒が目安。

↓

5 注ぐ
廻し注ぎで最後の一滴まで均一に注ぐ。玉露は一気に飲み込まず、舌の上で転がすとよい。

↓

6 二煎目
一煎目より高い湯温で淹れると、成分が浸出しやすい。浸出時間は一煎目より短い60秒程度が目安。

種類別 基本的な美味しい淹れ方③

深蒸し煎茶の淹れ方

POINT 茶葉が細かく砕かれているので手早く注ぐ

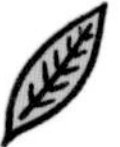

1 茶葉の量

1人分2g（ティースプーンで1杯）を使用。3人分の場合は6gとなる。

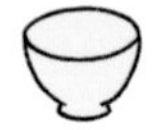

2 湯の分量

1人分60mlを想定。小振りの茶碗（100ml）を人数分用意。煎茶と同じく湯冷ましを兼ねて適切な湯量を計る。

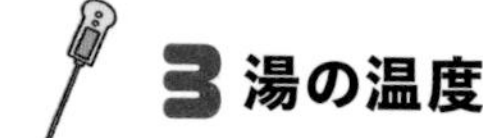

3 湯の温度

上級煎茶は70°C（例：熱湯→ポット→湯冷まし→茶碗）、中級煎茶は90°C（例：熱湯→ポット）まで湯冷ましする。

4 浸出時間

普通の煎茶より茶葉が細かく砕かれているので短めの30秒が目安。

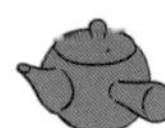

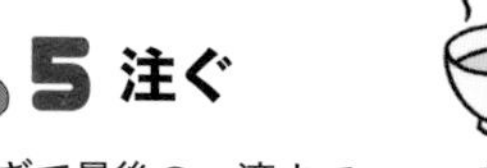

5 注ぐ

廻し注ぎで最後の一滴まで均一に注ぐ。茶葉が細かいので手早く注ぐ。

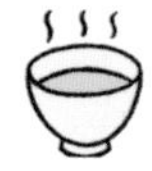

6 二煎目

一煎目より高い湯温で淹れると、成分が浸出しやすい。浸出時間は一煎目より短い20秒程度が目安。

種類別 基本的な美味しい淹れ方④

抹茶の淹れ方

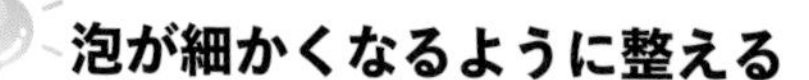

POINT 泡が細かくなるように整える

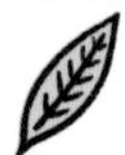

1 茶葉の量

1人分2g（ティースプーンで1杯）を抹茶茶碗に入れる。

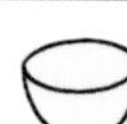

2 湯の分量

70〜80°C（例：熱湯→ポット→湯冷まし）に湯冷ましをする。

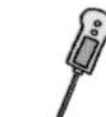

3 湯の温度

1人分70mlの湯をダマにならないよう少量ずつ注ぎ入れ、茶せんで溶くようにかき混ぜる。

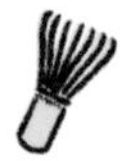

4 茶せんで混ぜる

残りの湯を注ぎ、茶せんで小刻みに混ぜ、やがて表面を整えるようにかき混ぜる。

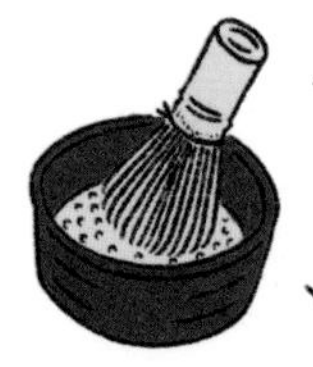

種類別 基本的な美味しい淹れ方 ⑤

釜炒り製 玉緑茶の淹れ方

POINT 淹れ方に関しては煎茶と同じ！

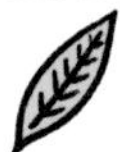

1 茶葉の量

1人分2〜3g（ティースプーンで1〜２杯）を使用。５人分の場合は10g 程度でOK。1人分だけ淹れる場合は少し多めに4〜5g に。

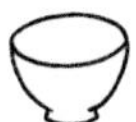

2 湯の分量

小振りから中振りの茶碗（100〜150ml）を人数分用意。煎茶と同じく湯冷ましを兼ねて適切な湯量を計る。

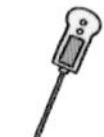

3 湯の温度

上級煎茶は70°C（例：熱湯→ポット→湯冷まし→茶碗）、中級煎茶は90°C（例：熱湯→ポット）まで湯冷ましする。

4 浸出時間

普通の煎茶と同じく90秒が目安。

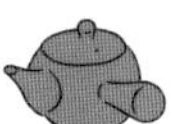

5 注ぐ

廻し注ぎで最後の一滴まで均一に注ぐ。

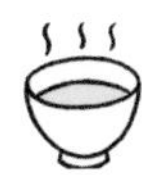

6 二煎目

一煎目より高い湯温で淹れると、成分が浸出しやすい。浸出時間は一煎目の半分の45秒程度が目安。

種類別 基本的な美味しい淹れ方 ⑥

番茶（ほうじ茶・玄米茶）の淹れ方

POINT 味よりも香りを楽しむために熱湯で淹れる

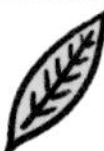

1 茶葉の量

1人分2〜3g（ティースプーンで1〜２杯）を使用。５人分の場合は10g 程度でOK。1人分だけ淹れる場合は、少し多めに4〜5g に。

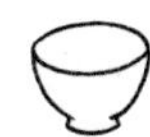

2 湯の分量

中振りから大振りの茶碗（150〜200ml）を人数分用意。人数分淹れられるだけの湯量を用意する。

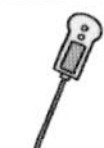

3 湯の温度

番茶やほうじ茶、玄米茶は香りが引き立つよう熱湯で淹れる。

4 浸出時間

標準的な浸出時間は30秒が目安。

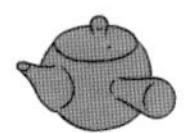

5 注ぐ

廻し注ぎで最後の一滴まで均一に注ぐ。

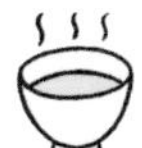

6 二煎目

一煎目と同様に熱湯で淹れると、成分が浸出しやすい。湯を注いだらすぐに淹れる。

氷出し緑茶の淹れ方

POINT カフェインを減らし、テアニンの割合が増える

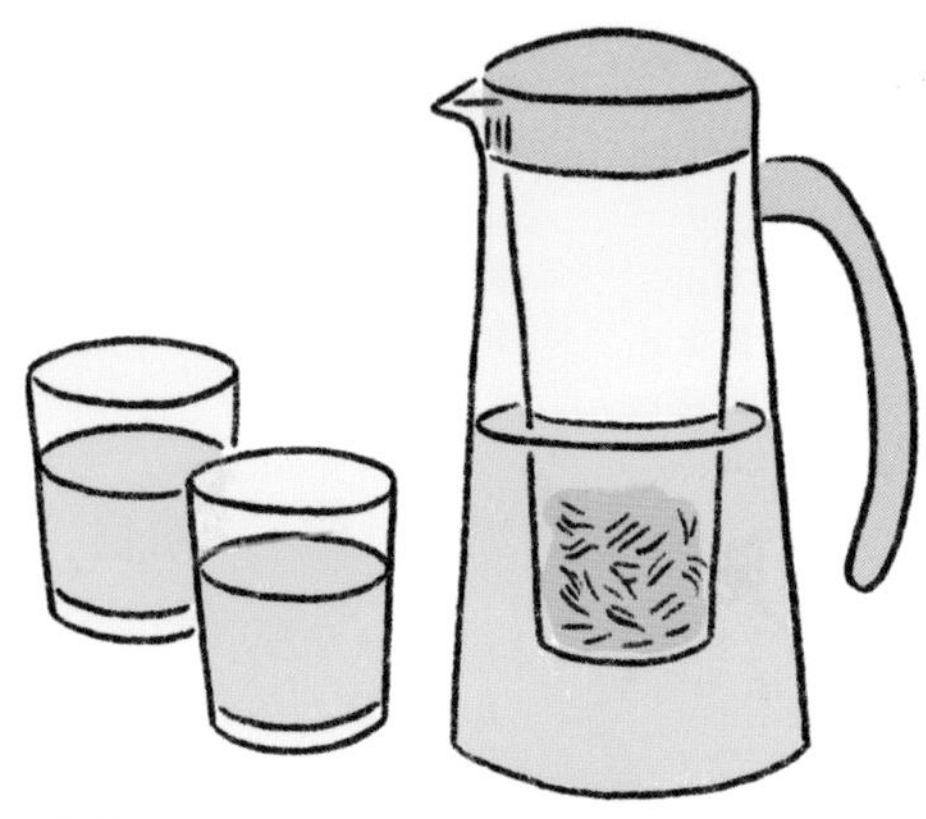

1 茶葉の量

1人につき少し多めの3g（ティースプーン山盛り1杯）の煎茶を、ティーポットに入れる。

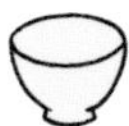

2 水の分量

1人分100ml を目安に人数分の冷水をティーポットに入れる。

3 1時間冷蔵庫に入れたら完成

1時間冷蔵庫に入れて、茶葉を取り出したら完成。茶葉をティーバッグに入れておくと取り出しやすい。

氷出し緑茶も絶品！

氷出しで淹れると、濃縮した旨みが味わえる！

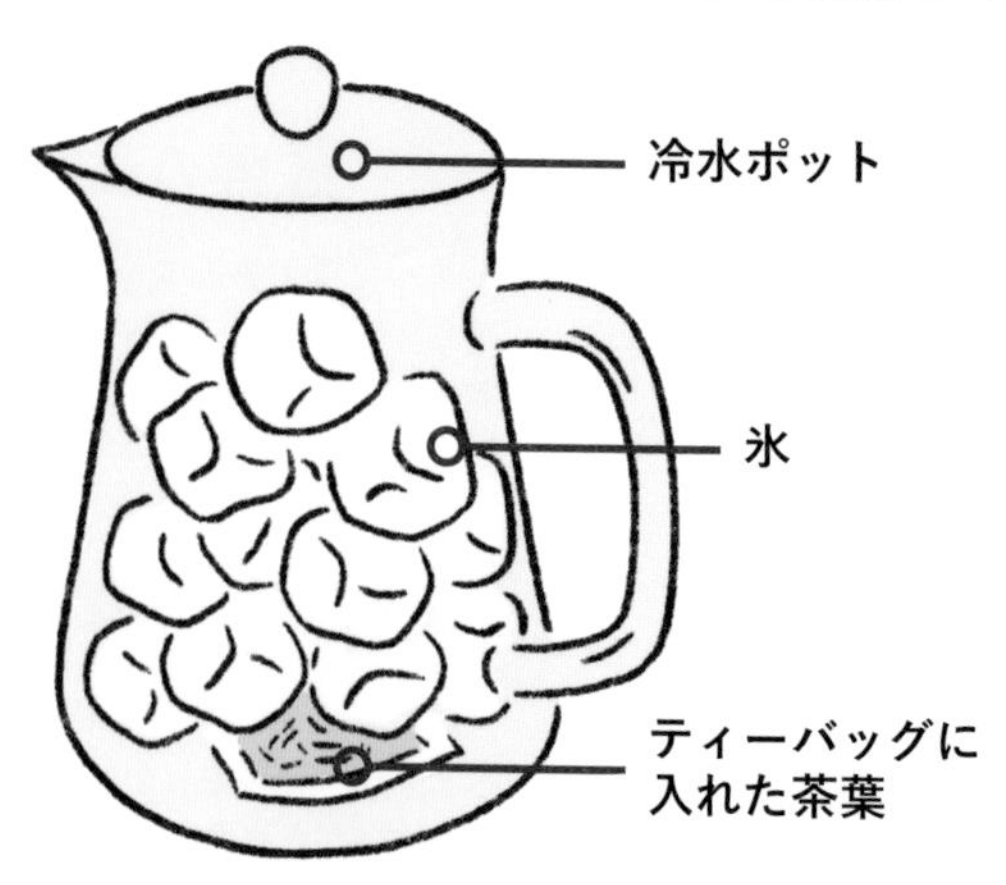

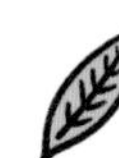

1 茶葉の量

煎茶の分量は水出しと同じ。ティーバッグに入れて、ティーポットの下のほうに入れる。

2 氷が溶けたら完成

ティーポットに氷（1人分100ml が目安）を入れ、氷が溶けたら完成。

その他の淹れ方 ②

ティーバッグ緑茶の淹れ方

POINT 急須で淹れて振ったり絞ったりしない！

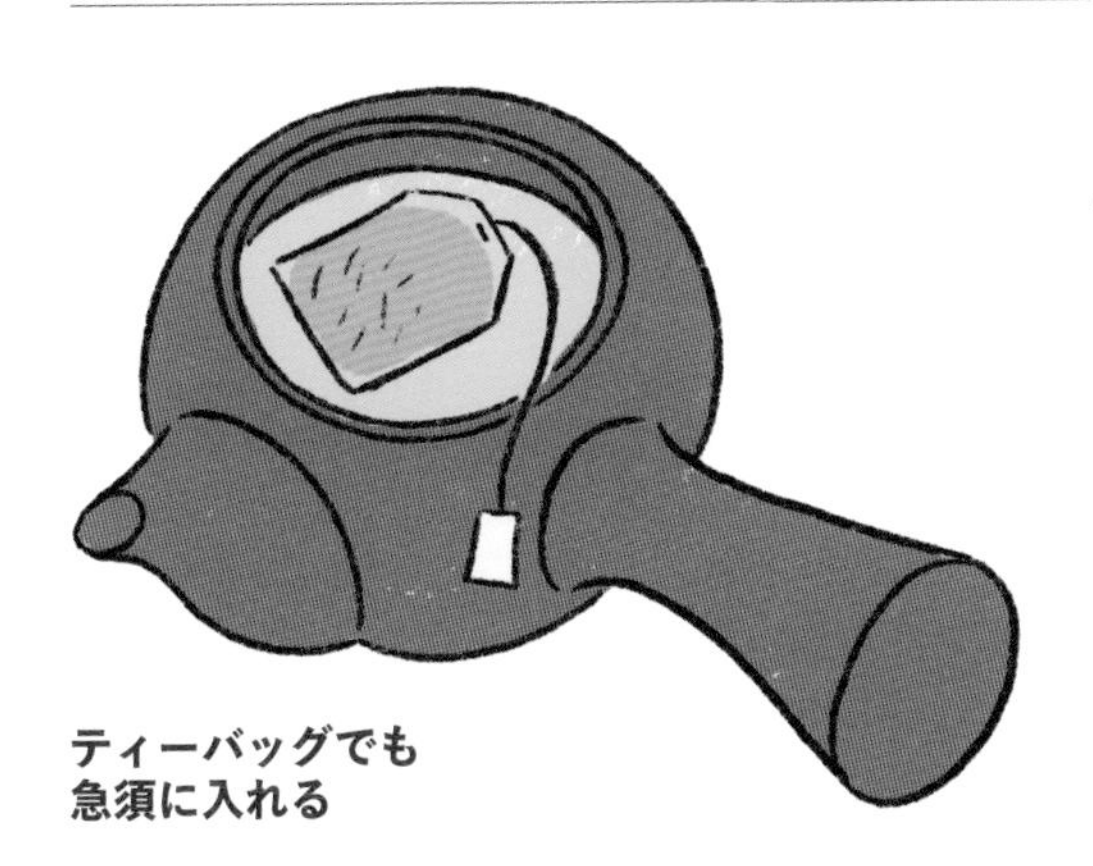

ティーバッグでも
急須に入れる

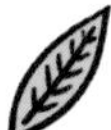

おすすめのつくり方

急須に熱湯を注ぎ、ティーバッグをそっと入れる。浸出時間は2～3分が目安。雑味が出ないようにティーバッグをそっと引き上げたら完成。急須を使用することで味や香りが均一に整う。振ったり絞ったりしないことがポイント。

その他の淹れ方 ③

抹茶ラテの淹れ方

POINT 抹茶の深い旨みをラテで味わう

1 材料

抹茶2g（ティースプーン1杯）／湯（または水）約20ml
牛乳100ml／砂糖3g（適量）

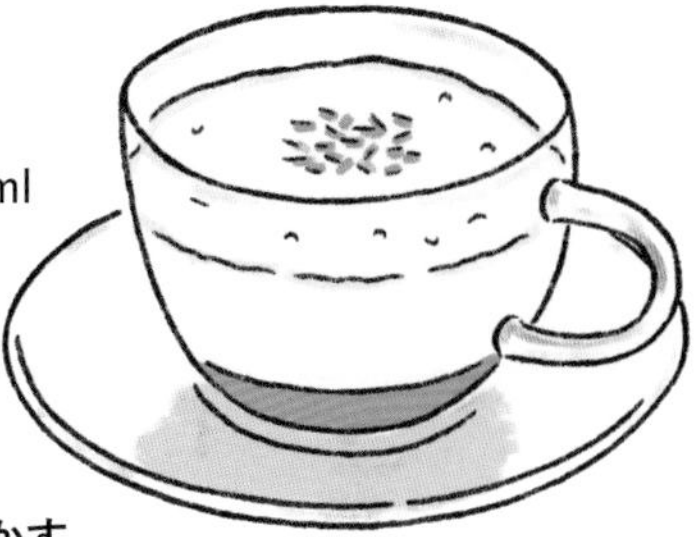

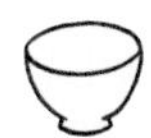

2 作り方

① 抹茶をボウルに入れ、湯を注いでかき混ぜて溶かす。
② 牛乳を温めて、お好みで砂糖を加え、かき混ぜて泡立てる。
③ カップに①を入れ、②を上から注ぎ、分量外の抹茶を振りかけて完成。

心もカラダも健康に！

目的別 カラダによい緑茶の飲み方

カラダによい飲み方を目的別に解説！

本書で紹介した健康効果を得るためには、具体的にどのように緑茶を選んだり、飲んだりすればよいのでしょうか？　期待する効果によって、緑茶の種類、淹れ方、飲むタイミングなどが異なってきます。したがって、ここからは目的別に「カラダによい緑茶の飲み方」を解説していきます。目的ごとにいろいろと飲み方を試し、カラダの反応を確認してみましょう。

感染症を予防したい

POINT 殺菌・抗菌と免疫力サポートの二段構え ⇨P.46

おすすめ 外出の前後に濃いめの中級煎茶か水出し緑茶を飲む

EGCの効果が
得やすくなる
水出し緑茶で
免疫活性
外出の前後に
カテキン濃いめの
中級煎茶で
殺菌&抗菌
淹れ方 ⇨P.120
淹れ方 ⇨P.116

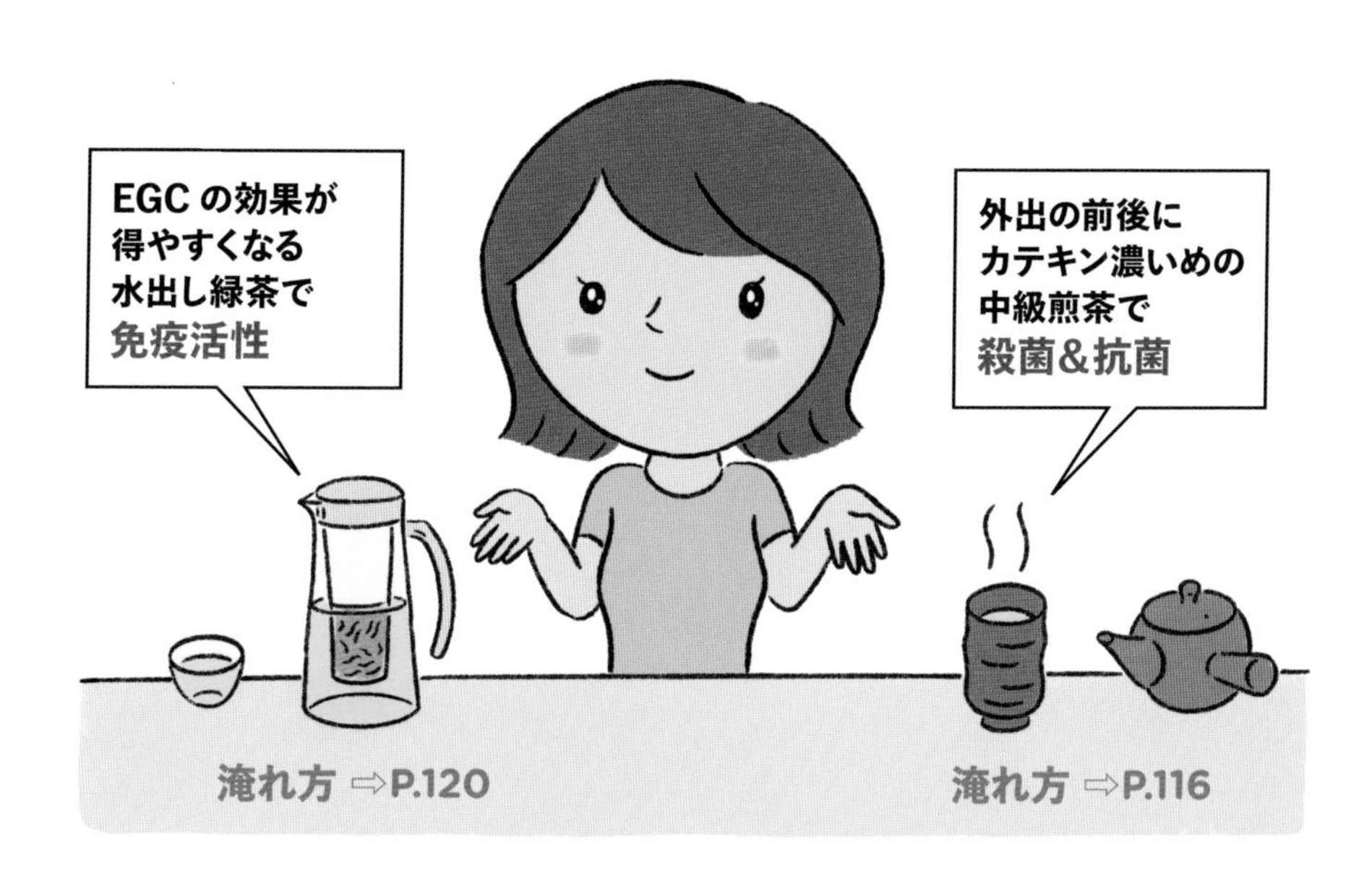

効果的な飲み方

感染症予防には、**EGCGの殺菌・抗菌作用**でウイルス感染を防ぐか、**EGCで免疫力を活性化**させるか、2つのアプローチがあると考えられます。

免疫力を高める**EGCは水出し緑茶**で効果が得やすくなるのに対して、殺菌や抗菌の効果のある**EGCGは逆に熱い湯で淹れた煎茶**に多く抽出されます。

感染症予防の提案としては、水出し緑茶をベースに飲んで免疫力を高めておき、外出の前後に熱い湯で淹れた煎茶でウイルスを殺菌・抗菌するという飲み方も感染リスクの低減に効果があるかもしれません。

体脂肪を減らしたい

POINT EGCGやカフェインの脂肪燃焼効果を利用 ⇨P.48

おすすめ 食事と一緒に熱めの湯で淹れた中級煎茶を飲む

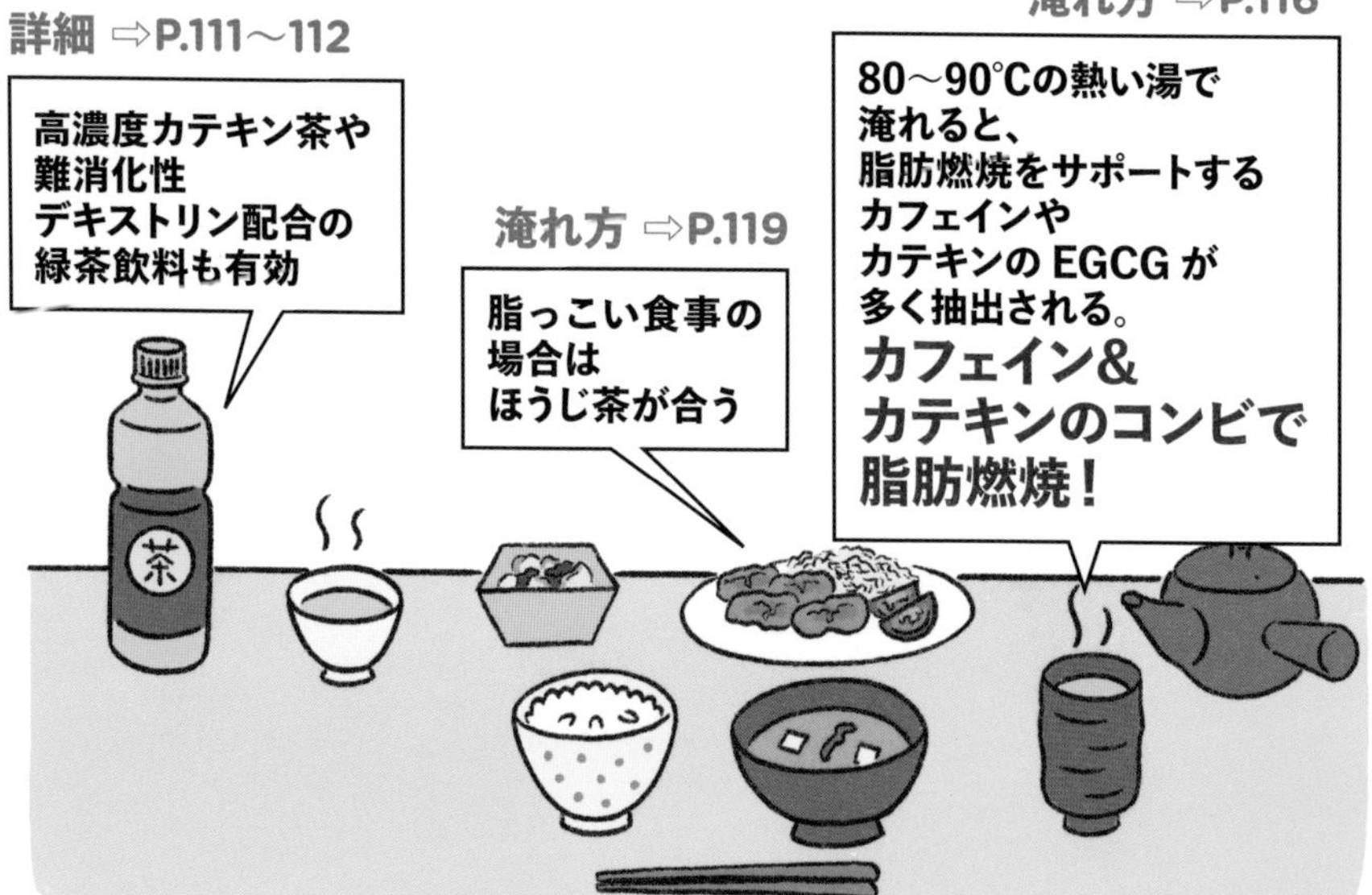

効果的な飲み方

体脂肪を減らすなら、脂肪燃焼の促進や、脂肪吸収を抑える効果のある**緑茶カテキンEGCG**と、脂肪燃焼効果のある**カフェイン**の機能を利用するのがおすすめ。

2つの成分を多く抽出できるのは、80〜90℃以上の**熱い湯で淹れた煎茶**なので、これを食事と一緒に飲んだり、運動前に飲んだりすると効果を得やすくなると考えられます。

また、**高濃度カテキン入りのペットボトル機能性緑茶**や、難消化性デキストリンなどが配合された**脂肪吸収を抑えるトクホ系のペットボトル緑茶**も有効です。取り入れやすいほうを選びましょう。

血圧の上昇を抑えたい

POINT メチル化カテキンやGABAの血圧抑制効果 ⇨P.58

おすすめ べにふうき緑茶やギャバロン茶を飲む

べにふうき
メチル化カテキンの効果が期待されるべにふうき緑茶
詳細 ⇨P.112
血圧抑制に有効とされる機能性緑茶も！
ギャバロン茶
GABAを濃縮したギャバロン茶
詳細 ⇨P.112

カテキン、カフェイン、テアニンなどが血圧を下げるとされる

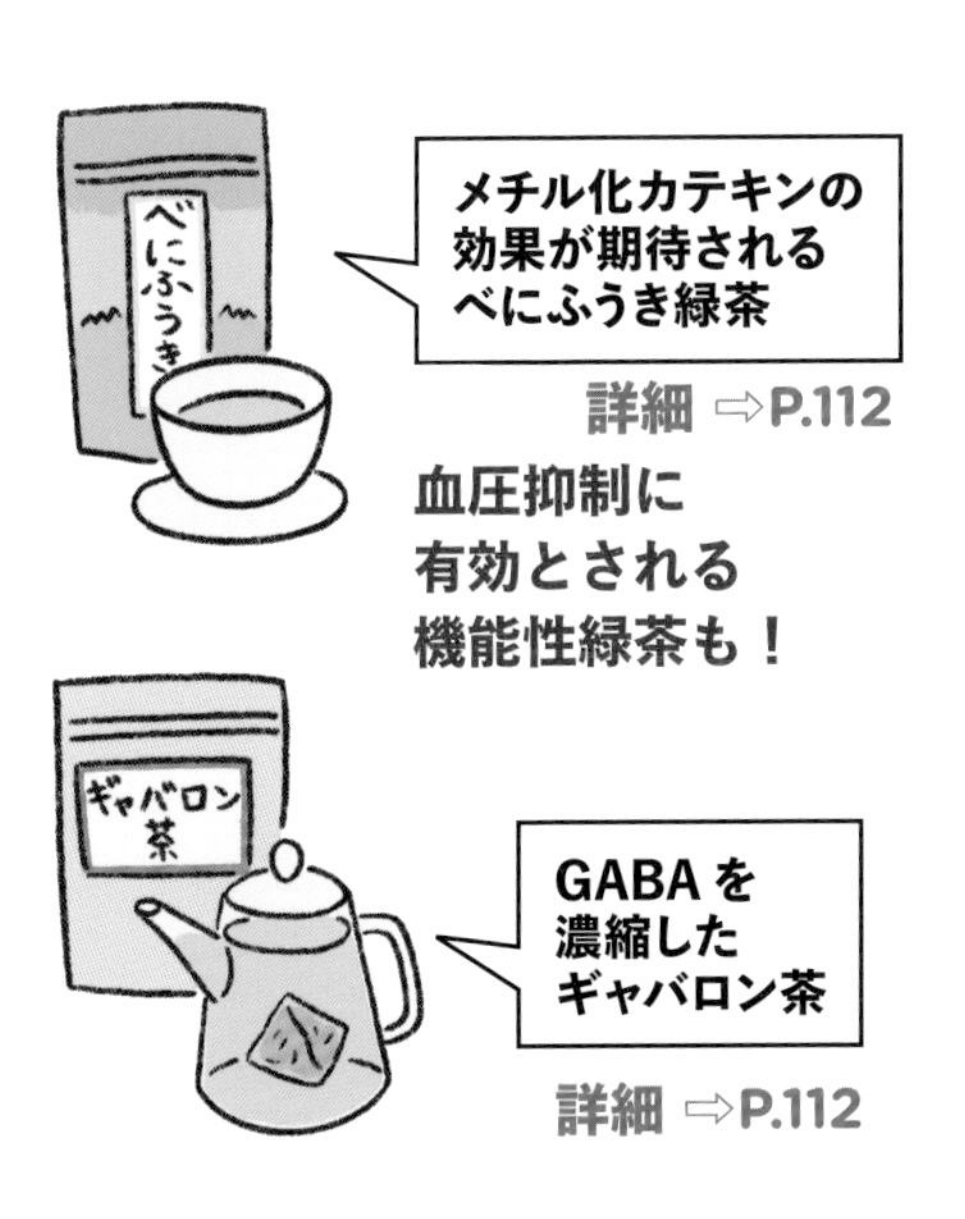

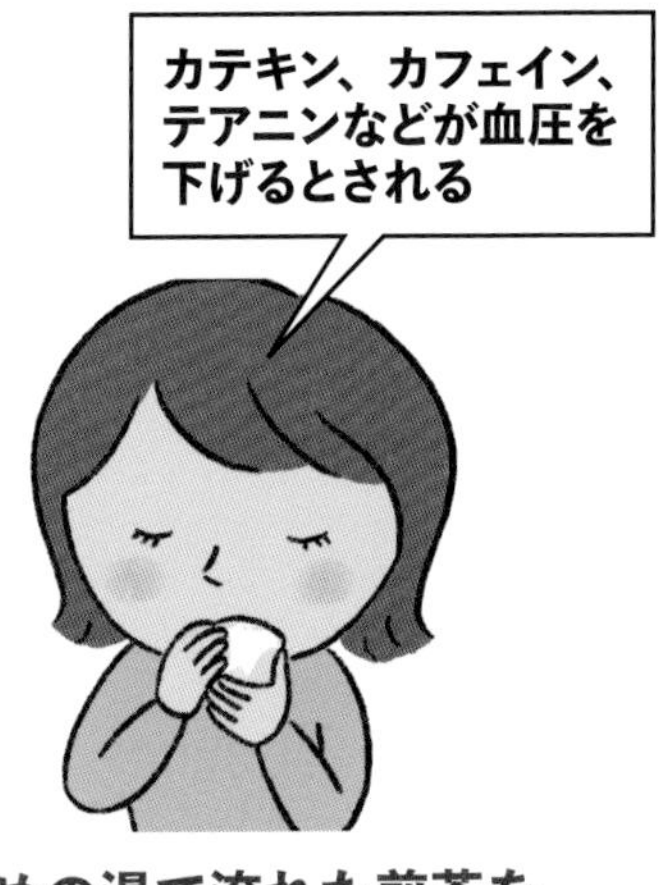

熱めの湯で淹れた煎茶を習慣的に飲む

淹れ方 ⇨P.116

効果的な飲み方

緑茶カテキン**EGCGやカフェイン、テアニン**などが血圧の上昇を抑えるとされているので、それぞれの**成分のバランスのよい煎茶**がおすすめ。

テアニンの効果は少なくなりますが、**熱い湯で淹れるとEGCGとカフェインの量が多くなる**ので、毎食ごとに飲むなど習慣的な飲用が好ましいでしょう。

また、**メチル化カテキンやGABA**といった成分も血圧上昇抑制の効果が高いので、これらの成分の抽出を高めた「**べにふうき緑茶**」や「**ギャバロン茶**」といった機能性緑茶を飲むのも有効といえるでしょう。

コレステロール値が気になる

POINT 悪玉コレステロールの吸収や酸化を抑える ⇨P.40

おすすめ 食事と一緒に2杯ずつ緑茶を飲む

淹れ方 ⇨P.116
カテキンの多い中級煎茶がおすすめ
食事と緑茶はセット！
朝昼晩の食事と一緒に1～2杯飲むとよい
高濃度カテキンのペットボトル緑茶でもよい
茶
詳細 ⇨P.111

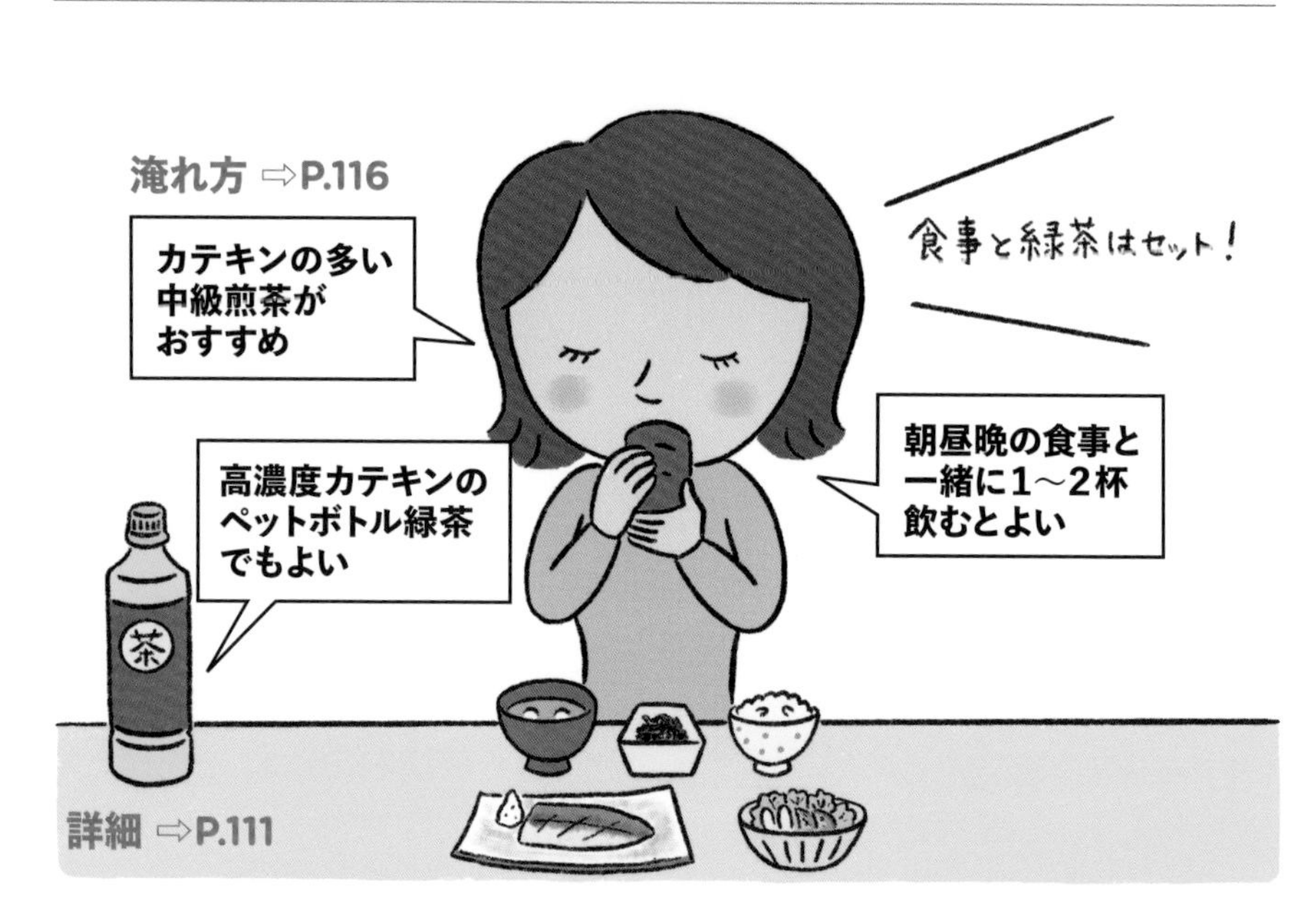

効果的な飲み方

悪玉コレステロールの酸化抑制の効果も**緑茶カテキンEGCG**に力を借りることになります。

脂肪吸収そのものにも抑制効果があるので、脂質異常症や動脈硬化に不安がある場合は、**熱い湯で淹れた煎茶**がおすすめです。

食後のコレステロール濃度を下げることや、脂肪燃焼に有効なカテキン量を考えると、**朝昼晩の食事と一緒にそれぞれ2杯ずつ飲む**とよいでしょう。

また、**高濃度カテキンのペットボトル入り緑茶**を食事と一緒に飲むのも効果的。いずれにしろ日常生活に取り入れやすい方法を選びましょう。

血糖値が気になる

POINT カテキンが糖質の吸収や合成を抑える ⇨P.42

おすすめ 食事と一緒に中級煎茶などを飲む

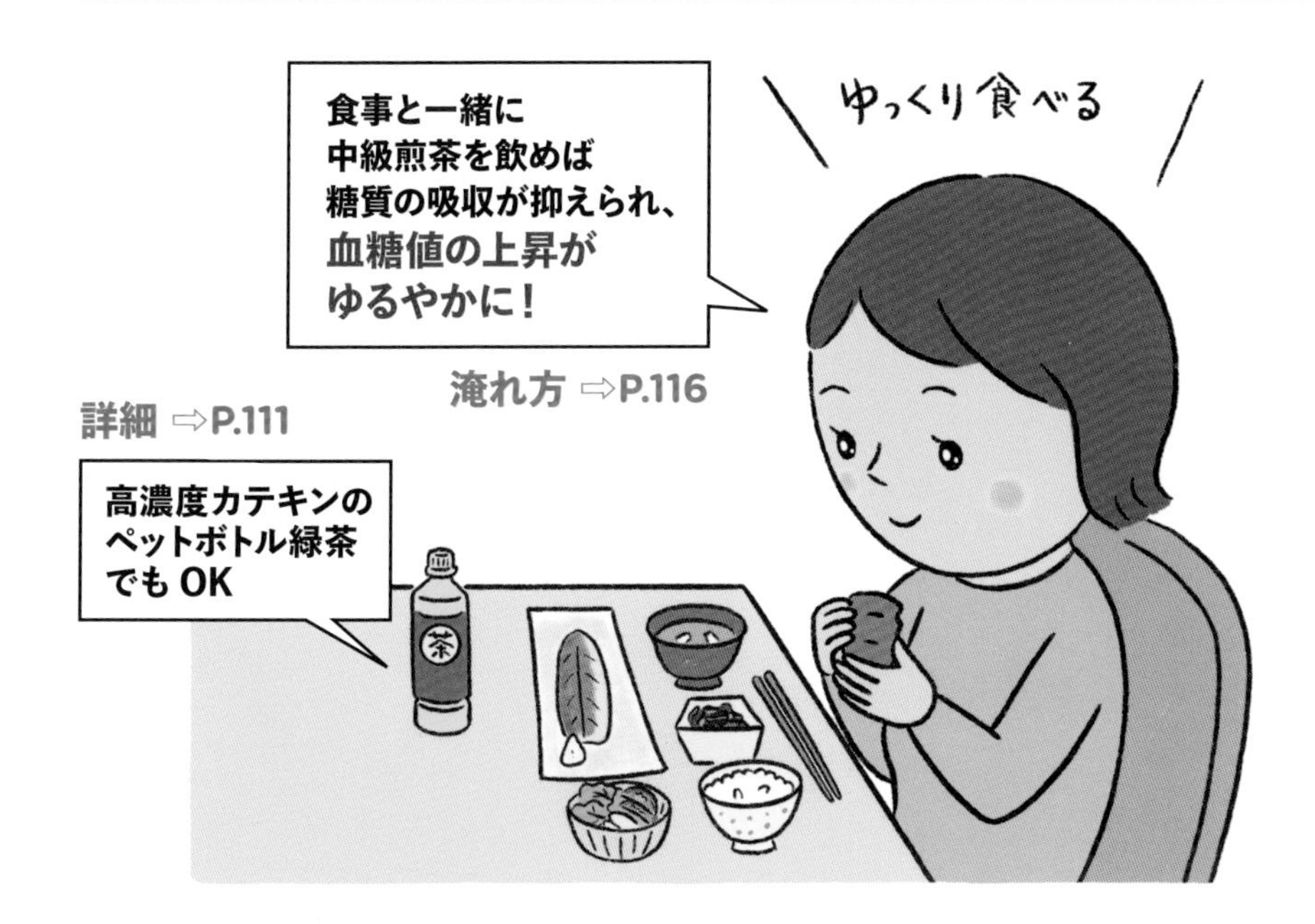

効果的な飲み方

血糖値が気になる場合も、**緑茶カテキンEGCG** の摂取が有効。**熱い湯で淹れた煎茶**を食事と一緒に飲むことで、小腸での糖質の吸収を抑え、血糖値の上昇がゆるやかになります。

また、**煎茶を高濃度カテキン入りのペットボトル緑茶**に切り替えてもよいでしょう。

さらに、血糖値の上昇を抑えるには、**ゆっくり食べることも大事**。食事に緑茶を取り入れることは、食べる速度を落とす（食事中の会話も含め）ことにつながります。成分による血糖値抑制だけでなく、生活習慣による効果も期待できます。

肝機能の低下が気になる

POINT 抗酸化＆抗菌作用で炎症を防ぐ ⇨P.52

おすすめ 食事と一緒に濃いめの緑茶を飲む

毎食1～2杯、
合計1日5杯以上
飲むのがおすすめ
熱い湯で淹れた
濃いめの煎茶が
おすすめ
淹れ方 ⇨P.116
生活習慣病は
バランスのよい食事と
緑茶のセットが基本

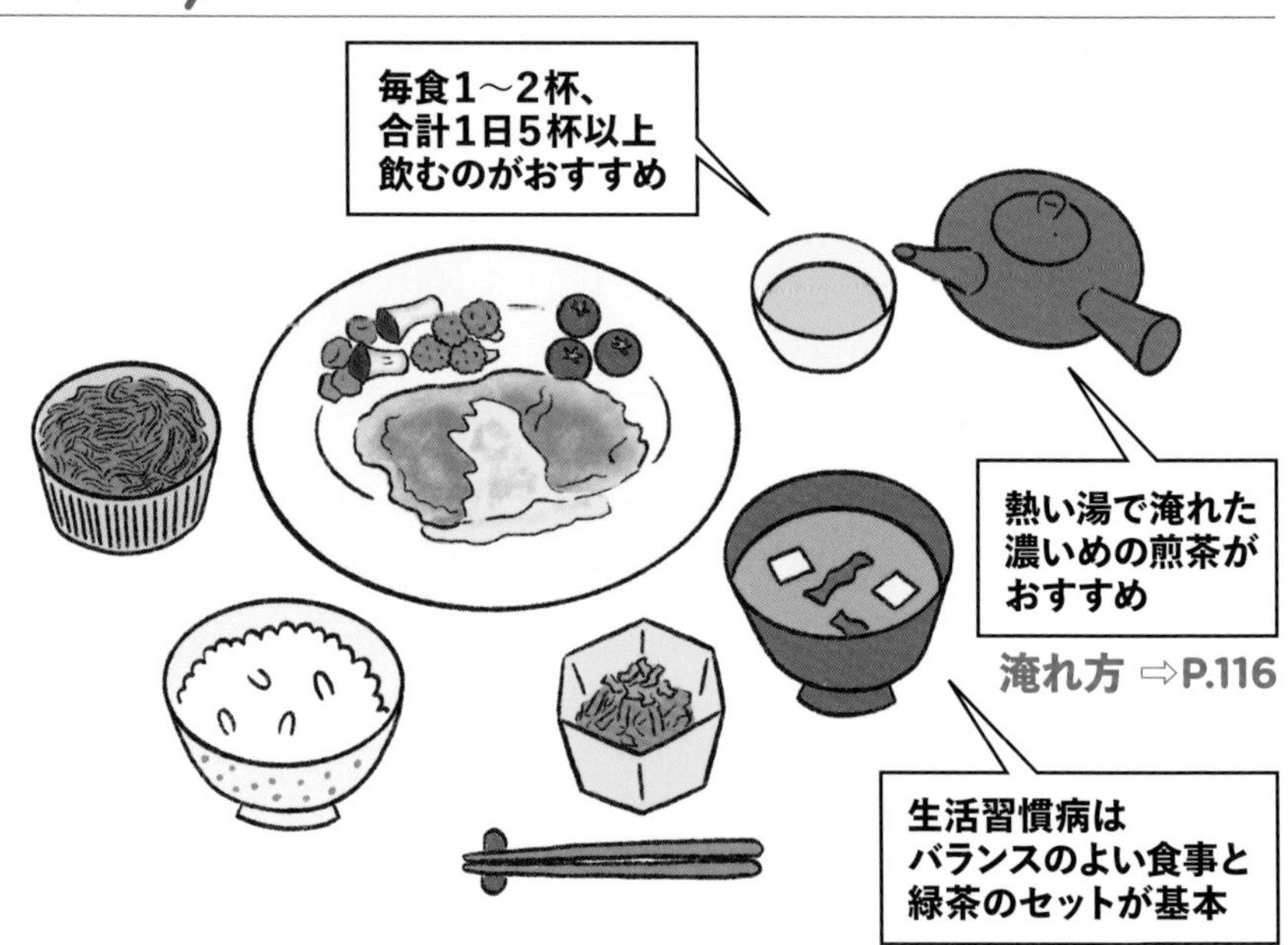

効果的な飲み方

肝臓の機能が気になるという場合は、まず**抗酸化作用**によって炎症を防ぐということで、やはり**緑茶カテキンEGCG**の効果を利用します。さらに、EGCGには**肝炎ウイルスの感染や肝臓の細胞間の拡散を防ぐ**効果も。

また、EGCGには**肝臓に脂肪が蓄積しないように抑える**効果がありますが、**カフェイン**にも同様の効果があるとされています。

したがって、**熱い湯で淹れた煎茶**を食事と一緒に飲むことが重要です。生活習慣病の予防は、対策が似てきますが、基本的に大事なことは同じ。**バランスのよい食事と緑茶のセット**が有効なのです。

花粉症の症状を抑えたい

POINT かゆみの元となるヒスタミンを抑える ⇨P.44

おすすめ 外出の前後などに「べにふうき緑茶」を飲む

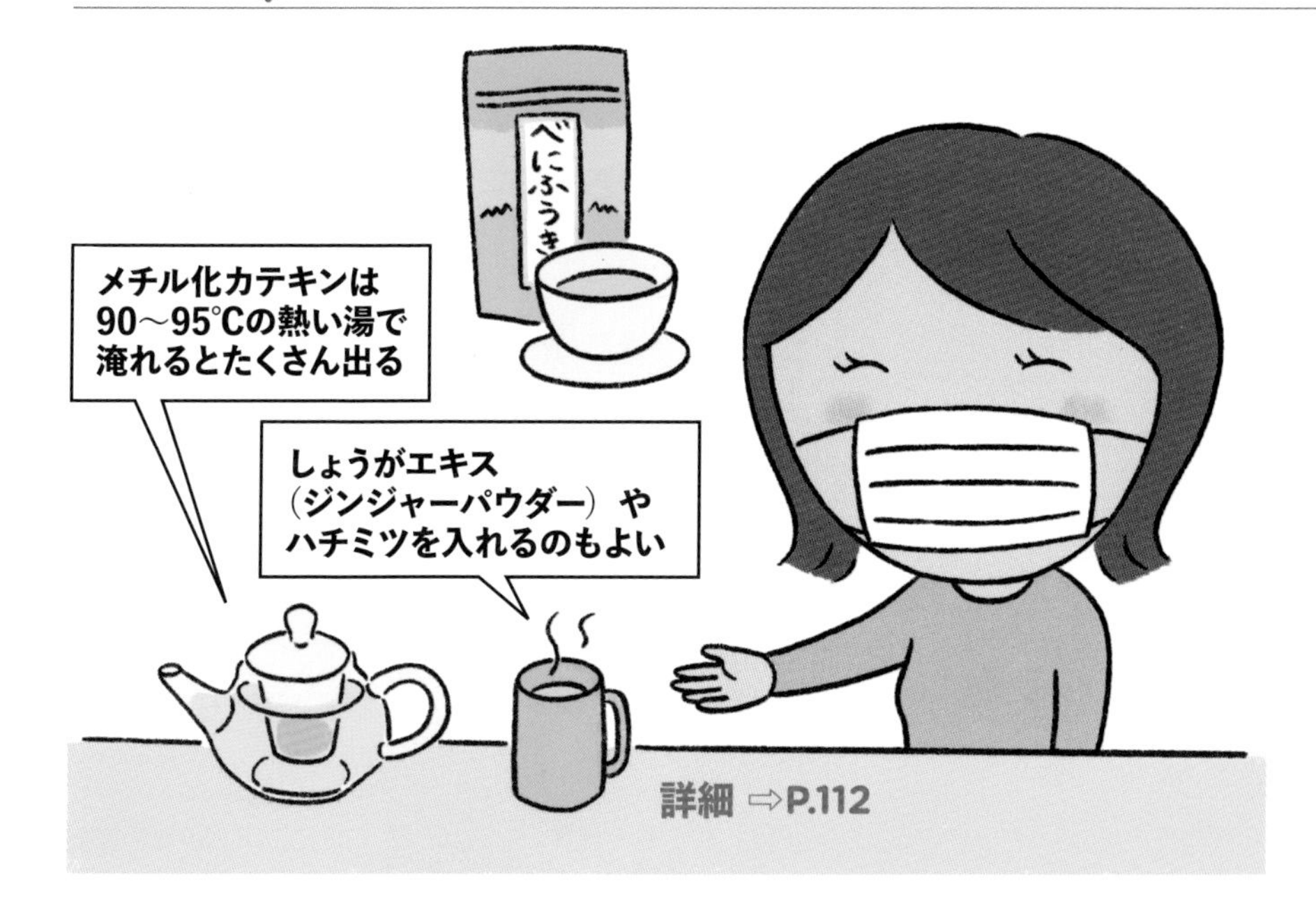

詳細 ⇨P.112

効果的な飲み方

花粉症などのアレルギー症状を軽減したい場合は、かゆみや鼻水などの元となる**ヒスタミンの放出を抑える**ことが大事。

これに効果があるとされるのが、**メチル化カテキン**です。メチル化カテキンは、紅茶の品種である「べにふうき」に多く含まれていますが、発酵させて紅茶にすると、その成分が消えてしまいます。そのため、**「べにふうき緑茶」**を飲むのが有効。メチル化カテキンは**90〜95℃の熱い湯で淹れる**とたくさん出るとされ、**ハチミツやしょうがエキスと一緒に飲む**と、効果がさらにアップするといわれています。

ストレスを軽減したい

POINT テアニンのリラックス効果で興奮を抑える ⇨P.92

おすすめ イヤなことがあったら水出し緑茶や抹茶を飲む

カフェインが少なく、テアニンのリラックス効果が大きくなる！
50℃以下のぬるま湯か水で出すと、カフェインの量が少なく、テアニンの割合が増える！
ストレスを感じたら……

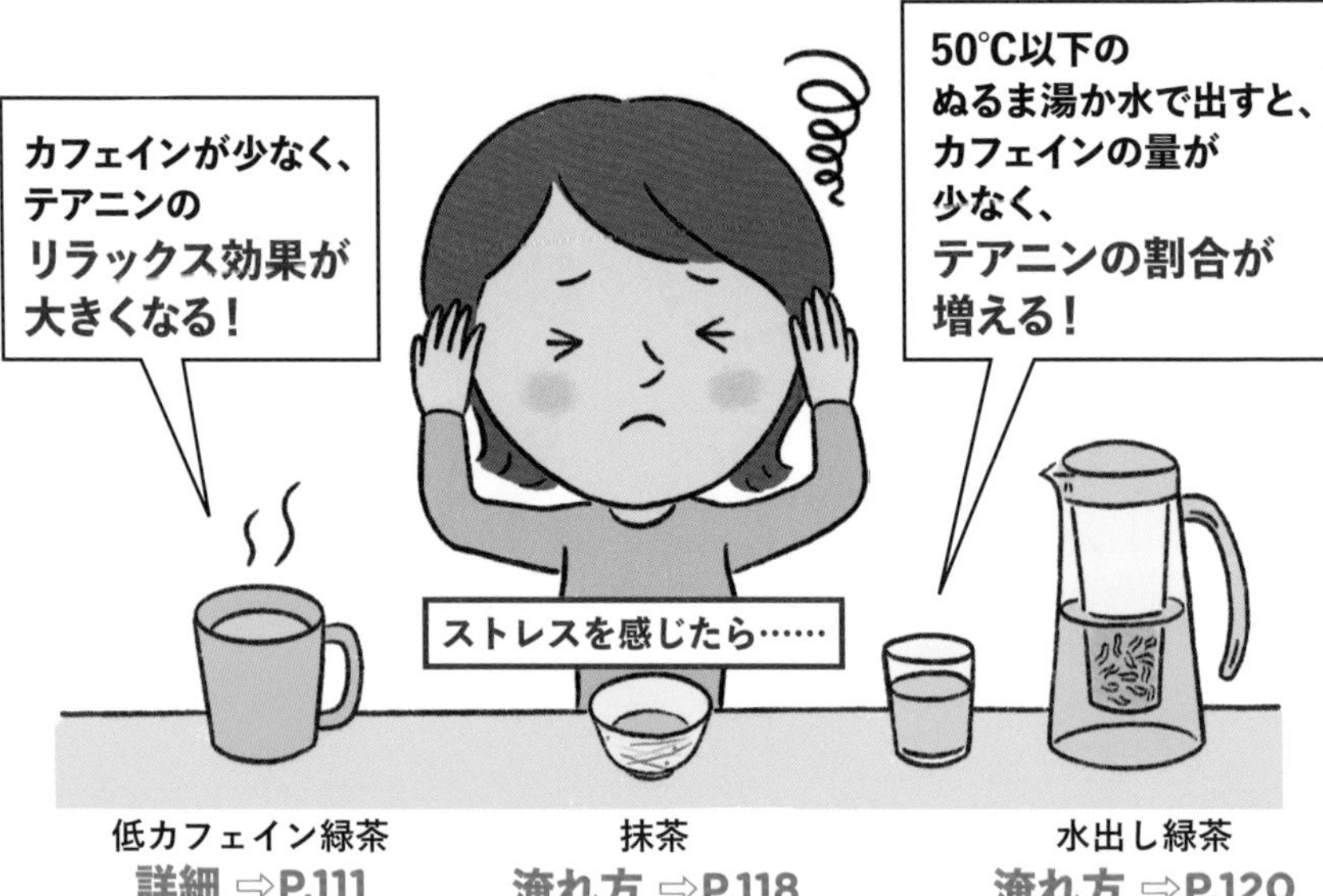

低カフェイン緑茶 **詳細** ⇨P.111

抹茶 **淹れ方** ⇨P.118

水出し緑茶 **淹れ方** ⇨P.120

効果的な飲み方

仕事や人間関係の問題でストレスが大きく、なんとか心を落ち着かせたいというときは、**水出し緑茶**でひと息つきましょう。

ストレス軽減の効果があるのは、アミノ酸の**テアニン**。テアニンは、被覆栽培をするほど含有量が増えるので、**玉露や抹茶**などがおすすめ。低温の水で出すほどテアニンと逆のはたらきをするカフェインが少なくなり、テアニンの抽出割合が増えます。

そのため、**水で出した玉露や抹茶で、旨みや甘みをじっくり味わいながら、心を落ち着かせてリラックス**しましょう。**低カフェイン緑茶**もおすすめです。

眠気をスッキリさせたい

POINT カフェインが脳を覚醒させる ⇨P.94

おすすめ 熱い湯で淹れた玉露や上級煎茶を飲む

カフェインの含有量が多い玉露や上級煎茶を80℃以上の熱い湯で淹れる
あつあつでいただきます
すぐに目が覚める！

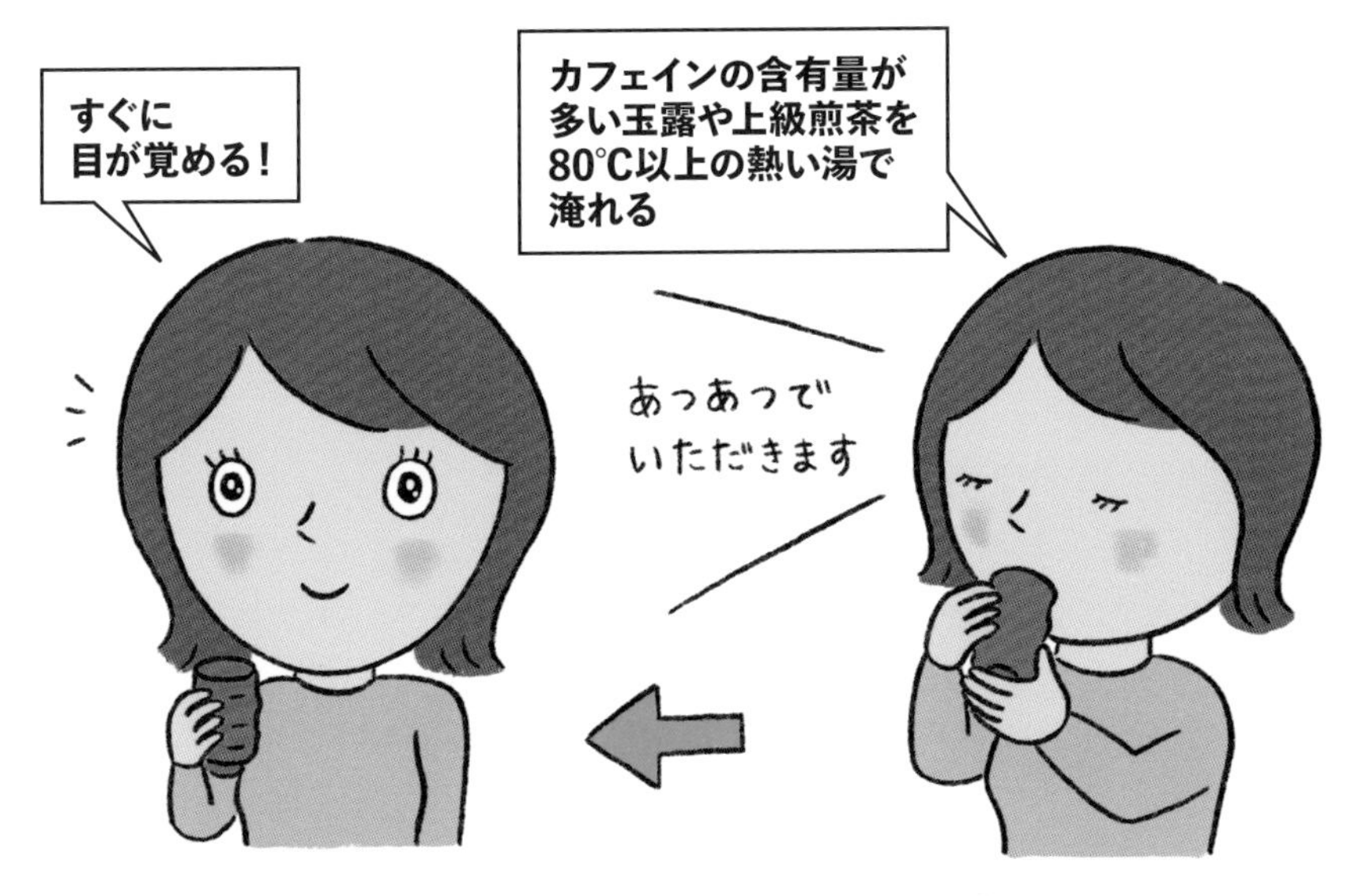

煎茶の淹れ方 ⇨P.116　玉露の淹れ方 ⇨P.117

効果的な飲み方

緑茶は古くから**目覚めの薬**として利用されてきました。睡眠の質が悪く、日中に眠くなってしまう場合は、**カフェイン**で頭をスッキリさせましょう。

カフェインを摂取すると、すぐに脳内に入り、アデノシン受容体と結合して覚醒作用をはたらかせるため、即効性があります。

カフェインを多く含むのは、**玉露や上級煎茶、抹茶**です。抹茶をたてる暇がないときは、**80℃以上の熱い湯で淹れた**玉露や上級煎茶で目を覚ましましょう。

中級煎茶でも熱い湯で淹れれば、カフェインが多めに抽出されるので問題ありません。

ぐっすり深く眠りたい

POINT テアニンのリラックス効果で睡眠の質が向上 ⇨P.68

おすすめ 夕食後以降は低カフェイン緑茶か水出し緑茶を飲む

水出し緑茶は
カフェインを抑え、
テアニンの比率が高
くなる。
玉露や上級煎茶に
テアニンが多い
カフェインを抑えた
低カフェイン緑茶を
飲むのもよい
就寝前に
テアニンをとる

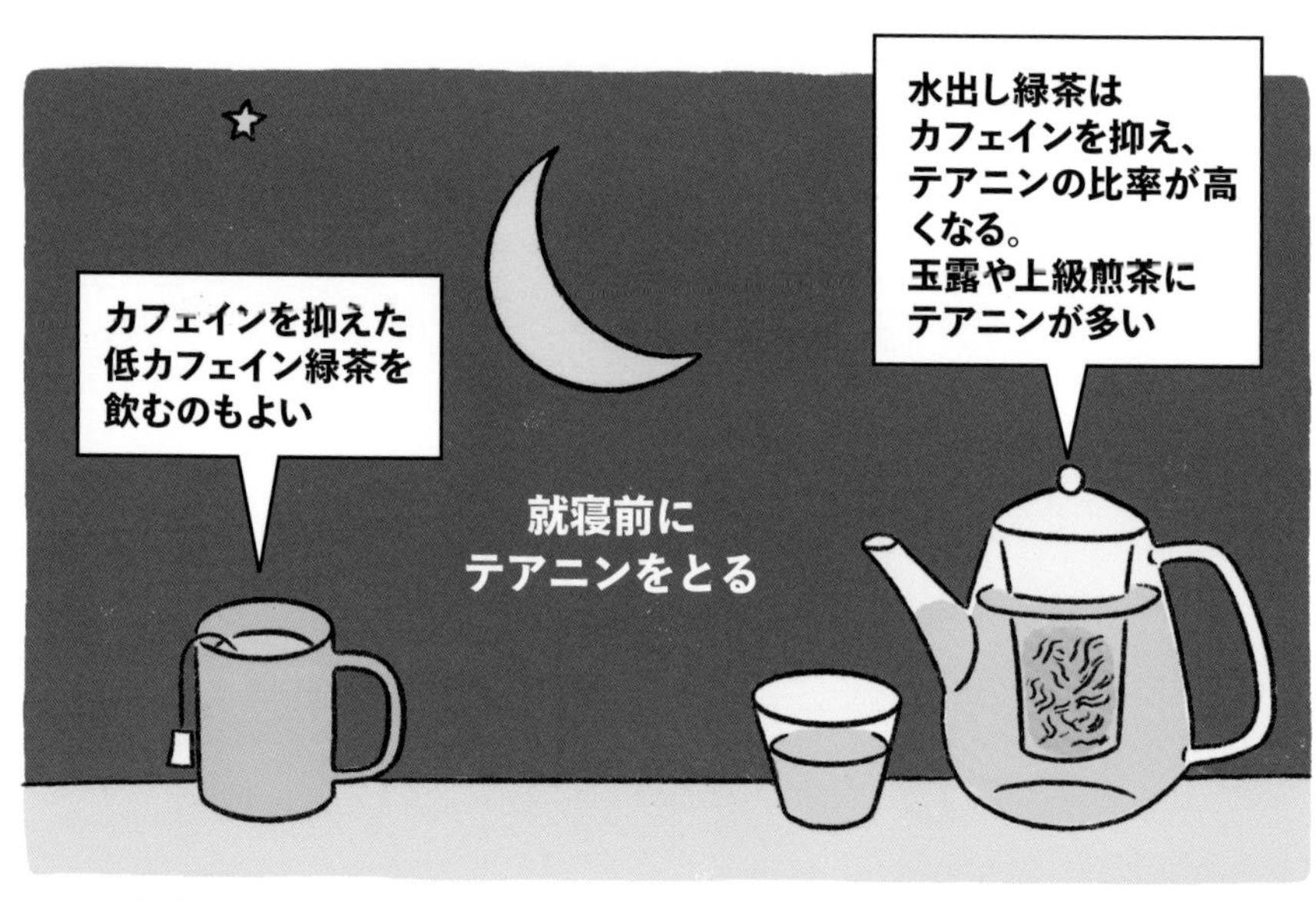

詳細 ⇨P.111

淹れ方 ⇨P.120

効果的な飲み方

ストレス軽減（P.130）と似たような飲み方になりますが、睡眠の質を改善して、ぐっすり深く眠りたい場合は、**アミノ酸のテアニンのリラックス効果**が有効です。

前述したように、テアニンは被覆栽培することで含有量が増える性質があるため、**玉露やかぶせ茶**がおすすめです。**上級煎茶**も通常の煎茶よりテアニンの含有量が多いので、リラックス効果が高くなるといえます。これらを**水出しにすると、覚醒作用のあるカフェインが減り、テアニンが相対的に増えるので、夕食後以降はこれを飲む**とよいでしょう。**低カフェイン緑茶**も同様の効果があります。

口臭が気になる

POINT カテキンの殺菌＆消臭効果がはたらく ⇨P.80

おすすめ 食後にカテキン濃いめの緑茶を飲む

詳細 ⇨P.111

高濃度カテキン茶でもよい
茶
カテキンで歯周病菌などを殺菌！
カテキンが悪臭の元を消す！
食後に歯磨きできない場合

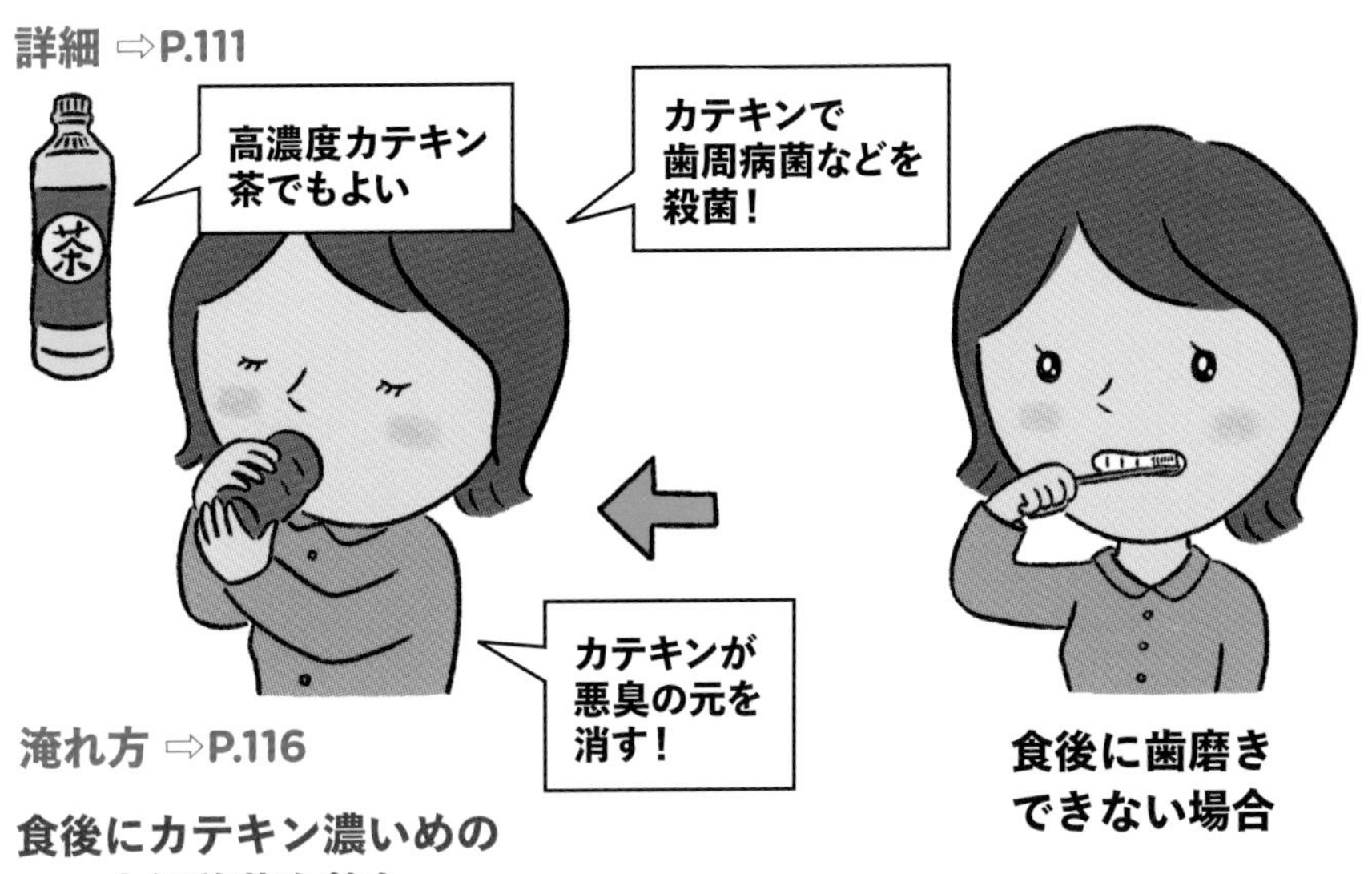

淹れ方 ⇨P.116

食後にカテキン濃いめの中級煎茶を飲む

効果的な飲み方

口臭の原因の9割は口腔疾患なので、歯磨きで口腔環境を整えておくことが一番なのですが、食後すぐに歯磨きができない状況もあります。そんなときは、**緑茶カテキンEGCG**の力を借りましょう。

EGCGの殺菌・抗菌作用は、むし歯菌や歯周病菌を減らし、プラークをつきにくくする効果があります。そのうえ、悪臭を吸着して消臭する効果も。

そのため、**熱い湯で淹れた煎茶**を食後に飲むと、口腔内の酸化が抑えられてむし歯になりにくく、さらに**口臭を低減**してくれます。

ランチ時などは**高濃度カテキンのペットボトル緑茶**もおすすめ。

肌の健康が気になる

POINT カテキンやビタミンCの抗酸化作用で肌を守る ⇨P.82

おすすめ 紫外線に当たる外出の前後に玉露や煎茶を飲む

肌の酸化を抑える
玉露や煎茶はカテキンもビタミンCも豊富！お出かけ前に1杯飲むと紫外線による肌の酸化を抑える効果が期待できる

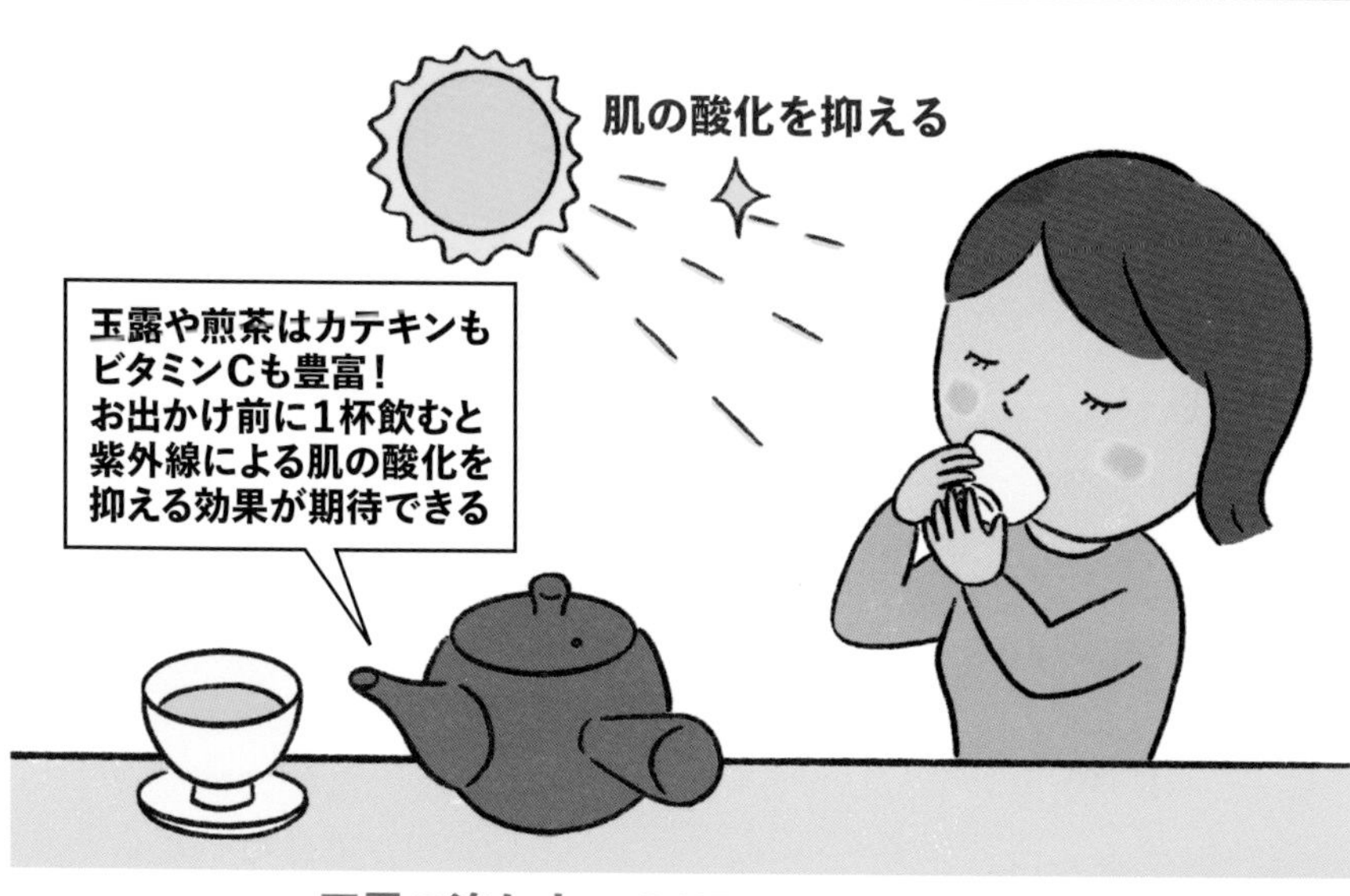

玉露の淹れ方 ⇨P.117
煎茶の淹れ方 ⇨P.116

効果的な飲み方

肌の健康を守るには、**紫外線による酸化ダメージを抑える**ことや、シミやソバカスの原因となる**「メイラード反応＝糖化」を防ぐ**ことが重要です。

これらの予防には、主に**緑茶カテキンEGCG**の抗酸化作用（ビタミンCも有効）と、糖化の原因**「AGEs（エイジス）」を抑制する**効果を利用します。

熱い湯で淹れた煎茶を日常的に飲むことが、肌の健康維持につながりますが、紫外線を浴びる**外出の前後に意識して飲む**こともおすすめです。煎茶のほか、ビタミンCの含有量が多い玉露も肌の健康効果が期待できます。

二日酔いを予防&解消したい

POINT カフェインが二日酔いの原因物質を分解促進 ⇨P.84

おすすめ **お酒と一緒に熱い湯で淹れた煎茶を飲む**

お酒を飲んだ翌朝

お酒を飲むとき
チェイサー代わりに70℃以上の熱い湯で淹れた煎茶
目覚めた朝も熱い煎茶で！
淹れ方 ⇨P.116

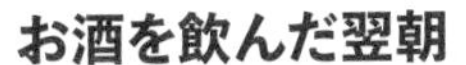

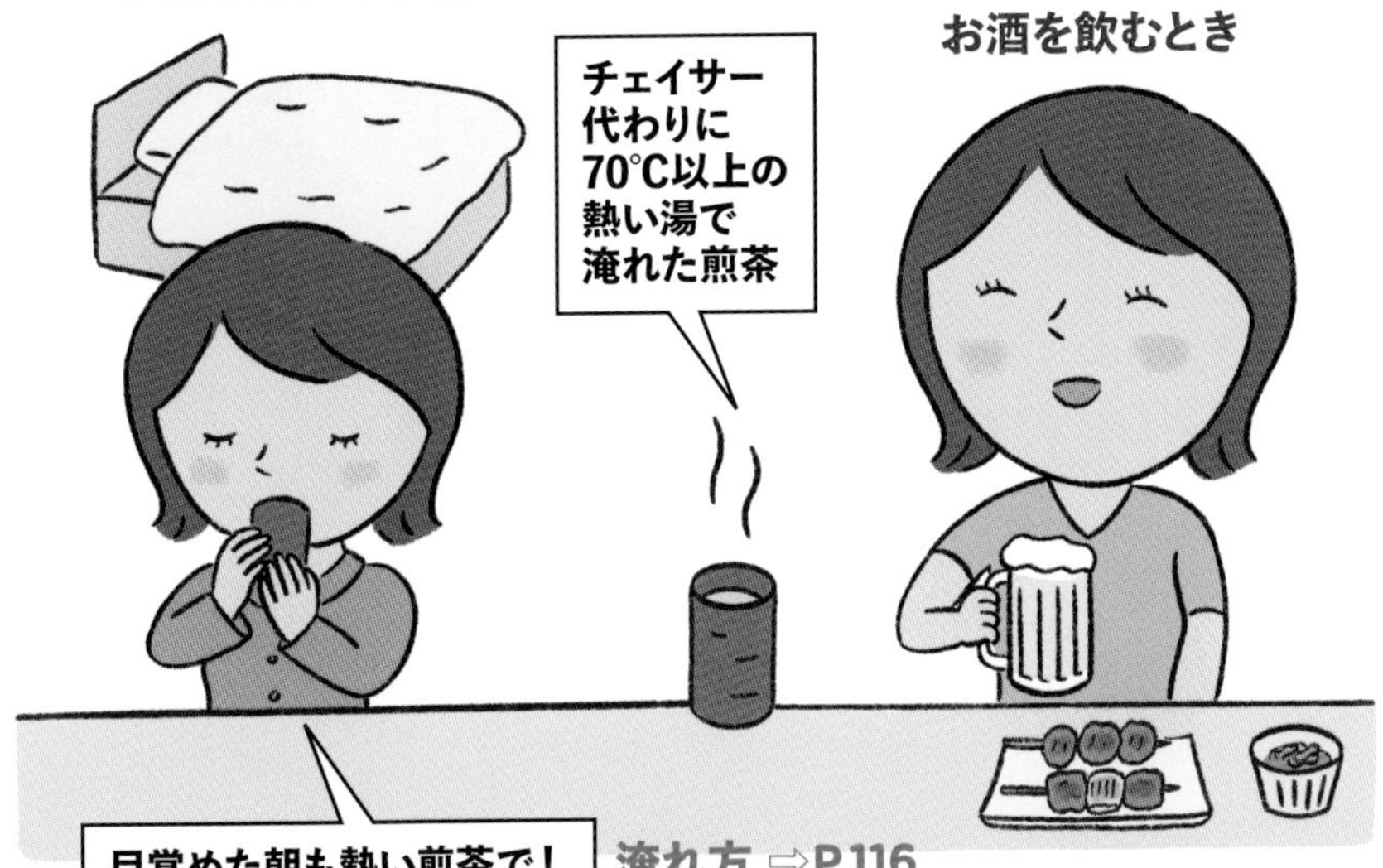

効果的な飲み方

二日酔いの原因は、肝臓でのアルコール分解の過程でつくられるアセトアルデヒドという物質。

そのため、二日酔いを予防&解消するには、**アセトアルデヒドの分解を促進するカフェイン**の効果を利用します。

まずは予防。お酒を飲むときに**チェイサー**（口直しや酔いの防止にお酒と一緒に飲むもの）として**熱い湯で淹れた煎茶**を飲むことが、悪酔い防止に効果的です。

また、お酒を飲みすぎた朝は、再び熱い煎茶を飲みましょう。アセトアルデヒドの分解を促進するとともに、カフェインの**覚醒効果で頭をスッキリ**させます。

運動で疲れにくくしたい

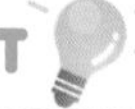

POINT カテキンの抗酸化力とカフェインの持久力サポート⇨P.74,76

おすすめ **ナトリウムや糖と一緒に煎茶を飲む**

運動中
淹れ方 ⇨P.116
熱い湯で淹れた煎茶で
カテキンやカフェインを
補給する
運動前
運動中はハチミツ入りの
緑茶や塩飴など、
糖やナトリウムと
一緒にとるように
心がけよう
ハチミツ
入り緑茶
塩飴も
おすすめ

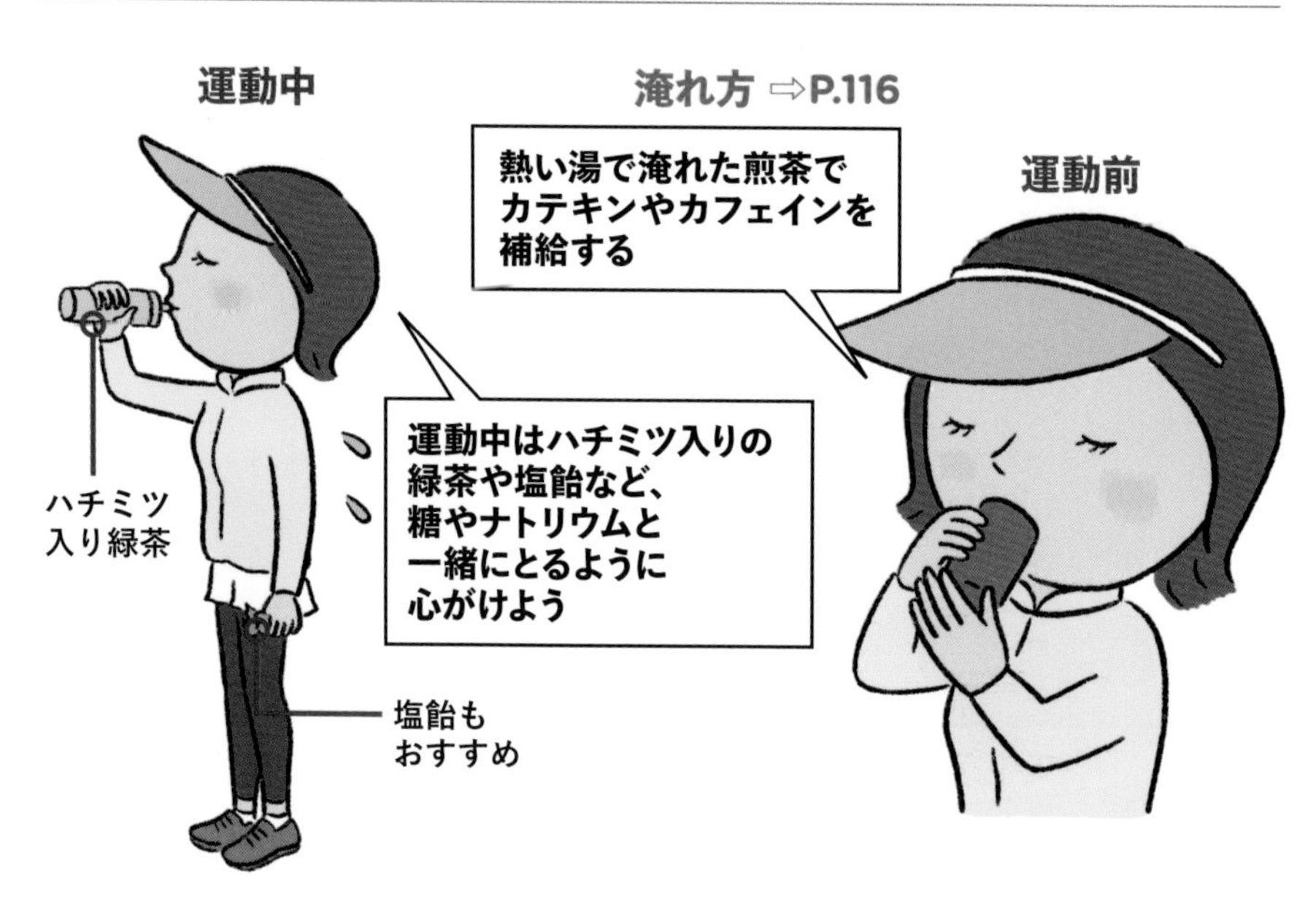

効果的な飲み方

運動で疲れにくくするには、筋肉の酸化ダメージを抑えたり、脂肪燃焼を活性化させたりすることが有効です。そのため、ここでも**緑茶カテキンEGCGの抗酸化や脂肪燃焼促進**の効果を利用します。

運動前に**熱い湯で淹れた煎茶**を飲み、酸化予防や脂肪燃焼に適した状態にしておきます。

運動中の水分補給には、**ナトリウムや糖質と一緒に摂取**することが効果的なので、緑茶にハチミツを入れたり、塩飴を舐めたりすると、カラダに水分が残りやすくなります。ちなみに、カフェインの利尿作用は、運動に差し支えはないレベルなので問題ありません。

疲労を回復したい

POINT カテキンの抗酸化力やテアニンのリラックス効果 ⇨P.74,76

おすすめ リフレッシュには熱めの上級煎茶がおすすめ

カラダを休めたい
50℃以下の
ぬるめの
煎茶や
水出しの
玉露で
リラックス！
淹れ方 ⇨P.120
リフレッシュしたい
熱めの湯で淹れた
上級煎茶で
頭がスッキリ！
淹れ方 ⇨P.116

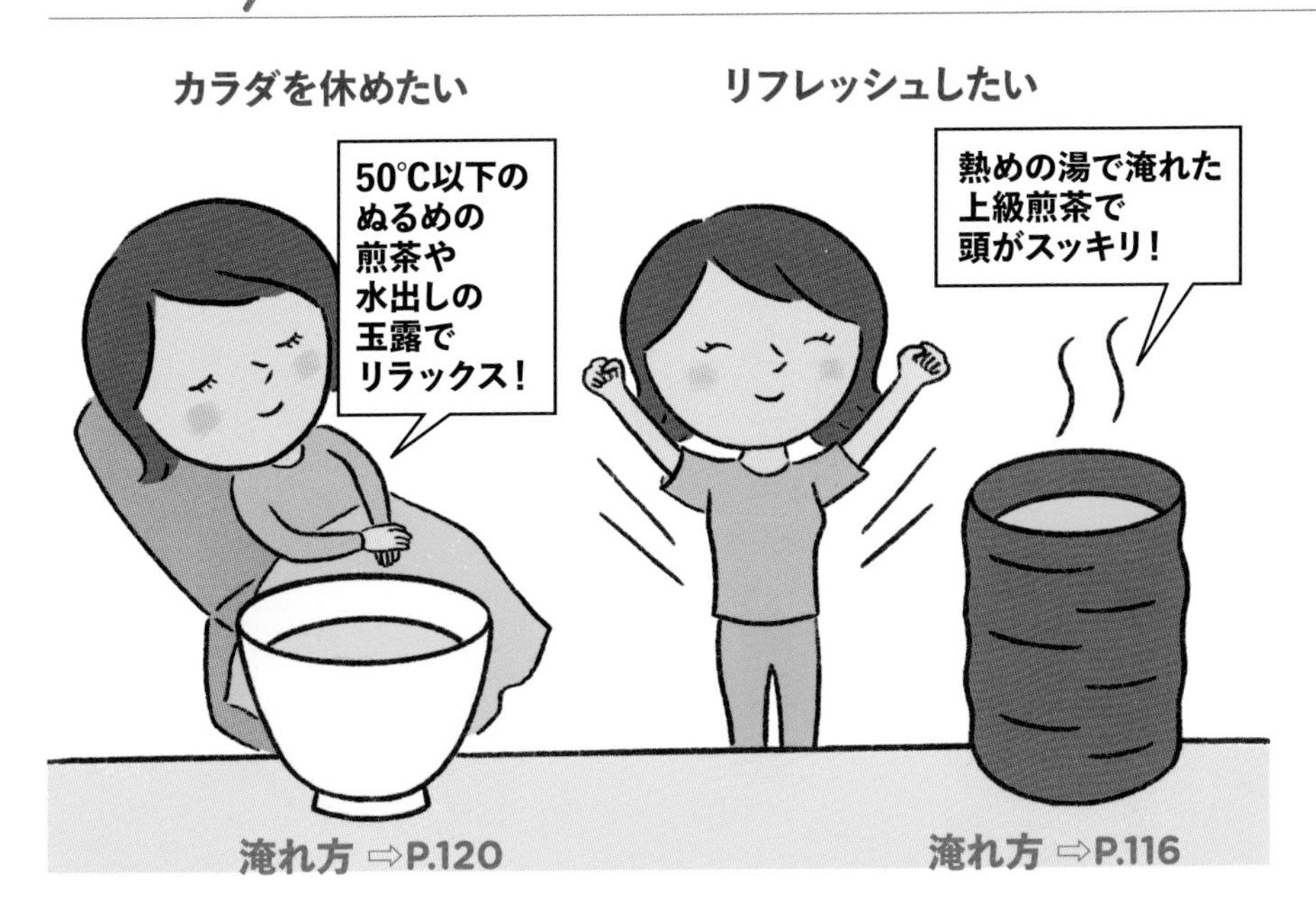

効果的な飲み方

疲労回復には、カラダの**酸化ダメージを軽減**したり、**脳の興奮を抑えてリラックス**させたりすることが有効です。

たとえば、疲労で重くなったカラダをリフレッシュしてスッキリしたい場合は、**熱い湯で淹れた煎茶**を飲みます。**EGCG**の抗酸化作用で疲労を解消し、**カフェイン**の覚醒効果でシャキッと活動的なスイッチに切り替えます。

また、心もカラダもゆっくり休めたいときは、**50℃以下のぬるめの湯で淹れた煎茶**や、**水出しの玉露やかぶせ茶**がおすすめ。**テアニン**が脳の興奮を抑え、心身をリラックスさせてくれます。

緑茶のある暮らし ⑤

飲むだけじゃない!? 緑茶パワーのさまざまな利用法

飲むだけではない「新しい緑茶のある暮らし」を演出

近年の研究によって、緑茶に含まれる機能性成分には、さまざまな健康効果があることが明らかになってきましたが、その効果の利用は、**飲料として飲むだけにとどまりません**。

緑茶カテキンの「**抗酸化作用**」「**殺菌・抗菌作用**」「**消臭作用**」「**体脂肪低減作用**」といった機能性は、**さまざまな製品に利用**され、現在も開発が進められています。

特に、**殺菌・抗菌作用の利用**は幅広く、意外なところにカテキンの力が利用されています。

エアコンのフィルターや下着、靴下といったものや、病衣やシーツ、マスクなど医療の現場でも活かされています。

消臭作用についても、口臭予防ケアのアイテムはもちろん、キッチンや部屋の消臭剤、さらにペット用のトイレ砂などにも利用されているのは意外といえます。

一方で、カテキンの**抗酸化作用を美容に活かす**、化粧水や石けん、パックといった製品もあります。意外なところでは、**カテキンを配合した建材**なども。シックハウス症候群の原因となるホルムアルデヒドを吸着するカテキンの性質が利用されているのです。

このように、緑茶パワーは私たちの暮らしのあらゆるところに活かされています。緑茶の機能性は、飲むだけではない「**新しい緑茶のある暮らし**」を演出してくれるでしょう。

さまざまな緑茶製品 ①

サプリメント

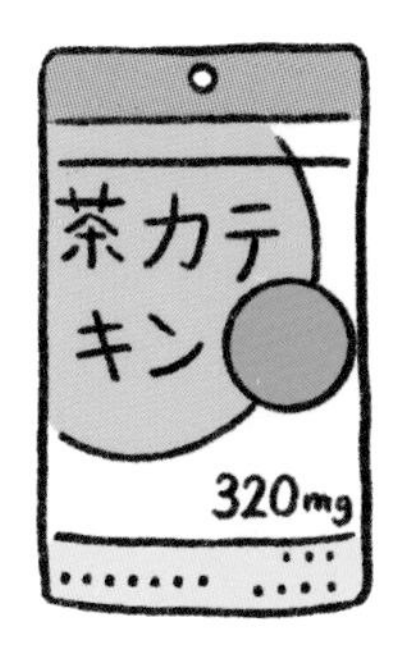

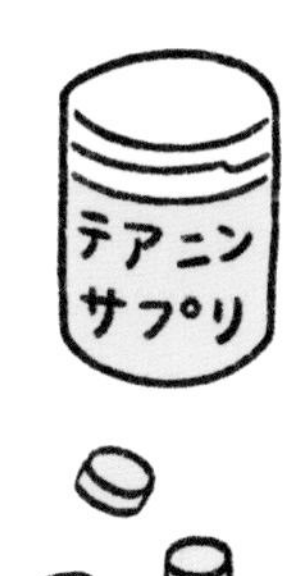

緑茶カテキンやテアニンといった緑茶特有の成分を抽出し、確実に摂取できるように加工したサプリメント。主にカテキンは抗酸化の疲労回復や体脂肪の低減など、テアニンはリラクゼーションや睡眠の質を改善する目的で利用されることが多いようです。

さまざまな緑茶製品 ②

エアコンフィルター

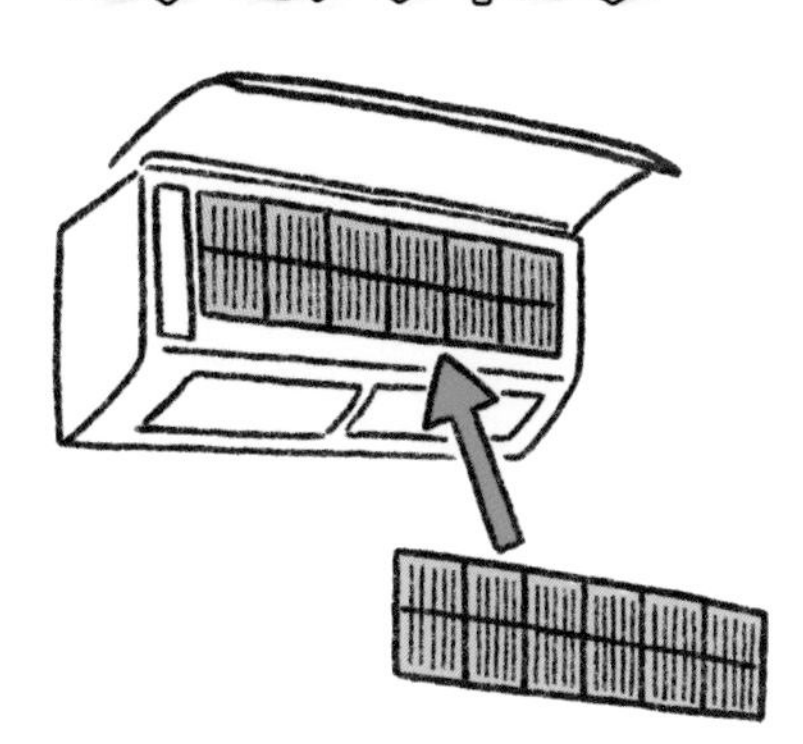

緑茶カテキンの殺菌・抗菌の効果を活かしたエアコンのフィルター。細菌やウイルスを殺菌・抗菌し、空気を清浄してくれます。さらに、カテキンには消臭効果もあるので、装着することで部屋の脱臭・消臭にも役立ち、まさにカテキンの利用は効率的といえます。

さまざまな緑茶製品 ③

生鮮食品の鮮度保持

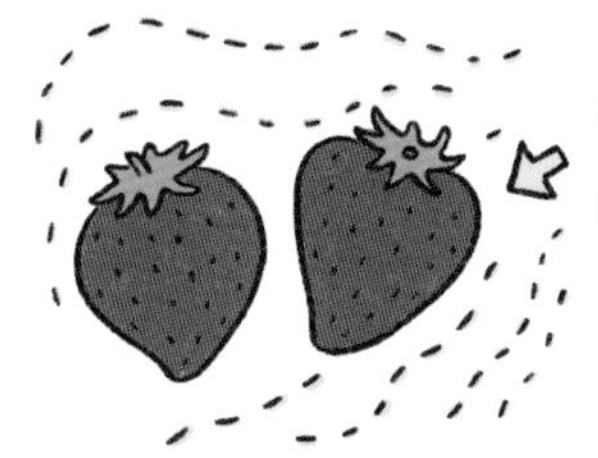

緑茶カテキンの殺菌・抗菌作用や抗酸化作用が、生鮮食品の鮮度を保つために利用されています。カテキンには、食品に直接かけられるというメリットがあるため、カテキンのミストを食品に噴射することで、鮮度の維持や食中毒菌を殺菌・抗菌します。

さまざまな緑茶製品 ④

感染症予防のど飴

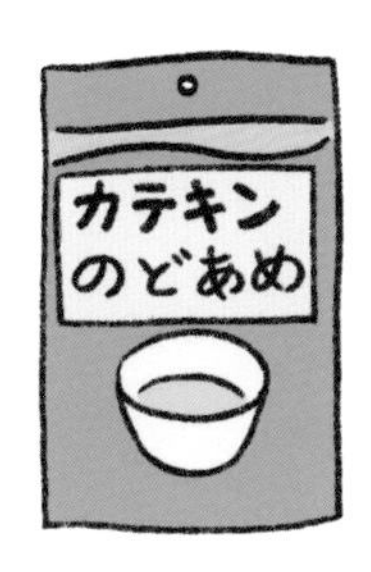

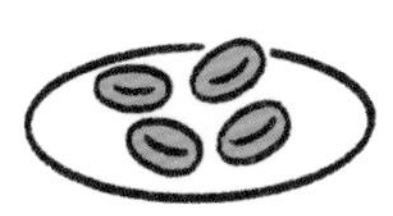

緑茶カテキンの殺菌・抗菌の効果で感染症を予防するという考え方のもとに開発されたカテキン配合ののど飴。口にすることで、口腔内にカテキンを配置しておき、細菌やウイルスをブロックする効果を狙っています。消臭作用で口臭予防にも効果が期待できます。

さまざまな緑茶製品 ⑤

カテキンマスク

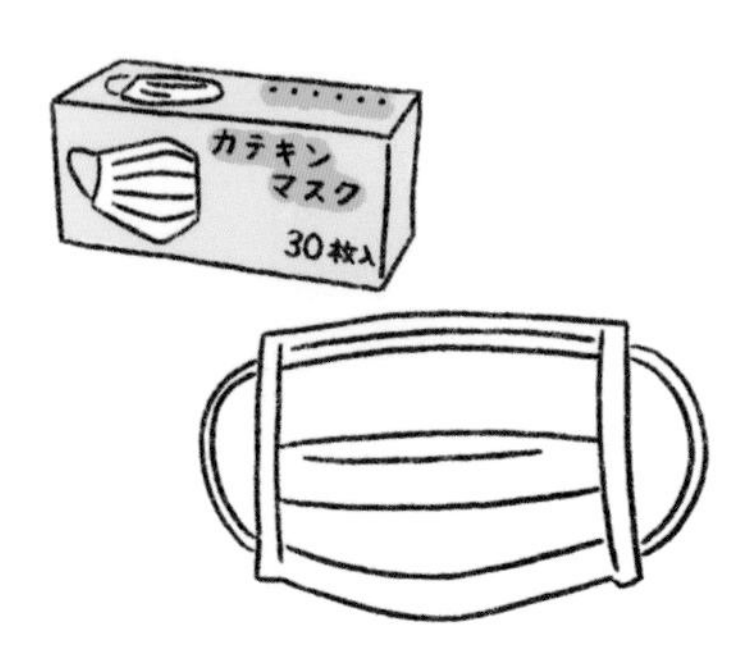

口元にカテキンを塗布した加工フィルターを採用し、緑茶カテキンの殺菌・抗菌の作用で細菌やウイルスの感染を抑制する効果を狙いとしたマスク。口呼吸による臭いも消臭効果で軽減し、緑茶のみどりの香りの加工があれば、リラックス効果も期待できます。

さまざまな緑茶製品 ⑥

口臭予防ケア

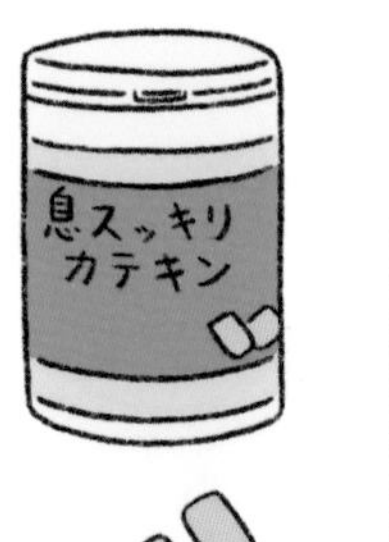

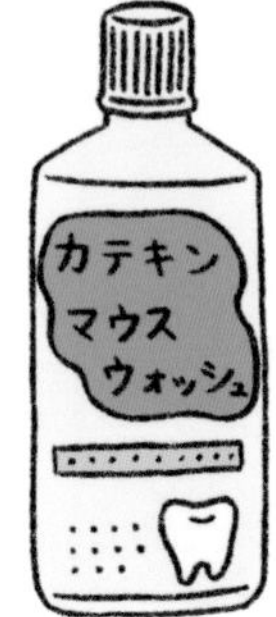

カテキンは口臭の原因となる揮発性硫黄化合物の臭い（卵が腐ったような臭い）などを吸着して消臭する効果があり、また、殺菌・抗菌効果でむし歯や歯周病を防ぎます。カテキンは、口臭予防ケアとして、マウスウォッシュやタブレットなどに利用されています。

さまざまな緑茶製品 ⑦

病衣

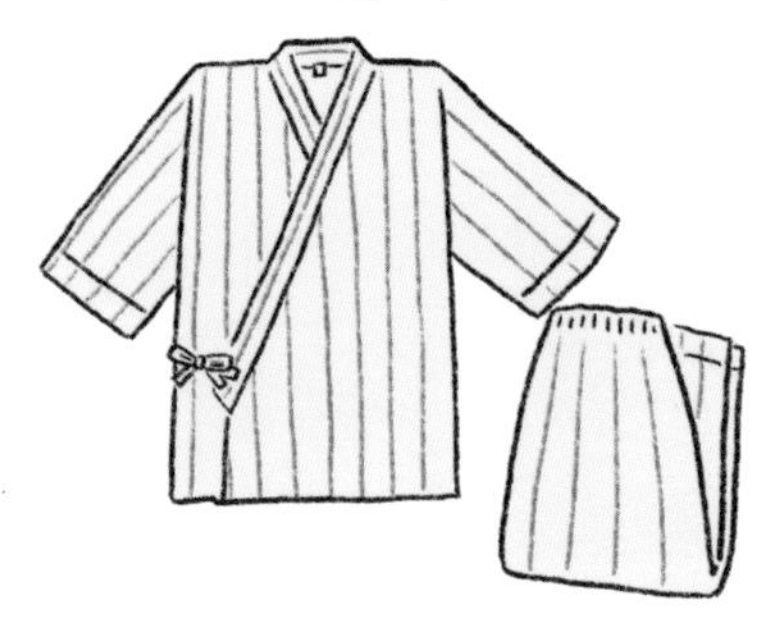

カテキンの効果は医療の現場でも活かされています。殺菌・抗菌・消臭という衛生面の効果は利便性が高く、入院患者が着用する病衣などにカテキンの加工が施されています。みどりのさわやかな香りも、癒やしやリフレッシュ感を向上させ、心身の衛生管理に貢献。

さまざまな緑茶製品 ⑧

シーツ

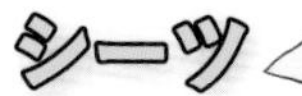

カテキンの抗菌・消臭作用を利用し、カテキン加工が施されたシーツ。一般的な寝具としての利用もありますが、ホテルや医療用ベッドでも利用され、衛生面の管理にもひと役買っています。

さまざまな緑茶製品 ⑨

下着

下着へのカテキンの利用はとても理に適った活用法といえます。殺菌・抗菌・消臭の効果が、肌の衛生状態を清潔に保ってくれます。カテキン加工された繊維により、細菌の増殖を防ぎ、アンモニア臭を吸着します。

さまざまな緑茶製品 ⑩

Tシャツ

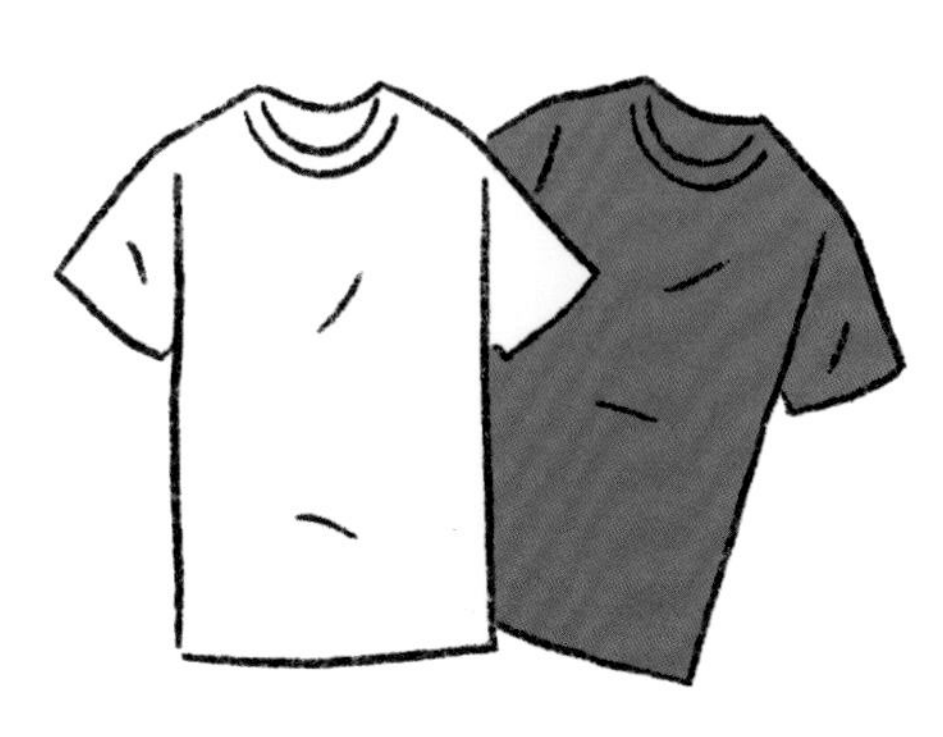

Tシャツのような下着関連の製品とカテキンの効果は相性がよいといえます。下着は日々の生活で常に汚れや臭いにさらされるため、カテキンの殺菌・抗菌・消臭の効果が非常に有効です。カテキンを加工した繊維や茶染めを利用したTシャツなどもあります。

さまざまな緑茶製品 ⑪

タオル

Tシャツと同様の効果を期待したタオル。カテキンの抗菌作用と消臭効果によって清潔さが保たれ、天然素材の人にやさしいタオル。

さまざまな緑茶製品 ⑫

靴下

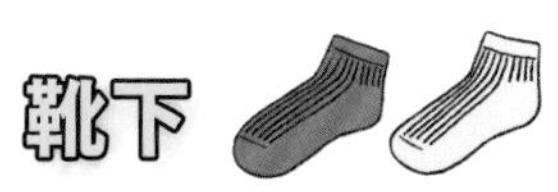

カテキン加工が施された靴下。靴の中は細菌が繁殖しやすく、臭いも気になる場所。だからこそカテキンの殺菌・抗菌・消臭の効果が役立ちます。

さまざまな緑茶製品 ⑬

化粧水

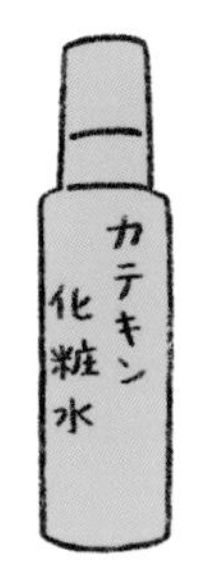

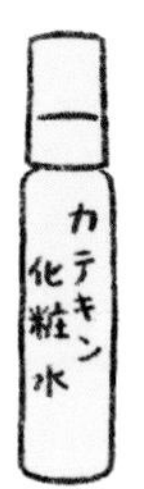

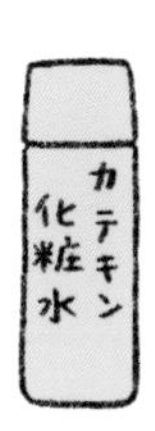

カテキンの抗酸化作用や糖化予防効果を利用し、肌の健康を守るためのカテキン入りの美容アイテムがたくさん開発されています。紫外線による酸化ダメージによって起こるシワ、くすみ、たるみなどの肌のトラブルに対し、カテキンの抗酸化力が期待された製品。

さまざまな緑茶製品 ⑭

カテキンパック

カテキンやビタミンC、サポニン、クロロフィルといった肌の健康によいとされる緑茶の機能性成分を配合したフェイスパック。

さまざまな緑茶製品 ⑮

石けん

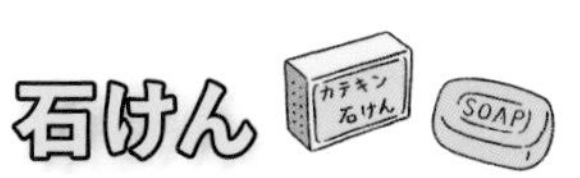

カテキンが持つ抗酸化力で肌を守り、殺菌・抗菌・消臭効果で肌の清潔さや感染症予防に貢献する石けん。

さまざまな緑茶製品 ⑯

シックハウス予防の建材

新築の家などで起こるシックハウス症候群を予防するため、原因物質であるホルムアルデヒドを吸着するカテキンの効果を利用した建材。

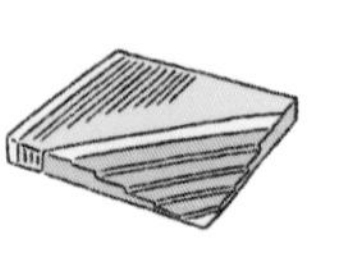

さまざまな緑茶製品 ⑰

紙おむつ

カテキンの殺菌・抗菌・消臭の効果を活かした紙オムツ。細菌の増殖やアンモニア臭などの悪臭を防ぎます。天然成分なので安心。

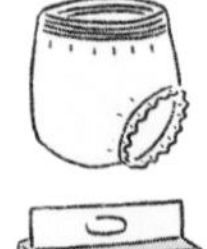

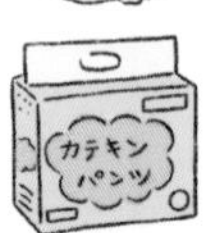

さまざまな緑茶製品 ⑱

低脂肪の卵

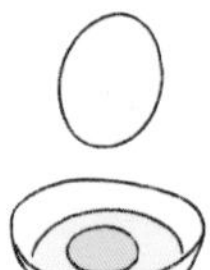

採卵鶏にカテキンを与えたところ、通常の卵より低脂肪・低コレステロールの卵を産卵。生活習慣病予防に役立つ食品として期待されています。

さまざまな緑茶製品 ⑲

トイレットペーパー

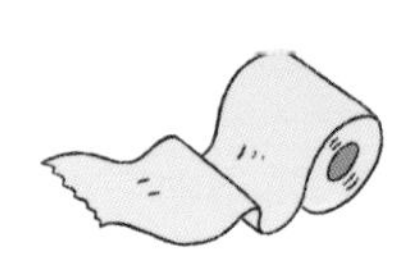

緑茶カテキンの消臭効果とみどりのさわやかな香りを活かした、カテキン加工のトイレットペーパー。トイレの嫌な悪臭を解消します。

さまざまな緑茶製品 ⑳

キッチン用抗菌&消臭スプレー

カテキンの殺菌・抗菌・消臭効果を利用したキッチン用の抗菌&消臭スプレー。天然素材なので食器やキッチン用品にも安心して使用できます。

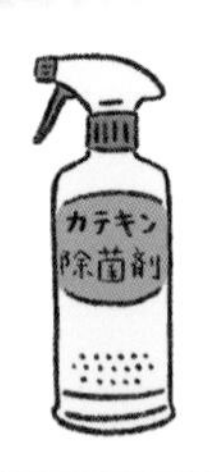

さまざまな緑茶製品 ㉑

植物活力剤

カテキンが主成分の植物の活力剤。カテキンの殺菌・抗菌の効果は、植物の病原菌にも有効で、細菌病などから植物を守ります。

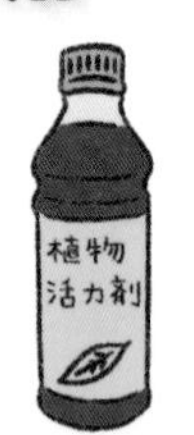

さまざまな緑茶製品 ㉒

ペットフード

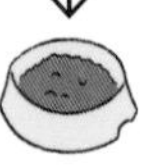

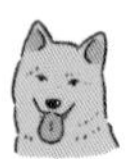

カテキンの整腸作用を利用したペットフード。ペットの腸内環境を整えることによって、ペットの健康を増進したり、糞便の悪臭を解消したりします。

さまざまな緑茶製品 ㉓

ペット用トイレ砂

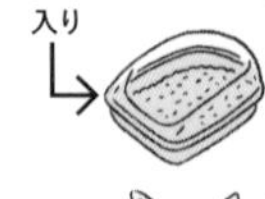

カテキンを配合したペットのトイレ用の砂。抗菌&防臭効果で、細菌の増殖などを予防し、アンモニア臭などの悪臭を除去します。

中村順行

静岡県立大学茶学総合研究センター　センター長。岩手大学大学院農学研究科修士課程修了。農学博士。静岡県農林技術研究所茶業研究センターでチャの育種分野を中心に研究を行い、おくひかり、さわみずか、山の息吹などの品種育成に携わったのち、2014年より現職。茶の生産・加工、機能性、マーケティングをテーマに幅広く活動している。

海野けい子

静岡県立大学茶学総合研究センター客員准教授。静岡薬科大学薬学部卒業。薬学博士。静岡薬科大学助手、静岡県立大学薬学部准教授などを経て、2019年より現職。研究テーマは、老化およびストレスによる生体機能変化の解析、緑茶等の食品由来成分の脳に対する抗老化作用に関する研究。

緑茶（りょくちゃ）はすごい！
——健康寿命（けんこうじゅみょう）をぐんぐん延（の）ばす
淹（い）れ方（かた）・飲（の）み方（かた）・選（えら）び方（かた）

2023年11月25日　初版発行

監　修　中村順行（なかむらよりゆき）
　　　　海野けい子（うんのけいこ）

発行者　安部順一

発行所　中央公論新社
〒100-8152　東京都千代田区大手町1-7-1
電話　販売 03-5299-1730　編集 03-5299-1740
URL https://www.chuko.co.jp/

印　刷　大日本印刷
製　本　小泉製本

Published by CHUOKORON-SHINSHA, INC.
Printed in Japan　ISBN978-4-12-005716-8 C0047